太极医学传真

田合禄 著

中国科学技术出版社
·北京·

图书在版编目（CIP）数据

太极医学传真 / 田合禄著 . — 北京：中国科学技术出版社，2022.1
（2024.4 重印）

ISBN 978-7-5046-9123-1

Ⅰ . ①太… Ⅱ . ①田… Ⅲ . ①中医学 Ⅳ . ① R2

中国版本图书馆 CIP 数据核字 (2021) 第 150904 号

策划编辑	韩　翔　于　雷
责任编辑	方金林
责任编辑	秦萍萍
装帧设计	佳木水轩
责任印制	李晓霖

出　　版	中国科学技术出版社
发　　行	中国科学技术出版社有限公司发行部
地　　址	北京市海淀区中关村南大街 16 号
邮　　编	100081
发行电话	010–62173865
传　　真	010–62179148
网　　址	http://www.cspbooks.com.cn

开　　本	710mm×1000mm　1/16
字　　数	285 千字
印　　张	22
版　　次	2022 年 1 月第 1 版
印　　次	2024 年 4 月第 2 次印刷
印　　刷	北京顶佳世纪印刷有限公司
书　　号	ISBN 978-7-5046-9123-1/R·2749
定　　价	45.00 元

内容提要

　　《太极图说》曰："无极而太极。太极动而生阳，动极而静，静而生阴，静极复动。一动一静，互为其根。分阴分阳，两仪立焉。"《易经》言："易有太极，是生两仪，两仪生四象，四象生八卦。"由此可知，易学对中医学的发展壮大起到了十分重要的作用，中医学的发生发展与易学密切相关，所以我们常说"医易同源"，或曰"医源于易"。

　　本书共4章，首先深度分析了"太极"一词的多种含义，从不同角度阐释了太极为一元之气，蕴含着日、月、地体系的运动规律；继而从阴阳、五行、八卦、河图、洛书、五运六气，以及疾病的诊治等方面言明中医学运用太极学说来阐发人体的组织结构、生理与病理变化及用药治疗原则，指出中医学中处处有太极，同时还提出了太阴脾为水的新概念，突出不被大家重视的少阳三焦说，建立了少阳三焦和太阴脾为太极水火的新观点，从而为心血管疾病、神志病及诸多疑难杂症等找到了治疗的理论根据，并提出人类发生学的观点。太极学在中医学领域发挥着非常大的主导作用，所以学习中医不可不知太极学。

易学是中医发展的动力
（代前言）

中医学的发生发展始终与易学有着密不可分的关系，所以人们常说"医易同源"，或曰"医源于易"。医和易不仅同源且同流，翻开中医医学史可以看到，中医学重要发展时期的中医名家名著，无不伴随着易学内容而诞生。

先从中医基础理论的经典著作《黄帝内经》来说，其特别强调"法于阴阳，和于术数"（《素问·上古天真论》），在论述营卫周行于身的节律时则用"大衍之数五十"，如《灵枢·卫气行》说："卫气之行，一日一夜五十周于身。昼行于阳二十五周，夜行于阴二十五周，周于五藏。"古人对河图、洛书的应用尤为重视，称其为"天地之纲纪，变化之渊源"（《素问·六元正纪大论》），所以《素问·运气七篇大论》和《灵枢·九宫八风篇》都以河图、洛书为纲要。

汉代医学大师张仲景《伤寒杂病论》（宋本）中《伤寒例》开篇"决病法"用的就是后天八卦图，谈阴阳则以冬至、夏至阴阳交升降为准则，并涉及河图、洛书之数。

隋唐之际，杨上善在《黄帝内经太素》中阐发了太易生万物的思想，用十二消息卦阐述医理。孙思邈更是明确提出"《周易》六壬，并须精熟，如此乃得为大医"（《千金要方·大医习业》）。王冰则用易学方法注释《素问》，更是人人皆知的事。

到了金元四大家，都以易学理论阐发自己的医学思想。刘河间阐发《内经》五运六气，重在水火，他说："论曰阴阳者，天地之道也，万物之纲纪，变化之父母，生杀之本始，神明之府也。故阴阳不测谓之神，神用无方谓之圣……大哉乾元，万物资始；至哉坤元，万物资生。所以天为阳，地为阴，水为阴，火为阳。阴阳者，男女之血气；水火者，阴阳之征兆。惟水火既济，血气变革，然后刚柔有体而形质立焉。"（《素问病机气宜保命集·阴阳论》）乾为天，坤为地，这说明天地水火是万物资以发生和生存的重要条件。然而《易传》说："燥万物者，莫熯乎火"，"润万物者，莫润乎水"，"火就燥，水流湿"，知火主燥，水主湿，湿燥相济，合适的湿度和温度才是万物生存的必要条件。所谓湿燥相济，就是没有太过与不及，火太过则失润而物槁，火不及则水盛而物寒；水太过则物渍而不生，水不及则失润而物枯。如何做到无太过不及呢？取决于水能制火。《素问玄机原病式·咽喉》曰："故火上有水制之，则为既济；水在火下，不能制火为未济也"，于是得出万物生化的条件是相互承制。承则制，亢则害。如《素问·六微旨大论》说："亢则害，承乃制，制则生化，外列盛衰；害则败乱，生化大病"，认为"水善火恶"，只要"存得一分阴津，便保得一分生命"。

　　水对万物生长固然重要，但也离不开土，因此他遵从《内经》"水土合德"的观点，说"土为万物之本，水为万物之元，水土合德，以阴居阳，同处于下，以立地气，万物根于地，是水土湿寒。若燥热阳实，则地之气不立，万物之根索泽而枝叶枯矣。"（《三消论》）这是从火热的观点立论，认为"水善火恶"。其实万物生长不能只有"水土湿寒"而无阳光，必须既要有雨露的滋润，还要有阳光的温煦。只有水火相济，寒温协调，方能生生不息，故"五行递相济养，是谓和平，交互克伐，是谓衰兴，变乱失常，患害由行，故水少火多为阳实阴虚而病热也，水多火少为阴实而病寒也"（《三消论》），由此可知，水与火都不可太过不及，要使之协调，全在于土的冲和作用，水火土三性合一，互济互用，方能有生机。这正是本书所要阐发的机制。水、火、土就是日（火）、月（水）、地（土）三体系，生命离不开日月地三体系的组合，我们再次呼吁人类不要破坏这种组合，否则就会给人类带来灭顶之灾。

张子和同样重视易学的天人相应理论，常常用以论述人体的生理病理，如谓"动则生风，静则风息，天地之常理也，考之易象，有足相符者，震巽主动，坤艮主静，动者皆属木，静者皆属土，观卦者，视之理也，视者目之用也，目之上纲则眨，下纲则不眨，故观卦上巽而下坤；颐卦者，养之理也，养者，口之用也，口之下颔则嚼，故颐卦上艮而下震。口目常动，故风生焉，耳鼻常静，故风息焉"（《证口眼斜是经非窍辨》）。又说："八卦之中，离能烜物，五行之中，唯火能焚物，六气之中，唯火能销物。故火之为用，燔木则消而为炭，焚土则消而伏龙肝，炼金则消而为汁，锻石则消而为灰，煮水则消而为汤，煎海则消而为盐，干汞则消而为粉，熬锡则消而为丹。故泽中之潦涸于炎晖，鼎中之水干于壮火。盖五脏心为君火正化，肾为君火对化，三焦为相火正化，胆为相火对化，得其平，则熟练饮食，糟粕去焉，不得其平，则燔灼脏腑，而津液竭焉。故入水之物无不长，入火之物无不消。夫一身之心火，甚于上为膈膜之消，甚于中则为肠胃之消，甚于下为膏液之消，甚于外为肌肉之消。上甚不已，则消及于肺；中甚不已，则消及于脾；下甚不已，则消及于肝肾；外甚不已，则消及于筋骨。四脏皆消尽，则心始自焚矣。"（《三消当从火断》）张子和也重视水火焉。

李东垣从天人相应"人肖天地"思想出发，援引易学太极、两仪、四象、八卦而论水火土。他说："天地之间，六合之内，唯水与火耳。火者阳也，升浮之象也，在天为体，在地为用；水者阴也，沉降之象也，在地为体，在天为殒杀收藏之用也。其气上下交，则以成八卦矣。以医书言之，则是升浮降沉，温凉寒热四时也。"（《内外伤辨》）又说："《易》曰'两仪生四象'，乃天地气交，则八卦是也。在人则清浊之气皆从脾胃出，营气营养周身，乃水谷之气化之也。"(《脾胃论》)"若天火在上，地水在下，则是天地不交，阴阳不相辅，是万物之道，大易之理绝灭矣"(《内外伤辨》)，并提出脾胃不足，都是少阳相火不足不能升发导致的。

针对李东垣相火不足论，朱震亨提出了相火有余论。朱震亨《格致余论·相火论》开篇即说："太极，动而生阳，静而生阴。阳动而变，阴静而合，而生水、火、木、金、土，各一其性。唯火有二，曰君火、人火也，曰相火、天火也。火内阴而外阳，主乎动者也，故凡动皆属火。……天主生物，故恒于动，人有此生，亦恒于动，其所以恒于动，皆相火之为也。"说明从天到人都是相火偏多，火多则伤水而水少，故提出"阳有余，阴不足"之论。在人身，"湿热相火，为病甚多"，相火"寄于肝肾二部""肝肾之阴，悉具相火……相火易起，五性厥阳之火相扇，则妄动矣。火起于妄，变化莫测，无时不有，煎熬真阴，阴虚则病，阴绝则死"。又说："《易》曰乾道成男，坤道成女。夫乾坤，阴阳之情性也；左右，阴阳之道路也；男女，阴阳之仪象也。父精母血因感而会，精之施也，血能摄精成其子，此万物资始于乾元也；血成其胎，此万物资生于坤元也。阴阳交媾，胎孕乃凝。"(《受胎论》)

以上金元四大家虽然有不同的学术观点，但都是援易理而阐发医理，从而发展了中医理论，此其一。其二，都是在水火上见功夫，人非此水火不能生，病亦不离此水火矣。另外，刘河间遵从《内经》倡导"水土合德"说，对李东垣主脾土说是有影响的。

到了明代，出生了一位杰出的大医学家张景岳，他著有《医易义》一文，全面深入地阐发了医易相通的特点，认为"《易》具医之理，医得《易》之用""医易相通，理无二致"，强调"医不可以无易，易不可以无医，设能兼而有之，则易之变化出乎天，医之运用由乎我，运一寻之木，转万斛之舟，拨一寸之机，发千钧之弩"。张氏不仅用医易之理阐发生理病理，还论述临床施治及组方用药，甚至于养生。特别是张氏在医易理论基础上，提出《大宝论》和《真阴论》，同样重视水火理论，他说："夫阴阳之体，曰乾与坤，阴阳之用，曰水与火"，"夫阴阳之性，太者气刚，故日不可灭，水不可竭，此日为火之本，水为月之根也，少者气柔，故火有时息，月有时缺，此火是日之余，月是水之余也"。

明代另一位著名医药学家李时珍在《本草纲目》中则借用卦象论述了生命与水火土的密切关系。

明末清初的方以智则以《说卦》"水火不相射"论述水火的关系。方以智将"五运"归根为水火二行，谓："黄帝曰六合之内，不离于五。既言五运，又分六气，不参差乎？播五行于四时，非用四乎？《易》曰一阴一阳之谓道，非用二乎？谓是水火二行可也"（《物理小识》卷一）。为与此相辅，方以智把六气归根于湿热（或曰冷热、燥湿）。他说："两间唯湿热"（《物理小识》卷十一），对此他解释道："水湿火燥（《文言》曰：水流湿，火就燥），相反甚明，而《易传》曰'水火不相射'何也？愚者曰本一气也，而自为阴阳，分为二气而各具阴阳。有时分用而本不相离，有时互用而不碍偏显，有时相制而适以相成，特人不著察耳。天一生水而反成阴润之性，地二生火而成阳燥之性；呵气属火而化为水，精液为水而反以成人，过二物耶？人身言之，肾水也，心火也，时时交济，不可间隔……是水直以火为性命矣……火直以水为性命矣……交济相成，莫不皆然"（《物理小识》卷一）。这种"水火本一"的思想，形成了方以智水火主病的病机理论，谓"人身之水火交则生，不交则病"（《东西均·反因》）。

清代著名温病大家叶天士运用易理，制泻南火补北水、滋阴潜阳诸法。吴鞠通则用易理解释病机，制订了"调济水火""协力阴阳""运坤阴""承乾健""镇震母"等治法。其他如章楠作《医门棒喝·论易理》、邵同珍作《医易一理》、唐宗海作《医易通说》等，无不是用易理发展了中医学说。

至于历代的命门学说，更是在医易、水火理论滋养下成长壮大，就不一一细说了。

从以上论述得知，易学对中医学的发展壮大起到了十分重要的作用。可是著名物理学家、诺贝尔奖获得者杨振宁教授于 2004 年 9 月 3 日在人民大会堂小礼堂召开的"2004 文化高峰论坛"上所做的发言"《易经》对中华文化的影响，提及《易经》影响中华文化的思维方式，阻碍了科学在中国的发展；还认为与《易经》结合，中医就没有前途。我们认为，这一说法不符合历史事实。关于中华文化只有归纳法，没有推演法，杨振宁教授已于 1999 年 12 月 3 日在香港中文大学有过演讲，已有不少学者进行了批驳，这里就不细说了。

易学为什么能推动中医学的发展呢？因为医易同源，医易相通，同源于天地，相通于象数理，其基本方法是观象演数。象有大象、微象，自然界的物是象，显微镜下的物也是象。用肉眼看得见的象，可以用归纳法；用肉眼看不见的象，则用推演法。已知的象，可用归纳法；未知的象，可用推演法。数即术数，是讲规律的，要从象中总结出规律；理，就是阐发象数中的道理。具体例子很多，就不再赘述了。

那么到了 21 世纪，易学还能不能推动中医学的发展呢？还能不能与易学相结合呢？我们的回答是肯定的，一定能。下面就是我们的研究成果。

从前文所述可知，历代名医用医易理论推动中医学的发展，大多数都是在水、火、土上下功夫，我也不例外，不同的是，我用的是五运六气中的六经。经曰：少阳之上，相火主之，标本皆阳，是为纯阳，配应乾卦。又曰：太阴之上，湿气主之，标本皆阴，是为纯阴，配应坤卦。乾坤合之谓太极，分之谓两仪。其余太阳（配心）、阳明

（配肺）、少阴（配肾）、厥阴（配肝）为四象，从而建立了"中医外感三部六经说"（《伤寒论》医理探源）系统，有专家在审读此书时说，此说是对《伤寒论》理论的发展。在此基础上，我们进一步根据成无己用五运六气注解《伤寒论》的思维方法去研究《伤寒论》，编写《五运六气临床应用大观》一书，将三部六经说提高到五运六气学说的高度，建立了根据人出生时间诊断治疗疾病的方法。再进一步研究，将三部六经说从外感扩大到内伤，就是这部《太极医学传真》所阐述的内容了，书中提出了太阴脾为水的新概念，重点阐释了不被大家重视的少阳三焦说，建立了少阳三焦和太阴脾为太极水火的新观点，从而为血液病、心脑血管循环系统、神志病及诸多疑难杂症等找到了治疗的理论根据，并提出了人类发生学的观点。至此才使三部六经说成为一个完整的理法方药体系，我称之为太极医学体系，既可用于外感病，又可用于内伤病。外感病，先太阳、阳明，次少阳、太阴，再少阴、厥阴。内伤病，先少阳、太阴，次太阳、阳明、少阴、厥阴。辨证突出水火，即寒热两纲，其余表里、阴阳、虚实六纲从之。治疗从燥湿下手，用之临床，简捷而效如桴鼓相应。由此来看，易学是促进了中医理论的发展，还是阻碍了中医理论的发展，不就很清楚了吗？

现在，名医专家有很多，星光闪闪，然而能建立起一套完整的、切合临床实际的中医理论新体系的人，却寥寥无几，难怪人们发出中医过时、中医理论滞后于临床、中医只能治疗慢性疾病、中医靠边站等感叹。

如何发展中医，我的体会是，温故而知新，反复研读经典，开发智慧，格物致知，用古验今，开"悟"三才之道，启纳新学之精华，并要做到虚怀若谷，三人有师，经此慢慢长路兮上下之探索，慧光映室兮十年铸一剑，才能使中医学发新芽。

任何科学都在不断发展壮大、与时俱进，中医学也不例外，它也在历史的发展道路上不断吸收新鲜血液，发展新学说。在21世纪的今天，中医学同样需要吸收新鲜血液来壮大自己，所以中医学不是排斥西医，而是要把适合中医的西医知识吸收进来，做到西为中用，而不是把中医西医化。把西医学的现代知识融合于中医学，让中医智慧出现新的集合点，不是以牺牲中医为代价，不是只用中药，不要中医理论，而应该更好地吸收西医学中对中医学有用的东西，发展壮大中医事业。不要让西医的化验指标把中医理论给框死了，而是要用中医理论，如西医学中的血小板减少引起的出血病，其治疗着眼点是提升血小板数量，而中医学则不然，其用肝藏血、脾统血、心主血等理论去治疗。

中医学的滑坡，问题出在哪里？问题不是中医理论过时了，而是中医自身知识建设的问题，比如中医理论的精华五运六气学说，现在有几个中医人在学习？又有几所中医院校在讲五运六气？现在发展中医学，先要看看哪些人是合格的中医人，哪些人是不合格的中医人，不是要把那些人清除出中医界，而是要清查中医人自身的中医理论是否过关，有没有过硬的中医技术本领，不要混饭吃，不要糟蹋败坏中医的名声。发展中医，靠的是那些中医理论、中医技术过硬的"上工"及邓铁涛教授所说的"铁杆中医"，中医"下工"不行，混中医饭吃的人更不行。

中医学是科学的，在21世纪，易学也是推动中医学发展的动力，怎么能说易学阻碍了中国科学的发展呢？

经过2003年"非典"疫病，中医疗法的介入发挥了重要作用，对振兴中医起到了积极的推动作用，我们中医界要乘此东风破万浪，全力发展中医事业。

滑县田合禄
于龙城桃园书屋

目　录

第1章　太极理论 ……………………………………………………… 001

一、太极的概念 ………………………………………………………… 001

二、太极分与合 ………………………………………………………… 003

三、太极分图 …………………………………………………………… 007

四、太极合图 …………………………………………………………… 007

五、太极全息 …………………………………………………………… 021

六、太极思维 …………………………………………………………… 023

七、太极与天文 ………………………………………………………… 024

八、太极螺旋周期 ……………………………………………………… 026

九、万物演化律 ………………………………………………………… 027

十、万物发生律 ………………………………………………………… 029

第2章　太极与中医学 ………………………………………………… 039

一、太极元气医学 ……………………………………………………… 041

二、太极阴阳医学 ……………………………………………………… 045

三、太极五行医学 ……………………………………………………… 046

四、太极八卦医学 ……………………………………………………… 048

五、太极全息医学 ……………………………………………………… 050

六、太极时空医学 ……………………………………………………… 050

七、太极河洛医学 ……………………………………………………… 058

八、太极运气医学 ……………………………………………………… 064

九、太极养生医学 ……………………………………………… 064

十、太极病因学 ………………………………………………… 073

十一、太极诊断学 ……………………………………………… 075

十二、太极治疗学 ……………………………………………… 078

十三、太极方药学 ……………………………………………… 079

第3章　人身太极论 …………………………………………… 082

一、脏腑配太极八卦说 ………………………………………… 083

二、冯道立太极说 ……………………………………………… 085

三、脾胃太极说 ………………………………………………… 086

四、命门太极说 ………………………………………………… 092

五、石寿棠太极说 ……………………………………………… 117

六、心太极说 …………………………………………………… 118

七、《伤寒论》太极说 …………………………………………… 118

八、田合禄太极说 ……………………………………………… 120

第4章　中医太极医学 ………………………………………… 134

一、太极医学 …………………………………………………… 134

二、《黄庭经》精义 ……………………………………………… 175

三、《脾胃论》精义 ……………………………………………… 182

四、太极阳仪——少阳相火 …………………………………… 214

五、太极阴仪——太阴水土 …………………………………… 272

六、四象医学——太极与其他脏系的关系 …………………… 298

七、标本中气论 ………………………………………………… 311

八、水火与燥湿 ………………………………………………… 312

附：《医原·百病提纲论》（节选） ……………………………… 316

九、血病及心血管疾病 ·· 323

十、神志病 ·· 324

十一、水注九窍 ·· 327

十二、治病大法 ·· 328

十三、疗效 ·· 331

参考文献 ·· 336

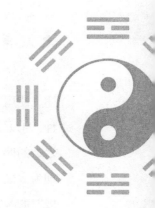

第1章　太极理论

"太极"之名是《周易·系辞传》首先提出来的，并逐渐形成一门学问，称之为太极学，成为中国传统文化的核心内容，渗透到中国传统文化的各个层面，尤其是在中医学领域，发挥着非常大的主导作用，所以学习中医不可不知太极学。

一、太极的概念

什么是"太极"呢？从字面上说，"极"，有顶点、尽头、极限、中、藏、生出、本、法等意思。《广雅·释诂四》说："极，高也"，"极，已也"。《玉篇·木部》："极，尽也。"《广雅·释言》："极，中也。"《说文通训定声·颐部》："极，又《春秋元命苞》：'极者，藏也'；按，犹《礼记》：'中者，藏也'。"《太玄·图》："摧上万物。"晋范望注："摧，极也。极，出也。"《大戴礼记·少闲》："民以知极。"王聘珍解诂："极，本也。""太"，即高、大的意思。

因为太极学是中国传统文化的核心内容，是中国传统哲学的元范畴，所以历代贤哲都有各种不同的阐释。邓球柏在《周易的智慧》一书中统计出前贤对"太极"的34种解释，并将其归为"汉学家的太极说"和"理学家的太极说"两大类。汉学家认为，太极是人体、天体、卦体统一的象征；理学家认为，将太极作为中国哲学的一个重要范畴来进行探讨、阐述、使用。张其成在《易学大辞典》中将前贤对"太极"的解释概括为 6 种：①太极是宇宙最初浑然一体的元气；②以虚无本体为太极；③以大衍之数的四十九数未分为太极；④以数说太极，在人以"心为太极"；⑤以理为太极；⑥一物两体太极说。杨维增等在《周易基础》中将前贤对"太极"的解释概括为 3 派：①太极是元气；②太极是理；③心为太极。杨成寅在《太极哲学》一书中将前贤对"太极"的解释概括为 22 种，并在此基础上建立了杨氏的"太极哲学"体系。他说："太极哲学认为，太极（本根、本体）是宇宙万物的统一本质和发展规律这两方面统一体的概括。"有的学者从本原论或本体论阐述太极的意义。王大有先生说："太极是万物生命变化的始原点，是命门，同时又是气运化的轨迹和模式。"

为什么会造成"太极"这一概念的内涵如此不确定呢？其重要原因是对"极"的概念没有一个正确的认识。"极"的含义不确定，那么"太极"的含义也就难以确定了。

极有二义：一曰始，二曰终极。始则分，终则合。极为原点，成始成终。成始成终，蕴含周期。《说卦传》在论说后天八卦方位图万物生长化收藏，即是其义。又如《周髀算经》卷下记载："阴阳之数，日月之法。十九岁为一章。四章为一蔀，七十六岁。二十蔀为一遂，遂千五百二十岁。三遂为一首，首四千五百六十岁。七首为一极，极三万一千九百二十岁。生数皆终，万物复始。天以更元，作纪历。"历法是根据日月地三体系运动规律制订的，这就是说，太极来源于日月地三体系的运动规律。太极既是万物出生的始点，也是万物死亡的终点，就是万物成始成终之体。然而，太极是全息的，有大周期，也有小周期，如一年天道周期的成终成始点在冬至，一年地道周期的成终、成始点在立春（《说卦传》依据后天八卦图谓成终、成始点在艮卦点）。其实，这里讲的成始、成终就是太极的阴阳两仪，阳生故曰万物生，阴死故曰万物终，这就是所谓的一分为二。再加上成终成始太极点（有学者称太极点为"中"），故曰太极函三，这就是所谓的一分为三。

《周髀算经》提出了章、蔀、遂、首、极五个层次的宇宙演化周期，这就是我在《中医运气学解秘》和《周易真原》中反复强调的"河图五行周期"，经过这样五个层次的周期，达到了成始成终的太极点，然后"万物复始"，进入一个更高的层次，这就是螺旋式发展运动。螺旋式发展运动，必然是"洛书九数周期"。关于"洛书九数周期"的详细内容，请参看拙著《周易与日月崇拜》一书。

二、太极分与合

太极有分有合，而讲分者多，讲合者少。

（一）太极之分

太极有一分为二和一分为三之别。

1. 太极一分为二

《系辞传》说："易有太极，是生两仪，两仪生四象，四象生八卦。"这是一个不断一分为二的发展过程，从自然偶数现象讲宇宙的形成模式。其表现形式可表示如下。

太极　两仪　四象　八卦　　　　　六十四卦

2^0　　2^1　　2^2　　2^3　　2^4　　2^5　　2^6……

学者们称此偶数系列为二进制元系列，即 2^n 系列。这一图式在《内经》中也有应用，如五运六气学说中的：

$$
中运
\begin{cases}
司天
\begin{cases}
左间 \\
右间
\end{cases} \\
在泉
\begin{cases}
左间 \\
右间
\end{cases}
\end{cases}
$$

太极→两仪→四象

再如，土分为脾土和胃土，木分为肝木和胆木等。

2. 太极一分为三

《老子》说："道生一，一生二，二生三，三生万物。"道即是太极，道的内涵即是太极的内涵。这是一个不断一分为三的发展过程，从自然奇数现象讲宇宙的形成模式。汉代扬雄据此理论写成了著名的《太玄经》。只讲自然偶数的发展不全面，还必须讲自然的奇数发展，才能全面。其表现形式可表示如下。

道生一　　一生二　　二生三　　三生万物

3^0 　　　　3^1 　　　3^2 　　　3^3 　　　$3^4\cdots\cdots3^n$

学者们称此奇数系列为三进制系列，但三进制有两个系列，即 1×3^n 系列和 2×3^n 系列。然而，三进制是由二进制演化来的，二进制是最基本的进位制。

偶数系列与奇数系列分则不全，合则全，其合的表现形式如下。

太极	两仪	六子	爻数	黄钟数
太极	乾	三阳卦	$3\times3=9$	$9\times9=81$
	坤	三阳卦	$3\times3=9$	

道生一　　　一生二　　　二生三　　　　三生万物

$3^1=3$ 　　　$3^2=9$ 　　　$3^3=27$ 　　　　$3^4=81$

庞朴先生在"一分为二""合二为一"的基础上提出了"一分为三"的观点，并写成了《一分为三论》一书，在该书中他阐述了一、二、三之间的关系，他说："明乎'一分为二，二合为三'的道理，即可掌握世界三分的真理，无往而不胜了。"这里所谓的"一分为二，二合为三"，就阐明了三进制和二进制之间的关系，说明三进制是在二进制基础上发展起来的。庞朴先生说，《系辞传》的一、二、四、八图式，以及《老子》的一、二、三、万图式，从表面上看，两者有三分与二分之别，其实不然。

先说"易有太极，是生两仪"。太极与两仪，明显是一生二的关系。这种"生"，一如"道生一，一生二"那样，是化生而非派生。就是说，太极生出两仪之后，自己遂隐藏在两仪之中，而不复独立自在。《系辞上》说："乾坤，其易之缊邪·乾坤成列，而易立乎其中矣。"说的便是这种现象。其所谓的乾坤，便是两仪，所谓的易，也就是太极；乾坤是易之蕴，易立乎乾坤之中，说的便是太极生出两仪以后，便藏身在两仪之中，或一藏在二中的情景。

就太极生两仪来说，是一生二，或一自分为二。就两仪作为太极之蕴来说，则是二含一为三，或二生三。在太极未生两仪之前，太极潜存有待分的两仪于自身之中，太极是一，也是三。当太极既生两仪之后，两仪内藏有已分的太极于自身之中，两仪是二，也是三。于是我们可以说，太极的一，是宇宙之三以一的形式表现；两仪的二，是宇宙之三以二的形式表现。宇宙始终都是三。

两仪生四象的情景，是太极生两仪的进展和重复。这时候，两仪就是一，有如当初的太极；四象就是二，有如当初的两仪。因而四象作为一个整体看，也是三。其他四象生八卦、八卦定吉凶，吉凶生大业，都应作如是观，都可看成是由一自生为二，二中内藏着一的三。至于它或为自然界，或为社会界，在这里不过是形式上的差别而已。(《一分为三论》)

屈原在《天问》中将此概括为"阴阳三合"，闻一多在《天问疏证》中解释成"阴阳参合"，解作"阴阳和合而万物生"，庞朴先生同意闻氏之说。

庞朴说：就拿"阴阳三合"读成"阴阳参合"来说，阴阳参合，一个阴，一个阳，两者参杂和合到一起后，并不会老老实实地固守贞操，而是要"和实生物"。其所生之物，便不再是原来的纯阴和纯阳，而将是亦阴亦阳或非阴非阳的第三态。所以，尽管我们说的不是数目"三"而是动作"参"，但是此动作必然指向一种结果，而此结果便是一个数目，此数目定是一个"三"。在这个意义上，《天问》用"阴阳三合"来表示宇宙生成，倒不失为一个概括性最大的说法，因为它将前因（二）、后果（一）统统包括无余，而动作（参）也就自在其中了。

庞朴先生在《一分为三论》一书中详细阐述了"三"的分合理论，读者可以参看。

《内经》中也存在这种说法，如谓："天地合气，命之曰人"。天为阳，地为阴，人就是"三"。还有三而成天、三而成地、三而成人等说法。

再如，阴分为太阴、少阴、厥阴之三阴，阳分为太阳、阳明、少阳之三阳等。

太极之分是无限制的分下去，64 或 81 只是其中的一个运动周期而已。太极及太极图是象，其分列的数序列是数，象数思维即由此产生。

（二）太极之合

太极有合二为一和合三为一之别。

1. 合二为一

《系辞传》说："一阴一阳之谓道。"前太极生两仪，是讲太极分为阴阳两仪，此是讲阴阳合而为太极。总之，太极是合中有分，分中有合，太极是一分为二，合二为一，太极不离阴阳，阴阳不离太极。离太极无阴阳，离阴阳无太极。有分就有合，合久必分，分久必合，分分合合，才是自然万物发展的必然规律。分分合合，既是矛盾的，又是统一的，太极是矛盾的统一体。方以智认为这是"合二求一""一在二中"（《物理小识》卷一）。这在中医学中也有应用，如心与小肠合为火，肺与大肠合为金等。

2. 合三为一

汉代刘歆说："太极元气，函三为一。"将万物分归于三而统之，称之为"三统"，曰"元之三统也，三统合于一元"。并据此创立了"三统历"。魏代孟康才继承此说，谓"太极元气，含三为一"。太极是一，一分为三，合三为一。三合为太极，太极分而为三，既讲分，又讲合，才是辩证法。这在中医学中也有应用，如太阳、阳明、少阳合为一阳，太阴、少阴、厥阴合为一阴，《系辞传》谓此为"一阴一阳之谓道"。

三、太极分图

太极分图有二，一是《系辞传》太极一分为二图，一是《老子》太极一分为三图。

（一）《系辞传》太极分图说

根据《系辞传》"易有太极，是生两仪，两仪生四象，四象生八卦"中"一分为二"的宇宙生成图式，绘制成伏羲八卦次序图（图 1-1）和伏羲六十四卦次序图（图 1-2），由二分而生成万物。

（二）《老子》太极分图说

根据《老子》"道生一，一生二，二生三，三生万物"中"一分为三"的宇宙生成图式绘成的《太玄》准易卦次序图（图 1-3）和《太玄》中准中孚图（图 1-4），由三分而生成万物。

四、太极合图

太极合图有二，一是周敦颐的太极合图，二是阴阳鱼太极合图。

（一）周敦颐太极合图说

宋代学者周敦颐有《周氏太极图》（图 1-5）和《太极图说》传世，

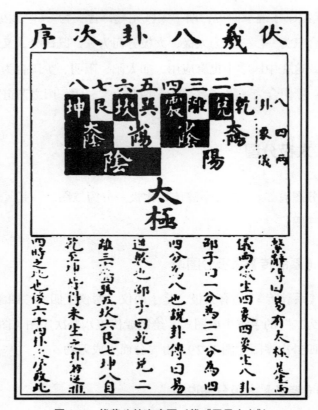

图1-1 伏羲八卦次序图（载《周易本义》）

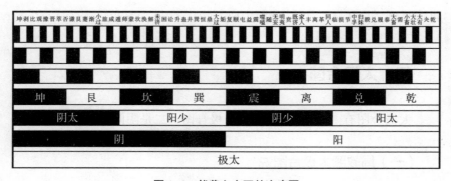

图1-2 伏羲六十四卦次序图

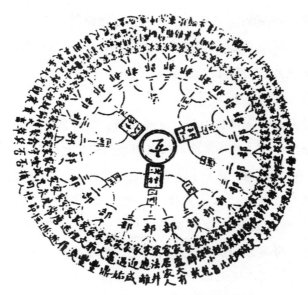

图1-3　《太玄》准易卦次序图（元·张理）

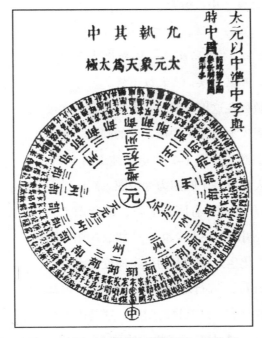

图1-4　《太玄》中准中孚图（清·冯道立）

关于《周氏太极图》的来源有师承说和自创说两种，其详细情况请参阅李申所著《易图考》。周氏还为此太极图作了一篇解释性的文章，名曰《太极图说》，文字不长，引录于下。

无极而为太极。

太极动而生阳，动极而静，静而生阴，静极复动。一动一静，互为其根。分阴分阳，两仪立焉。阳变阴合，而生水、火、木、金、土。五气顺布，四时行焉。五行，一阴阳也；阴阳，一太极也；太极，本无极也。五行之生也，各一其性。无极之真，二五之精，妙合而凝。"乾道成男，坤道成女"。二气交感，化生万物，万物生生而变化无穷焉。唯人也，得其秀而最灵。形既生矣，神发知矣，五性感动而善恶分，万事出矣。圣人定之以中正仁义而主静，立人极焉。故圣人与天地合其德，日月合其明，四时合其序，鬼神合其吉凶。君子修之吉，小人悖之凶。故曰："立天之道，曰阴与阳；立地之道，曰柔与刚；立人之道，曰仁与义。"又曰："原始反终，故知死生之说。"大哉《易》也，斯其至矣。(《太极图说》)

其实，周敦颐在这里强调的是太极之合，太极的合体就是《周氏太极图》中最上面的圆圈，故林至（图1-6）、陈致虚（图1-7）、李道纯（图1-7）、俞琰、张理等人都以一个圆圈为太极图。周氏进一步阐述在太极合体内含有阴阳五行，即所谓"五行，以阴阳也；阴阳，一太极也"。太极含阴阳，阴阳"二气交感，化生万物，万物生生而变化无穷"，阴与阳合而生五行，"五行之生，各一其性"，可知五行就是万物的代表，是万物的归类。这是讲太极体内的运动变化，"人人有一太极，物物有一太极"

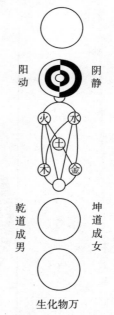

阳动　　阴静

乾道成男　　坤道成女

生化物万

图1-5　张伯行编《周子全书》中之《周氏太极图》（正谊堂本）

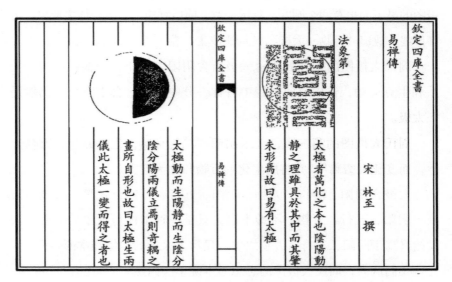

图 1-6　林至"太极"图（载于《易裨传》《四库全书》本）

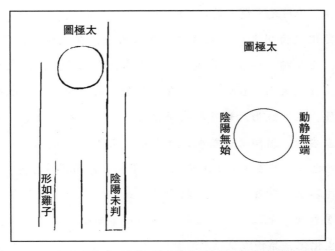

图 1-7　左图为陈致虚"太极图"（载于《金丹大要》《道藏辑要》本），
右图为李道纯"太极图"（载于《中和集》《正统道藏》本）

（《朱子语类》卷九十四），人物各具一太极，物物都有此变化，故周氏太极图的最下面也有两个圆圈，首尾一致，前后呼应，太极合体之形象，贯穿始终，故曰"万物一太极"。（《周濂溪集》卷一《朱子图解及注》）

周氏太极图的第二圈表示太极所含阴阳二气相互为根的结构、关系和生克运动，你中有我，我中有你，分中有合，合中有分，仍然是一太极。

周氏太极图的第三圈，表示阴阳"二气交感，化生万物，万物生生，而变化无穷焉"，并将所生化的万物归化为五类。

太极含阴阳、五行、万物，阴阳、五行、万物也就是一太极。太极与阴阳、五行、万物，不即不离，只是一种本体与现象的关系。太极始终寓于阴阳、五行、万物之中，显示了太极的本体和本源特性。

我们认为，周氏太极图的思想当本源于《内经》。

夫五运阴阳者，天地之道也，万物之纲纪，变化之父母，生杀之本始，神明之府也，可不通乎！故物生谓之化，物极谓之变，阴阳不测谓之神，神用无方谓之圣。

夫变化之为用也，在天为玄，在人为道，在地为化；化生五味，道生智，玄生神。神在天为风，在地为木；在天为热，在地为火；在天为湿，在地为土；在天为燥，在地为金；在天为寒，在地为水。故在天为气，在地成形，形气相感而化生万物矣。然天地者，万物之上下也；左右者，阴阳之道路也；水火者，阴阳之征兆也；金木者，生成之终始也；气有多少，形有盛衰，上下相召，而损益彰矣。

太虚寥廓，肇基化元，万物资始，五运终天，布气真灵，总统坤元，九星悬朗，七曜周旋，曰阴曰阳，曰柔曰刚，幽显既位，寒暑弛张，生生化化，品物咸章。

帝曰：上下相召奈何？鬼臾区曰：寒暑燥湿风火，天之阴阳也，三阴三阳上奉之；木火土金水火，地之阴阳也，生长化收藏下应之。

天以阳生阴长，地以阳杀阴藏；天有阴阳，地亦有阴阳，木火土金水火，地之阴阳也，生长化收藏，故阳中有阴，阴中有阳。所以欲知天地之阴阳者，应天之气，动而不息，故五岁而右迁，应地之气，静而守位，故六期而环会，动静相召，上下相临，阴阳相错，而变由生也。

帝曰：上下周纪，其有数乎？鬼臾区曰：天以六为节，地以五为制，周天气者，六期为一备；终地纪者，五岁为一周。君火以明，相火以位，五六相合，而七百二十气为一纪，凡三十岁；千四百四十气，凡六十岁而为一周，不及太过，斯皆见矣。（《素问·天元纪大论》）

张景岳说："太虚者，太极也。"所谓"肇基化元"，就是为万物之始。《周易》乾卦《象传》说："大哉乾元，万物滋始，乃统天。"又说："至哉坤元，万物资生，乃顺承天。"所以《内经》中的"万物资始"是讲乾天的功能。"坤元"代表地。就是说太极，乃天地万物之始，乾坤就是太极之阴阳。五运代表五行，五行、阴阳，一太极也，就是说太极是"天地之道也，万物之纲纪，变化之父母，生杀之本始，神明之府也，可不通乎"。阳为天，阴为地，天中有阴阳，地中亦有阴阳，"阳中有阴，阴中有阳"，不就是周氏太极图第二圈的含义吗？"阳中有阴"就是离卦，离为日；"阴中有阳"就是坎卦，坎为月。第二圈表示天道，故以阴阳表示之。第三圈表示地道，故以木火金水土表示之。从另一个层次来说，第二圈代表天地阴阳二气交感，第三圈表示阴阳二气交感所化生的五行之类物，即万物也。第三圈的五行有两种含义：第一，指木、火、土、金、水五种物质，这五种物质分布在五方。第二，陈久金说："五行原来的意义是天地阴阳之气的运行，亦即五个季节的变化"；《管子·五行篇》说："作立五行以正天时，五官以正人位。人与天调，然后天地之美生"；班固《白虎通德论》"五行"条说："行有五，时有四，何？四时为时，五行为节"。可见当时五行只与天时有关，亦即五行为五个时节。"作立五行"的唯一目的是"正天时"，而"正天时"即是定季节。第二圈的阴阳二气的运行变化形成了第三圈的五个时节，在形成五个时节的同时便产生了五种物质。

《素问·阴阳应象大论》说："天地者，万物之上下也；阴阳者，血气之男女也；左右者，阴阳之道路也；水火者，阴阳之征兆也；阴阳者，万物之能始也。"万物各有阴阳，人为万物之一，故以人之男女代表万物之阴阳，以明其理。

周氏的《太极图说》只说到此为止，只是从哲学领域进行阐述，没有进一步探索。可是《内经》却进一步探讨了太极所含阴阳、五行的运行变化规律及周期，从而建立了五运六气学说，详细阐述了万物化生的条件及时间、地点等具体问题。关于五运六气学说的奥妙，请看拙著《中医运气学解秘》一书。

（二）阴阳鱼太极合图说

阴阳鱼太极图首载于明朝初年赵撝谦的《六书本义》，称作《天地自然河图》（图1-8），明朝后期的章潢《图书编》将其收于卷首，改名为《古太极图》，不过其图都不太规范。清初胡渭《易图明辨》所收赵仲全《古太极图》（图1-9），则将其八分而配以八卦。

只有明代来知德《易经来注图解》（原名《周易集注》）所载《伏羲太极之图》是规范的（图1-10）。因为《伏羲太极之图》与我立杆测日影所得实测太极图（图1-11）是一样的，故有人称其为天地自然之图、太极真图。其他的太极图都无自然性，都不是真太极图。太极图是古人立杆测日影所得，故含阴阳。何谓阴阳？向太阳者为阳，背太阳者为阴，太阳从南回归线向北运动到北回归线形成的春夏为阳，从北回归线向南运动到南回归线形成的秋冬为阴，阴阳源于太阳。是太阳运动，产生了阴阳的各种变化，无太阳，就谈不上阴阳，更谈不上阴阳变化。从这种意义上说，是太阳生阴阳，太阳就是太极，所以何

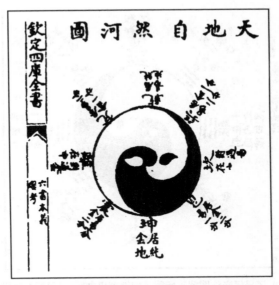

图 1-8　《六书本义》所载《天地自然河图》（《四库全书》本）

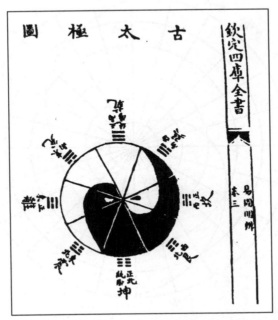

图 1-9　胡渭《易图明辨》所载赵仲全《古太极图》（《四库全书》本）

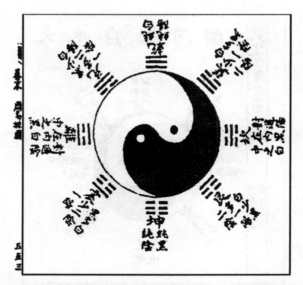

图 1-10　《易经来注图解》所载《伏羲太极之图》（巴蜀书社影印本）

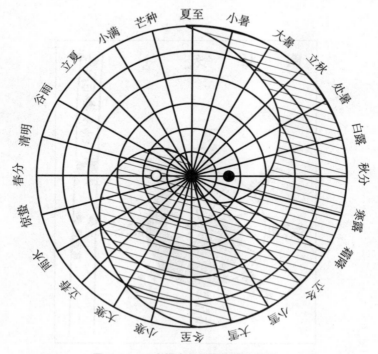

图 1-11　田合禄立杆测影实测太极图

新说："最早的'太极'是太阳"。太极又称太一，所以江林昌说太一就是造分四时的太阳。王大有先生也说："太阳系的核心太阳（黄道中心）是太极。无论古代，还是现代，天文观测者的位置，或树立的日表（太阳的代表）、日圭（太阳的影长及其在地平出没方位的测定仪器）、日晷（太阳周年运动的轨迹测定仪器），都是太极。"所谓"最早的太极"，就是属于古人在实践中所获得的感性认识中的太极，后来上升为理性认识中的太极，即太极哲学，成为中国传统文化的核心。

知道了太极图的来源及其形态、结构，就可以明白太极图的基本功能了。太极图由四部分组成：一是外面的大圆圈，二是互抱的阴阳鱼，三是 S 曲线，四是鱼眼。既然太极图来源于古人立杆测日影，那它就是一幅日地体系运动图。外面的大圆圈是太阳周年视运动的轨迹，这个轨迹是黄道。S 曲线是太阳周日视运动轨迹，这个轨迹是赤道。大圆圈的中心点是黄极，两鱼眼是赤极，赤极总是在围绕着黄极运转。两鱼尾表示黄道与赤道的交角。两条阴阳鱼表示太阳周年运动所产生的阴阳消长过程，其中既有量的变化，又有质的变化，既对立又统一，互根互补。S 曲线是一条阴阳二气交感线，是一条生命线，表示在不同时空生长着不同的生物，并显示出生物生命的长短及生物的种类。我对太极图的这些功能，详细阐述在拙著《周易真原》一书中，读者可参阅，这里就不赘述了。

《阴阳鱼太极图》在中医学中亦有应用，如张仲景在《伤寒例》中说："是故冬至之后，一阳爻升，一阴爻降也。夏至之后，一阳气下，一阴气上也。斯则冬夏二至，阴阳合也。春秋二分，阴阳离也。阴阳交易，人变病焉。此君子春夏养阳，秋冬养阴，顺天地之刚柔也。"这里用的是配合十二月的十二消息卦，符合阴阳鱼图形的消长变化。这在养生书《周易参同契》里有更完整的论述，列于下。

循据璇玑，升降上下，周流六爻，难以察睹，故无常位，为易宗祖。

朔旦为复，阳气始通，出入无疾，立表微刚。黄钟建子，兆乃滋彰，播施柔暖，黎蒸得常。

临炉施条，开路生光，光耀渐进，日以益长，丑之大吕，结正低昂。

仰以成泰，刚柔并隆，阴阳交接，小往大来，辐辏于寅，运而趋时。

渐历大壮，侠列卯门，榆荚堕落，还归本根，刑德相负，昼夜始分。

夬阴以退，阳升而前，洗濯羽翮，振索宿尘。

乾健盛明，广被四邻，阳终于巳，中而相干。

姤始纪绪，履霜最先，井底寒泉，午为蕤宾，宾服于阴，阴为主人。

遁世去位，收敛其精，怀德俟时，栖迟昧冥。

否塞不通，萌者不生。阴伸阳屈，没阳姓名。

观其权量，察仲秋情，任蓄微稚，老枯复荣，荠麦芽蘖，因冒以生。

剥烂肢体，消灭其形，化气既竭，亡失至神。

道穷则反，归乎坤元，恒顺地理，承天布宣。

玄幽远眇，隔阂相连，应度育种，阴阳之原，寥廓恍惚，莫知其端，先迷失轨，后为主君，无平不陂，道之自然，变易更盛，消息相因，终坤始复，如循连环，帝王乘御，千秋常存。（《周易参同契》）

这就是古人用十二消息卦形象的依照《阴阳鱼太极图》，即太阳的运行养生过程。图1-12和图1-13所呈现的太极含阴阳卦象正是《阴阳鱼太极图》的内容，反映出《周易参同契》的作者是看到过《阴阳鱼太极图》的。而且，《伤寒论》和《周易参同契》都是东汉时期的作品，两位作者可能都看到过《阴阳鱼太极图》。

在阴阳鱼太极图中，大圆体就是太极，太极所含的阴阳是以阴阳消长、阴阳转化、互根互补、对立统一、相生相克的形态显现的，鲜明地呈现出"一阴一阳之谓道"的象，以及"阴阳之义配日月"的内涵。这与周氏太极图所含阴阳的形态显现是不一样的。周氏太极图所含阴阳的形态显现偏重于阴阳的交感而化生万物，虽然呈现出阴中有阳、阳中有阴的交感状态，但看不出阴阳消长的发展变化，看不出日地体系的关系，没有时空变化。阴阳鱼太极图来源于科学实践，是实测太极图。周氏太极图来源于学者的理念，是据理念创绘制成的，是一幅哲学太极图。再者，阴阳鱼太极图的太极含阴阳八卦为一体，而周氏太极图的太极含阴阳五行为一体，也不一样。从事物的发展规律来看，是由感性上升为理性，由此可知，阴阳鱼太极图应形成于周氏太极图之前，不可能形成于周氏太极图之后。前文已推论出汉代《周易参同契》的作者已见过阴阳鱼太极图。有人说周氏太极图来源于《周易参

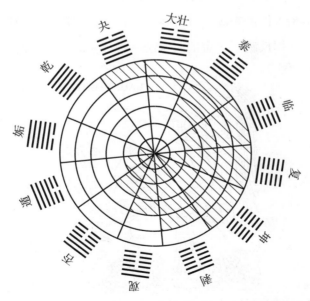

图 1-12　十二消息卦图（斜线部分是阴爻，无线部分是阳爻）

同契》坎离之用的水火匡廓图和五行相生克的三五至精图。如此说来，周氏太极图和阴阳鱼太极图在《周易参同契》里都有踪影。

有人说周氏太极图始见于宋代，阴阳鱼太极图出现于明代，其实不然。据王大有先生考证，印第安人鸟形冠上已有中国的阴阳鱼太极图（图1-13）。王大有等考证，鸟形冠相当于中国少昊时期的文物。这就是说，阴阳鱼太极图最迟在少昊时期已经出现，不知该文物算不算一个实证。如果不信王大有考证印第安人是中国殷代的移民，那么就是中国从印第安人那里进口了阴阳鱼太极图，或是中国人和印第安人各自独立发明了阴阳鱼太极图。总之，阴阳鱼太极图不会形成于明初，它应来自于师承关系。比如《帛书周易》出土以前，人们不会相信它的存在，可是它出土了，人们就说它是个很老的版本。原来在通行本《周易》之前，还有多种版本的《周易》。朱震是北宋时代大儒，又是皇帝的老师，影响很大，他在给皇帝的《进易说表》中说周氏太极图有师承关系，应该不会有假，说假是要杀头的。

从阴阳鱼太极图来源于日月运动规律看，阴阳鱼太极图是时间和空间的统一，即反映了宇宙的时空统一规律。时间和空间不能单独存

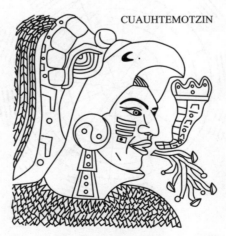

CUAUHTEMOTZIN

图1-13 印第安人鸟形冠上的阴阳鱼太极图

在，既没有离开时间的空间，也没有离开空间的时间，物质运动把二者合为一个统一体。S 曲线是生命线，所以生命科学离不开太极科学，人体生命科学也是如此，故印第安人鸟形冠上绘阴阳鱼太极图，大概就是这个意思。

总之，太极分图表现出来的是宇宙衍生律，显示了万物化生的过程；太极合图表现出来的是宇宙周期律，显示了万物化生的周期运动及其内部发展过程中的有余不足、互根互用、相互转化、生克制化的动态平衡关系。于此我们才能明白《黄帝内经》设立《阴阳离合论》《阴阳应象大论》《阴阳系日月》《阴阳别论》等篇章的意义。

五、太极全息

太极含阴阳、五行、八卦，从而形成了太极分二和太极分三两条衍生万物的规律，简称太极衍生律。《素问·阴阳应象大论》说："阴阳者，天地之道也，万物之纲纪，变化之父母，生杀之本始，神明之府也。"说明阴阳二气既是化生万物的本源，也是一切自然现象变化的本源。阴阳交感所化生的万物可分为两大类：一是按五行划分为金、木、水、火、土五种物质；二是按八卦分为乾天、坤地、震雷、巽风、坎水、离火、艮山、兑泽八种物质。这就是说，阴气和阳气与万物之间是全息的，五行与万物之间是全息的，八卦与万物之间也是全息的。就是说，"太极""阴阳""五行""八卦"是万物和自然现象的全息元，万物则是"太极""阴阳""五行""八卦"的组合。万物包含着"太极""阴阳""五行""八卦"，从而构成了宇宙间无数层次和各种显现模式的全息对应关系。《素问·阴阳离合论》："阴阳者，数之可十，推之可百；数之可千，推之可万；万之大，不可胜数，然其要一也。"虽然阴阳有无数层次，但从全息性来看，只有一个，那就是太极，无数个层次只是太极全息性的表现，这就是所谓的太极反映宇宙万物的全息性。全息概念的基本含义有：第一，在任何整体、系统中，其部分、子系统，直到最小单元，都包含或潜在地包含整体、系统的完整信息（物物各有一太极）。第二，上述部分、子系统，乃至最小单元，对于整体、系统来说，都是或潜在的是同源、同质、同构的（万殊一本，万物一气，万物皆阴阳对立统一，万物皆有无相成）。第三，在全息和同源、同质、同构的前提下，不存在不相联系的事物，任何事物都与别的事物相关联（水、火、木、金、土，相生相克；乾、坤为父母，生育震、巽、坎、离、艮、兑六个子女）。

太极全息论认为太极是宇宙万物全部信息的奇点，奇点是宇宙的缩影，宇宙是奇点的展开，宇宙万物具有同源性。参天大树由一粒种子生成，复杂的生物由一个受精卵出生，包罗万象的太阳系起源于一团星云。宇宙原型包容了各种有差异性的东西，随着原型显化，统一性逐渐隐退，差异性就表现为千姿百态的物质世界。宇宙信息以无限密集的形式存在，这种形态的总体就是宇宙信息场。太极范畴所表示的，类似全息基因或宇宙种子。从本体论和宇宙论的角度看，《周易》以卦象为根基的体系的高妙之处，就在于能够透过宇宙外在千差万别的多样性，描绘出宇宙内在生成和构造的一元单纯性的体系（《易》有太极）。就全息学的角度而言，这种宇宙生成和构造（结构）的一元单纯性，就是宇宙万物单个内在本质上的同源、同质、同构性。周敦颐说："太极动而生阳，动极而静，静而生阴，静极复动，一动一静，互为其根，分阴分阳，两仪立焉。阳变阴合，而生水火木金土，五气顺布，四时行焉。"（《太极图说》）这段文字很像宇宙奇点的展开或原型有序的显化。不仅如此，天地万物皆包含着圆满的太极。太极万殊一本的命题，也是揭示宇宙万物统一性和差异性的关系。

太极全息论提出了宇宙全息重演律，认为宇宙整体处在永恒的循环往复中；子系统是宇宙演化史的缩影，是宇宙构造模式的复写；从微观到宏观的诸系统皆有相同的空间结构；无限的宇宙，是在有限事物的变化、消亡这一周期的重复中获得永恒；开端与结果全息，最后的东西是最初东西的复现，最初的东西则是最后东西的潜在形式。《易·象传》有"终则有始，天行也"之论。这种循环不是简单重复，每一次都有创新和提高，如《周易》所论否极泰来、革故鼎新等。人的生长过程可以说是宇宙演化过程的缩影，《周易·系辞》说："原始反终，故知生死之说。"

太极全息论提出了宇宙潜显律。太极学说亦讲隐显有无。全息论认为，系统的全部信息不会因系统的解体而消亡，信息是固有的，只是潜显而已。信息都在从潜在转向显现，或从显现转向潜在。太极学说通过仰观俯察"是故知幽明之故"。幽即隐的阶段，明即显的阶段，幽明为宇宙万物所固有。

全息论又提出了宇宙同类项论。认为宇宙万物皆有相互对应的部位。太极学说亦提出了宇宙万物之间都有相同、相似、相关、相感的关系，在此基础上提出了天人合一说。

总之，全息论在高层次上把握宇宙万物的统一性，在这一点上，全息论与太极学说完全一致。太极范畴能够揭示宇宙万物的同源、同质和同构，因而有助于人类对宇宙万物的正确思维。

六、太极思维

太极的全息性及太极的分合性，决定了中国传统文化的太极思维方式，并且决定了太极思维的主导方式是"整体分合思维"。杨成寅先生在《太极哲学》一书中有详细论述，并列举《黄帝内经》和《伤寒论》来说明中医理论中的"太极整体分合思维"，既阐述了"一分为二"

和"合二为一"的整体分合思维，也阐述了"一分为三"和"合三为一"的整体分合思维，读者可参阅。

七、太极与天文

宇宙是一个大太极，其中各个天体又是一个个的小太极，所以太极与天文有着密切的关系。

（一）太阳与太极

太极图是古人立杆测日影所得实测图，反映了日地体系关系，反映了太阳周年、周日的运动规律。阴阳源于太阳，向太阳为阳，背太阳为阴，太阳从南回归线向北运动到北回归线形成的春夏为阳，从北回归线向南运动到南回归线形成的秋冬为阴，是太阳运动产生了阴阳的各种变化，无太阳，就谈不上阴阳，更谈不上阴阳变化。

（二）月亮与太极

朱灿生先生发表了《太极图来源于月亮运动的统计规律》和《太极（阴阳）——科学灯塔初揭》两篇论文，他根据太极 – 四象 – 六十四卦对应的月亮运动周期结构，提出了太极 – 六十四卦来源于月亮运动的观点。其理论是用月亮的六十四种位相来标记日地空间阴阳二气的消长，六十四卦代表着近点月四象的相似周期，六十二卦则代表着近地点与远地点两仪的相似周期。

（三）干支纪年与太极

付立勤先生在论文《干支纪年和五运六气的天文背景》中写道，月亮运动相似周期嵌套着 12 个邻点月和 10 个对点月，它们也相对地球东移推行，413.32 天退行一周天。其中对点月以远、近地点为终始，反映了月亮纬度的明显变化，故可用黄道十天干来标纪 10 个对点月；邻点月依次以相邻的两个特征位相为终始，反映了近点月视赤经的变化，故用赤道十二辰来标纪 12 个邻点月。干支纪年的客观依据，是对点月的 A——B 周、B——A 及邻点月的四种周期，六十甲子对应着 60 种月亮特征位相。因此，干支纪年从属于"太极"的历法形式。

（四）五运六气与太极

付立勤先生在朱灿生用太极——六十四卦揭示了近点月与朔望月会合周期的结构基础上，进一步揭示了五运六气学说中的近点月、朔望月与回归年会合周期的结构。五运六气学说的六十年运气周期，来源于朔望月、近点月 413.32 天相似周期与回归年的会合周期，是以冬至点为参考系的日月地三体运动的最小相似周期。周天六年一备，来源于对点月与回归年的会合周期。终地纪五岁一周，来源于邻点月与回归年的会合周期。客气客运运动的天文背景是钱德勒极移周期。总之，五运六气的六十年准周期，以及其嵌套的 426 天、438 天、5 年、6 年、30 年等周期结构，都有深刻的天体运动背景和较准确的客观依据，它们的形成机制，总属于"太极"。

龙伯坚在《黄帝内经概论》中从四个方面考察推测，认为运气七篇大论应是东汉时期，即大概公元二世纪的作品。据此我们认为，不能用汉代人尚不知道的近点月和钱德勒极移周期研究五运六气，所以我们主张用朔望月来研究五运六气。钱德勒极移周期是一个为 426～442 天、范围相当宽的变化周期，而客气客运周期是一个变化范围比较小而又准确的周期，所以我们采用了 15 朔望月 442.95 天为客气客运的变化周期，15 朔望月回归周有 12 个封闭式朔望月，将一周天划分成 12 等份，故可用十二地支标记；15 朔望月回归周有 10 个对点朔望月，将一周天划分成 10 等份，故可用十天干标记。15 朔望月回归周和 12 封闭朔望月的调谐周是 60 年。这就是天干地支纪年和五运六气的天文背景。

八、太极螺旋周期

太极图来源于日月周期运动规律，由螺旋形的两条黑白阴阳鱼组成，在螺旋形的焦点上，各有一个小圆点——鱼眼，太极图的外大圆圈是黄道，中心点是黄极，鱼眼是赤极。但在理论上，两条鱼尾可代表冬至和夏至，或朔月和望月；或用鱼眼代表春分、秋分、朔月、望月。由于太极图是螺旋形的，因此我们称之为太极螺旋周期图。又因为太极图由黑白两条螺旋图形组成，所以每年或每月应有两个时间螺旋出现，其开始时间是冬至、夏至、春分、秋分，或朔月、望月。

嘉路蓝（Christopher L. Carolan）根据时间螺旋周期创造了"螺旋历法"，以包括春分在内的朔月为始点。黄栢中则根据太极图提出了"太极螺旋周期"的观点，他认为螺旋历法与太极螺旋周期有异曲同工之妙：第一，螺旋历法以自然日为基础，而太极螺旋周期以股市交易日为基础。第二，螺旋历法以月球周期为基础，而太极螺旋周期以综合太阳季节性周期及月相周期为基础。第三，从数学序列的角度看，螺旋历法以平方根数计算，而太极螺旋周期则以自然数计算。

基于上面的比较分析，黄先生认为，螺旋历法计算的是大自然对人们情绪的影响，而太极螺旋周期则反映了大自然与人类行为规律之间的互动关系。不难看出，螺旋周期规律反映了大自然与人类的内在关系，即天人合一的观念。这种螺旋周期规律，也是生命科学的一种规律。

九、万物演化律

从上述可知，宇宙有两种演化规律，即万物有两种演化规律：一是《系辞》的太极演化规律，二是《老子》的道演化规律，其演化形式如下。

演化程序　易　太极　两仪　四象　八卦　大业（万物）

序数号　　1　　2　　　3　　　4　　　5　　　6

演化程序　道　一　　二　　三　　万物（九）

序数号　　1　　2　　3　　4　　　5

按照天道奇、地道偶的观点，则《老子》道演化规律是天道演化规律，《系辞》太极演化规律是地道演化规律。天道演化规律是五程演化律，即我在《中医运气学解秘》和《周易真原》中反复强调的五行周期演化规律。地道演化规律是六程演化律，即我在《中医运气学解秘》中所说的六气周期演化规律。天地相合，就组成了《内经》中所阐述的"五运六气"演化规律。五行周期演化律有太过、不及则化为十种，可用甲、乙、丙、丁、戊、己、庚、辛、壬、癸十天干标记。六气周期演化律有太过、不及则化为十二种，可用子、丑、寅、卯、辰、巳、午、未、申、酉、戌、亥十二地支标记。这样天干地支就组合成了宇宙间五运六气六十甲子演化大周期。

从序数号 4 来看，为天道演化程序三，为地道演化程序四，天道和地道相合就组成了《周髀算经》中的弦图（图 1-14），即勾股圆方图。

《周髀算经》说："数之法出于圆方，圆出于方，方出于矩，矩出于九九八十一。"赵爽注："方径一而匝四，伸圆之周而为勾，展方之匝而为股，共结一角邪适弦五，政圆方邪径相通率，故曰数之法出于圆方。圆方者，天地之形，阴阳之数。"其"折矩以为勾广三，股修四，径隅五。既方之外，半其一矩，环而共盘，得成三、四、五，两矩共长二十有五，是谓积矩"，可用算式表示如下。

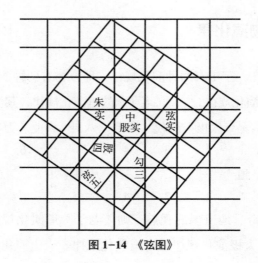

图 1-14 《弦图》

$3^2+4^2=5^2$

$9+16=25$

这就是说，在宇宙演化的五行进程中，按天地象五行程序产生了有序的五大类物质，即水、木、火、土、金五类物质。若按河图天地数序产生的五大类物质的五行程序则是《尚书·洪范》所说的"水（一）、火（二）、木（三）、金（四）、土（五）"五类物质。五五二十五，故《灵枢》有阴阳二十五人说。且弦图大方的边实均为七，七七四十九，正是《系辞》大衍之数五十的用数。七七四十九亦为女人绝经之岁数。月为阴，女为阴，故有同一周期数。而七数，却是人生大忌的基数。如《灵枢·阴阳二十五人》说："凡人之大忌，常加九岁，七岁、十六岁、二十五岁、三十四岁、四十三岁、五十二岁、六十一岁，皆人之大忌，不可不自安也，感则病行，失则忧矣。"盖七为少阳，九为老阳，阳极必变，故此皆为人之大忌。

其一，天道和地道，就是圆方之道，就是三和四之道，却达于阴阳之数。其中的道理多多，就不在这里一一述说了。我重点要说的是，在宇宙演化进程中产生有序的五大类物质，每产生一大类物质，就有一个形态发生场，因此会有五个大的形态发生场，即东、南、西、北、中五个大形态发生场。每一个大形态发生场，又会有次一级的五个形态发生场，于是五五二十五，就产生了二十五个形态发生场，这就是阴阳二十五人说的来源。再继续分下去，就是万物。于是就有了物质系说，即在每一个大形态发生场中有一个大类物质，其中又包含着许多小类物质，组成了一个物质系。这就是《内经》中说的五方五行物质系。

其二，从序数号 5 看，为天道演化程序九，为地道演化程序八，天道和地道相合组成了《灵枢·九宫八风篇》中的八卦九宫图，从而形成了宇宙演化的九数周期演化律，我在《周易与日月崇拜》一书中有详细论述，这里就不多述了。但九数周期宇宙演化律，是在五行周期演化律基础上形成的，所以五行进程演化律是宇宙最基本的物质演化规律。《灵枢·阴阳二十五人》说："天地之间，六合之内，不离于五，人亦应之。"五行演进的程序是水、木、火、土、金，即《内经》所说的藏、生、长、化、收过程，或曰生、长、壮、老、死过程。

十、万物发生律

万物的五行次序演化进程规律，并不等于万物发生规律。万物的发生是由水、火、土三元素合成的（详见下文黄庭交媾），即所谓的"三生万物"，其关系可用如下形式表示。

水	木	火	土	金
水、火、土	水、火、土	水、火、土	水、火、土	水、火、土

虽然万物是由水、火、土三元素合成的，但由于所在的五行时空程序不同，便产生了不同形态的物质。如水、火、土在水时空段所生

成的人，水的性质就多一些，火、土的性质就少一些；在木时空段所生成的人，木、水、火、土的性质就平均一些；在火时空段所生成的人，火的性质就多一些，水、土的性质就少一些；在土时空段所生成的人，土的性质就多一些，水、火的性质就少一些；在金时空段所生成的人，金、水、火、土的性质就平均一些。反映出了春木和秋金时空段阴阳平均的特性，还反映出了万物的发生，虽然其基本物质是水、火、土三元素，但其生成的性质离不开"形态发生场"这一因素，《素问》所载"异法方宜"即论此，所以全面地说，物质的生成应该是四种元素，即古希腊亚里士多德（公元前384—公元前322年）提出的水、火、土、气四元素，佛家则称水、火、土、风四元素。气或风就是场的代表，即中国传统文化中所说的八风。这就是说，西方古人只提出了万物发生律，没有万物演化律；而中国古人，不仅提出了万物发生律，还提出了万物演化律，是一套完整的万物进化论。水、火、土，就是日月地三体系，这是生命赖以生存的基本条件。

讲到形态发生场，人们不好理解，现用自然界的实例来解说。如地球北极和南极都是冰天雪地的环境，但北极生存的是白色的北极熊，而南极生存的是企鹅，互换则不能生存繁衍。天山的雪莲，青海的冬虫夏草等，凡是动植物都有其生存繁衍的特定环境，这个特定环境就是所谓的"形态发生场"。人乃万物之一种，也不会超越这一规律，所以在不同时间和不同空间出生的人，就打上了"形态发生场"的烙印，从而产生了不同体质、不同性格的人。按发生律三元素说，三五有一十五种人；按四元素说，四五有二十种人；按万物演生律说，《内经》将其划分为五五二十五类，即阴阳二十五人；按五运六气规律说，五六有三十种人。如此看来，我们研究五运六气下的人，不但要重视出生时间，还应该注意出生地点，才能全面掌握人的所有信息。

现代科学所谓的形态发生场，《内经》称之为天文、地理、人事及异法方宜。在天五、地六周期规律的合成下所生成的物质类型，即可用六十甲子纳音表（表 1-1）来说明。

表 1-1　六十甲子纳音五行物质系表

水		木		火		土		金	
涧下水	丙子	平地木	戊戌	霹雳火	戊子	屋上土	丙戌	海中金	甲子
	丁丑		己亥		己丑		丁亥		乙丑
南方：丙丁		中方：戊己		中方：戊己		南方：丙丁		东方：甲乙	
天河水	丙午	大林木	戊辰	天上火	戊午	沙中土	丙辰	沙中金	甲午
	丁未		己巳		己未		丁巳		乙未
泉中水	甲申	石榴木	庚申	炉中火	丙寅	城墙土	戊寅	白腊金	庚辰
	乙酉		辛酉		丁卯		己卯		辛巳
东方：甲乙		西方：庚辛		南方：丙丁		中方：戊己		西方：庚辛	
大溪水	甲寅	松柏木	庚寅	山下火	丙申	大驿土	戊申	钗钏金	庚戌
	乙卯		辛卯		丁酉		己酉		辛亥
长流水	壬辰	杨柳木	壬午	山头火	甲戌	路旁土	庚午	剑锋金	壬申
	癸巳		癸未		乙亥		辛未		癸酉
北方：壬癸		北方：壬癸		东方：甲乙		西方：庚辛		北方：壬癸	
大海水	壬戌	桑松木	壬子	佛灯火	甲辰	壁上土	庚子	金箔金	壬寅
	癸亥		癸丑		己巳		辛丑		癸卯

从表 1-1 中可以看出每一行物质系的时空位置。

虽然有天道五、地道六之分，但地道法天道，仍以五行周期演化律为主，故《灵枢》将人分为阴阳二十五人（表 1-2）。

左足少阳应于一月，右足少阳应于六月。

左足太阳应于二月，右足太阳应于五月。

左足阳明应于三月，右足阳明应于四月。

表 1-2 阴阳二十五人

水形人	木形人	火形人	土形人	金形人
上羽之人，应于足少阴	上角之人，应于足厥阴	上徵之人，应于手少阴	上宫之人，应于足太阴	上商之人，应于手太阴
桎之为人，应于左足太阳上部	大角之人，应于左足少阳上部	太徵之人，应于左手太阳上部	大宫之人，应于左足阳明上部	太商之人，应于左手阳明上部
少羽之人，应于左足太阳下部	判角之人，应于左足少阳下部	判徵之人，应于左手太阳下部	加宫之人，应于左足阳明下部	右商之人，应于左手阳明下部
众之为人，应于右足太阳下部	左角之人，应于右足少阳下部	少徵之人，应于右手太阳下部	左宫之人，应于右足阳明下部	少商之人，应于右手阳明下部
大羽之人，应于右足太阳上部	右角之人，应于右足少阳上部	右徵之人，应于右手太阳上部	少宫之人，应于右足阳明上部	右商之人，应于右手阳明上部

左手太阳应于乙，右手太阳应于戊。

左手阳明应于丙，右手阳明应于丁。（《灵枢·阴阳系日月》）

我从日月运动五特征点封闭周期发现了万物的五行演化规律，日月运动五特征点的另一表达形式是天文历法中的"章、蔀、遂、首、极"（《周髀算经》）。在人有五脏及构成生命基本物质的五大类碱基——A、G、T、C、U，DNA 存在于细胞核的四种碱基是 A、G、T、C，RNA 存在于细胞质内的四种碱基是 A、G、C、U，并组成 T—A、U—A、C—G 三对，显现出"三生万物"及四元素的发生律，而且五运十天干也分为壬、癸、甲、乙、丙，以及丁、戊、己、庚、辛两个（太、少）五行演化时间段，详细内容见《中医运气学解秘》和《周易真原》两书。其六气十二地支周期也含有五年顺和五年衰的两个演化时间段，见表 1-3。

表 1-3 就是术数中五行天干生旺死绝表，其中长生、沐浴、冠带、临官、帝旺为五顺年，衰、病、死、墓、绝为五衰年，胎、养为两平年。表中的水土是一样的，然也有人认为火土是一样的。那么，谁对谁错呢？都对。从万物发生律看，水火土三元素相合而生物，故有心

表 1-3 五行十二地支演化周期

所经过年份/五行类别/十二周期	金	木	水、土	火
长生	巳（蛇年）	亥（猪年）	申（猴年）	寅（虎年）
沐浴	午（马年）	子（鼠年）	酉（鸡年）	卯（兔年）
冠带	未（羊年）	丑（牛年）	戌（狗年）	辰（龙年）
临官	申（猴年）	寅（虎年）	亥（猪年）	巳（蛇年）
帝旺	酉（鸡年）	卯（兔年）	子（鼠年）	午（马年）
衰	戌（狗年）	辰（龙年）	丑（牛年）	未（羊年）
病	亥（猪年）	巳（蛇年）	寅（虎年）	申（猴年）
死	子（鼠年）	午（马年）	卯（兔年）	酉（鸡年）
墓	丑（牛年）	未（羊年）	辰（龙年）	戌（狗年）
绝	寅（虎年）	申（猴年）	巳（蛇年）	亥（猪年）
胎	卯（兔年）	酉（鸡年）	午（马年）	子（鼠年）
养	辰（龙年）	戌（狗年）	未（羊年）	丑（牛年）

火为土和脾土为水两学说出现。如《说文解字》："心，人心，土脏也，在身之中，象形。"段玉裁注，"土脏者，古文《尚书》说；火脏者，今文（《尚书》）家说。"脾土为水，心火为土，就是土火合德而化生万物矣。关于水土合德说于下文太阴说中再谈论。

王全年等则是从化学元素周期表（表1-4）中发现了万物五程演化规律。

详细内容请参看该书，恕不赘述。

众所周知，费波纳茨从兔子繁殖数目问题得出费波纳茨级数，费波纳茨级数反映了生命繁衍和自然生长规律，其中有一个明显的每隔

表1-4　元素周期表(《走近中医》)

IA	IIA										IIIA	IVA	VA	VIA	VIIA	零族
1氢																1氦
1锂	2铍										1硼	2碳	3氮	4氧	5氟	1氖
1钠	2镁	IIIB	IVB	VB	VIB	VIIB		VIII		IB	IIB	1铝	2硅	3磷	4硫	5氯	1氩
1钾	2钙	1钪	2钛	3钒	4铬	5锰	1铁	2钴	3镍	4铜	5锌	1镓	2锗	3砷	4硒	5溴	1氪
1铷	2锶	1钇	2锆	3铌	4钼	5	1钌	2铑	3钯	4银	5镉	1铟	2锡	3锑	4碲	5碘	1氙

1铯 2钡 1镧 2铪 3钽 4钨 5铼 1锇 2铱 3铂 4金 5汞 1铊 2铅 3铋 4钋 5砹 1氡 1钫 2镭 3锕 2*3*4*5*

五位为一循环周期的规律,有近似于 11 倍的扩充。

例如,55/5=11,89/8=11.1,144/13=11.07……

也就是说,自然生长规律有一个五阶段的演化过程,冯庆辉、郭俊义等学者称之为"自然生息率"。而兔子的繁殖与月亮的运动有关,即与太阴历法有关,也就是与月亮运动五特征点有关,故有五阶段的演化规律。从表 1-5 可以看出,该自然生息率与黄金分割律 0.618 有密切关系。这也是应该引起我们重视的地方,因为它可以形成黄金螺旋线——生命的曲线,并存在于多种事物之中,如股市市场。

关于万物发生律和万物演化律,还隐藏于神话之中。众所周知,伏羲是日神,女娲是月神,同时亦是中华民族的始祖神。日就是火,月就是水。《淮南子·天文训》说:"积阳之热气生火,火气之精者为日。积阴之寒气为水,水气之精者为月。"因此,伏羲日神亦是火神,女娲月神亦是水神。《淮南子·览冥训》说:"往古之时,四极废,九州裂,天不兼覆,地不周载,火颋炎而不灭,水浩洋而不息,猛兽食颛民,鸷鸟攫老弱,于是女娲炼五色石以补苍天,断鳌足以立四极,杀黑龙以济冀州,积芦灰以止淫水……"高诱注:"女娲,阴帝,佐虑戏治者也。三皇时,天不足西北,故补之。师说如此。"在这个神话中,女娲

表 1–5　自然生息率

道法自然	0	Ψ（L/U）	Ψ⁻¹（U/L）
道生一	1		
一生二	2	2.000000000000000	0.500000000000000
二生三	3	1.500000000000000	0.666666666666667
三生万物	5	1.666666666666667	0.600000000000000
	8	1.600000000000000	0.625000000000000
	13	1.625000000000000	0.615384638309479
	21	1.615384578704834	0.619047641754105
自行五次	34	1.619047641754150	0.617647051811218
	55	1.617647051811218	0.618181824684143
即一周期	89	1.618181824684143	0.617977499961853
	144	1.617977499961853	0.618055582046509
便有 11 倍的扩充	233	1.618055582046509	0.618025779724121
	377	1.618025779724121	0.618037164211273
	610	1.618037104606628	0.618032813072205
	987	1.618032813072205	0.618034422397614
阴阳五行	1597	1.618034482002258	0.618033826351166
	2584	1.618033766746521	0.618034064769745
	4181	1.618034005165100	0.618033945560455
	6765	1.618034005165100	0.618034005165100
	10946	1.618034005165100	0.618034005165100
	17711	1.618034005165100	0.618034005165100
	28657	1.618034005165100	0.618034005165100
	46368	1.618034005165100	0.618034005165100
	75025	1.618034005165100	0.618034005165100
	121393	1.618034005165100	0.618034005165100
	196418	1.618034005165100	0.618034005165100
	317811	1.618034005165100	0.618034005165100
	514229	1.618034005165100	0.618034005165100
	832040	1.618034005165100	0.618034005165100
	1346269	1.618034005165100	0.618034005165100
	2178309	1.618034005165100	0.618034005165100
	3524578	1.618034005165100	0.618034005165100
	5702887	1.618034005165100	0.618034005165100
	9227465	1.618034005165100	0.618034005165100
	14930352	1.618034005165100	0.618034005165100

乃治水的水神、阴帝。伏羲为火，女娲为水，水火相合而化生万物，所以《淮南子·览冥训》说："然以掌握之中，引类于太极之上，而水火可立致者，阴阳同气相动也……故至阴肃肃，至阳赫赫，两者交接成和而万物生焉。"女娲不仅是水神，还是雨神。

雨不霁，祭女娲，于礼何见？伏羲、女娲，俱圣者也，舍伏羲而祭女娲，《春秋》不言。董仲舒之议，其故何哉？……仲舒之意，殆谓女娲古妇人帝王者也。男阳而女阴，阴气为害，故祭女娲求福祐也。传又言：共工与颛顼争为天子，不胜，怒而触不周之山，使天柱折，地维绝。女娲消炼五色石以补苍天，断鳌之足以立四极。仲舒之祭女娲，殆见此传也。本有补苍天、立四极之神，天气不和，阳道不胜，倘女娲以精神助圣王止雨湛乎！（东汉王充《论衡·顺鼓篇》）

雨多祭女娲，是求女娲止雨，问题是女娲为什么能止雨？因为女娲是月神。《汉书·天文志》说："月为风雨，日为寒温。"

水土合德，女娲作为水神同时也是大地之神，所以另一则神话则说女娲这位大地之神用泥土造人。《风俗通》载："俗说天地开辟，未有人民，女娲抟黄土作人，剧务力不暇供，乃引绳于泥中，举以为人。故富贵者，黄土人也；贫贱凡庸者，引絙人也。"

这说明水火相合而生万物，则以人为代表，其形象的描绘就是伏羲女娲交媾图（图1-15）。

图1-16是水火土三生万物图，是万物发生律示意图。

凡人之生也，天（乾天为火）出其精，地（坤地为水）出其形，合此以为人。（《管子·内业》）

人生于地，悬命于天，天地合气，命之曰人。（《素问·宝命全形论》）

女娲用来补天的"五色石"，代表万物演化律的五个阶段，青、赤、黄、白、黑五色既是五方的代表，也是五季的代表，总之是代表五个时间段。

那么为什么是蛇身呢？因为蛇是水族动物，显示万物化生都离不

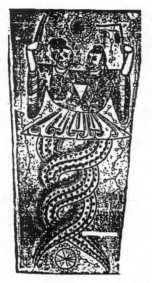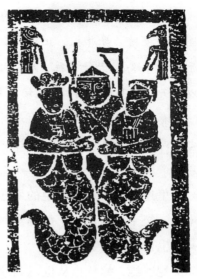

图 1-15　新疆出土伏羲女娲帛画　　图 1-16　伏羲女娲三生万物图（山东沂南汉画像石）

开水，万物的化生都是在水中进行的，水是生命之源。故《说文解字》载："（女）娲，古之神圣女，化万物者也。"女娲既是水神，也是月神，月中有玉兔捣的长生不死之药，且蛇可长生不死，几乎是世界性的神话原型。外国的暂且不论，就中国神话资料记载也非常丰富。《山海经·海内西经》说："昆仑有巫彭、巫抵、巫阳、巫履、巫相，夹窫窳之尸，皆操不死药以距之。"此不死药当为蛇，因为《山海经》中的巫一般都"右手操青蛇，左手操赤蛇"。

女娲为水神，所以是万物化生之源。正因为女娲是水神，能生育万物，所以古人又称其为生育之神、媒神。如《路史》卷三说，"《风俗通》云：女娲祷神祠，祈而为女谋（媒），因置婚姻，行媒自此始也。"

女娲向神祷告，请求让自己成为人类婚姻的媒妁，于是她成了生育人类的"女媒神"。这在内容上与女娲造人的神话内容是相一致的，媒神也就是授子神，并建立了神庙供人祭祀求子。

是月也，安萌芽，养幼少，存诸孤。择元日，命民社。命有司省图圄，去桎梏，毋肆掠，止狱讼。是月也，玄鸟至。至之日，以大牢祠于高禖（媒）。天子亲往，后妃帅九嫔御。乃礼天子所御，带以弓韣，授以弓矢，于高禖之前。（《礼记·月令》）

仲春之月，令会男女，于是时也，奔者不禁，若无故而不用令者罚之，司男女之无夫家者而会之……凡男女之阴讼，听之于胜国之社。（《周礼·媒氏》）

这里还指出，万物化生的最佳时间是仲春二月。就人类来说，怀胎十月，至十一月而生，故称十一月为子月，即生子之月。这说明女娲又是生育之神、生命之神。

又蛇通虵，虵从虫从也。《说文解字》对"也"的解释："象女阴，象形也。"而蛇本身又有男阴之象，所以蛇具有男女生殖器之象，故象中突出"交尾"动作。

伏羲女娲交尾图中还显示出交尾是螺旋状的，这是为什么？这显示了生物遗传密码的双螺旋 DNA 结构，"它是世界科学史中首先揭示出人体的生长之道源于双螺旋结构"，这可由女娲的名字得知。女娲之娲，与螺、蜗音近义同，古通用。所以女娲，又可称女螺或女娲。而田螺与蜗牛都是螺旋体，可象征生命的起源。

然而，水神、月神还是死亡之神。水配于冬季，是万物死亡的季节。月亮每月圆缺，死而复生，生而复死，说明水与月具有双重性，其特点是生死同源。

有人说，西方哲学讲"构成论""还原论"，中国传统哲学讲"发生论""整体论"。我们认为，中国传统哲学不仅讲"发生论"和"整体论"，还讲"构成论"，由什么构成呢？由最基本的水火土三元素构成。把用肉眼看得见的东西称为"有"，用肉眼看不见的东西称为"无"，有生于无。只研究看得见的构成物，看不见的则以理推演之。

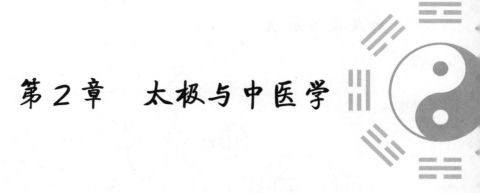

第2章　太极与中医学

太极为一元之气，蕴含着日、月、地体系的运动规律，蕴含着阴阳、五行、八卦，以及太极的分合、全息、象数理等理论，这一切都是中医学的基本理论。对于易学与中医学的关系，目前有两种不同意见。

一派认为，《周易》与中医学没有关系。其中有人只认为两者有传统哲学关系，如张景岳"医易同源"论实际上是把医分为"理"与"用"两部分，《周易》对中医的影响仅在"理"（理论）部分，而不在"用"（临床应用）部分。但有人认为"医易同源"为凭虚空论，无补于治疗。医学理论与《周易》无关。

还有一派认为《周易》与中医学有密切关系，主张"医易同源"或"医易会通"说。

我们赞成"医易同源"说，但不赞成"医易同源于巫"说，我在《中医运气学解秘：医易宝典》一书中深入分析研究了《内经》理论源于天体的根据，又在《周易真原：中国最古老的天学科学体系》一书中阐发了《周易》发源于天文，所以我们认为医易同源于天文，即医易同源于太极理论体系。如《系辞传》说："易之为书也，广达悉备。有天道焉，有人道焉，有地道焉，兼三才而两之故六。六者非他，三才之道也。"而《素问·气交变大论》也说："夫道者，上知天文，下知地理，中知人事，可以长久。"体现了古人"人法地，地法天，天人合一"的观点。为此我们绘制了医易同源一贯图，见图2–1。

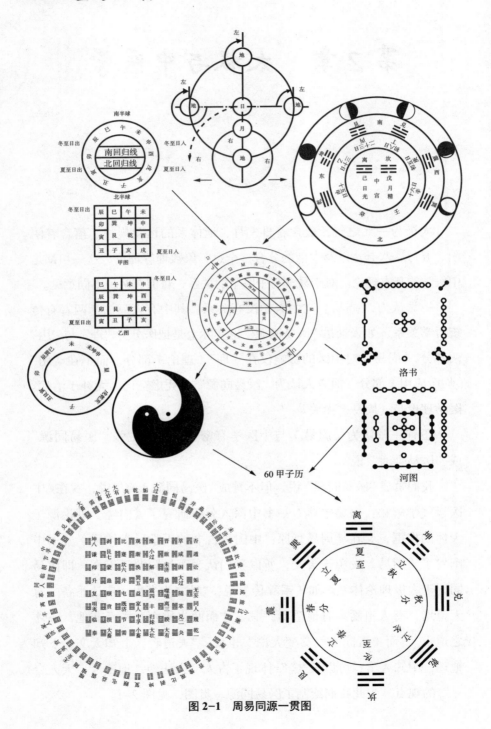

图 2-1　周易同源一贯图

张其成先生说："医易的理论思维模型——太极象数模型，由太极、阴阳、八卦、河图、洛书、五行、干支……多个子系统组成，各子系统之间存在同质、同构的关系，可以互换、互通，共同组成统一的、简单的太极象数大系统。该模型是中国传统的宇宙模型、人体模型（'天人合一'的模型）。中医学以易学所提供的这套模型为基础（尤其是阴阳五行子系统模型），建立藏象经络的生理学模式，阴阳失调、邪正盛衰的病理学模式，八纲辨证、六经辨证的诊断学模式，调和阴阳的治疗学模式。中医模式采用取象比类的思维方法，将天文、地理、自然、社会等人体外因素都归纳在其中，形成以人体为中心、包括宇宙万物的太极巨系统，其中人是小太极，宇宙是大太极，在太极巨系统中，宏观与微观统一在一起，宇宙和人统一在一起。从这个意义上来说，中医学不仅是一门以太极象数模式为基础的整体动态医学，还是一门统括天地人的宏观宇宙学。"说得好，中医学就是以太极理论为基础的医学。

一、太极元气医学

汉代易学家多以太极为元气。唐代孔颖达即以元气解释太极，其在《周易正义》中说："太极谓天地未分之元气，混而为一，即是太初太一也。"所以太极又称太一，或曰太极为一圆圈混沌体，混沌就是一，一指元气，元气统一于太极，元气是天地间万物化生的本源。即所谓天地氤氲，万物化生也。人为万物之灵，不离于气。张载认为，太极即太虚之气。朱熹说："天地之间，一气而已。"（《朱子遗书·易学启蒙》卷一）又说："如一气之周乎天地之间，万物散殊，虽或不同，而未始离乎气之一。"（《朱子语类》卷二十七）朱子还说："男女一太极也……万物一太极也。"总之，气是天地万物统一性的表现。

（一）气是人体生命活动的根本

《素问·宝命全形论》说："天覆地载，万物悉备，莫贵于人；人以天地之气生，四时之法成。"又说："夫人生于地，悬命于天，天地合气，命之曰人。"《素问·六节脏象论》说："气和而生，津液相成，神乃自生。"《礼记·祭义》说："气也者，神之盛也。"就是说，气是构成人体最基本的物质，也是人体生命活动的本源及人精神面貌的表现。由此可知，气既是生命的物质基础，也是精神意识的物质基础，所以《难经·八难》说："气者，人之根本也，根绝则茎叶枯矣"；《庄子·知北游》说："人之生，气之聚也，聚则为生，散则为死……故曰通天下一气耳"。有神则生，无神则死，故人之死生皆由乎气。

（二）人之气有宗气、真气、卫气、营气之分

《灵枢·邪客》说："宗气积于胸中，出于喉咙，以贯心脉，而行呼吸焉。"《灵枢·刺节真邪》说："宗气留于海，其下者，注于气街，其上者，走于息道。"《灵枢·五味》说："谷始入于胃，其精微者，先出于胃之两焦，以溉五脏，别出两行，营卫之道，其大气之搏而不行者，积于胸中，命曰气海，出于肺，循喉咽，故呼则出，吸则入。"说明宗气藏于胸中气海——膻中，其功能是推动血液、营气、卫气的运行，司呼吸，运语言，表明了心肺的功能。

《灵枢·营卫生会》说："中焦亦并胃中，出上焦之后，此所受气者，泌糟粕，蒸津液，化其精微，上注于肺脉，乃化而为血，以奉生身，莫贵于此，故独得行于经隧，命名营气""人受气于谷，谷入于胃，以传于肺，五脏六腑，皆以受气，其清者为营，浊者为卫，营在脉中，卫在脉外"。《灵枢·营气》说："营气之道，内谷为宝，谷入于胃，乃传于肺，流溢于中，布散于外，精专者，行于经隧，常营无已，终而复始。"

《灵枢·邪客》说："营气者，泌其津液，注之于脉，化以为血，以营四末，内注五脏六腑，以应刻数焉。"营气之循行途径和规律见于《灵枢·营气篇》，说："故气从手太阴出，注手阳明，上行注足阳明，下行至跗上，注大趾间，与足太阴合，上行抵髀，从脾注心中，循手少阴，出腋，下臂，注小指，合手太阳，上行，乘腋，出颇内，注目内眦，上巅，下项，合足太阳，循脊，下尻，下行注小趾之端，循足心，注足少阴，上行注肾，从肾注心，外散于胸中，循心注脉，出腋，下臂，出两筋之间，入掌中，出中指之端，还注小指次指之端，合手少阳，上行注膻中，散于三焦，从三焦注胆。出胁，注足少阳，下行至跗上，复从跗注大趾间，合足厥阴，上行至肝，从肝上注肺，上循喉咙，入颃颡之窍，究于畜门，其支别者，上额，循巅，下项中，循脊，入骶，是督脉也，络阴器，上过毛中，入脐中，上循腹里，入缺盆，下注肺中，复出太阴，此营气之所行也，逆顺之常也。"说明营气循环全身。

《素问·痹论》记载："卫者，水谷之悍气也，其气慓疾滑利，不能入于脉也，故循皮肤之中，分肉之间，熏于肓膜，散于胸腹。"《灵枢·营卫生会》说；"营出于中焦，卫出于下焦"，卫气昼行于阳，夜行于阴。《灵枢·卫气行》说："平旦阴尽，阳气出于目，目张则气上行于头，循项下足太阳，循背下至小指之端。其散者，别于目锐眦，下手太阳，下至手小指之间外侧，其散者，别于目锐眦，下足少阳，注小指次指之间，以上循手少阳之分侧，下行小指之间，别者上至耳前，合于颔脉，注足阳明以下行，至跗上，入五指之间，其散者，从耳下。下手阳明，入大指之间，入掌中，其至于足也，入足心，出内踝，下行阴分，复合于目，故为一周……阳尽于阴，阳受气矣。其始入于阴，常从足少阴注于肾，肾注于心，心注于肺，肺注于肝，肝注入脾，脾复注于肾为周。"这是卫气的出处、功能及其循行途经。

《灵枢·刺节真邪》说："真气者，所受于天，与谷气并而充身者也。"真气为宗气及营气、卫气的合气，包括内外二气，行于人体周身。

（三）气的运动形式是升降出入，运动现象是风

《素问·六微旨大论》说："气之升降，天地之更用也……升已而降，降者为天，降已而升，升者为地。天气下降，气流于地，地气上升，气腾于天，故高下相召，升降相因，而变作矣。……故气有往复，用有迟速，四者之有，而化而变，风之来也。……出入废，则神机化灭；升降息，则气立孤危。故非出入，则无以生长壮老已，非升降，则无以生长化收藏。是以升降出入，无器不有。"天地阴阳二气如何交感？是通过气的升降出入运动。天人一理，于人体而言，其气也在不停地升降出入运动着。升降是人体内脏气之间的衔接，出入则是人体内气与大自然外气之间的联系。通过气的升降出入，使人与大自然保持高度的统一，气是天人合一的枢纽。气的升降出入运动是生命活动的保证。气不升、不降、不出、不入，静而不动，则万物"不生不化"。

（四）气运动的作用是气化

气在运动中达到生化的作用。如《素问·天元纪大论》说："在天为气，在地成形，形气相感而化生万物。"《素问·宝命全形论》说："天地合气，命之曰人。"《管子·天论》说："天地合而万物生，阴阳接而变化起。"人为万物之一，万物都是气交的产物，没有气交，便没有万物。《素问·五运行大论》说："燥以干之，暑以蒸之，风以动之，湿以润之，寒以坚之，火以温之，故风寒在下，燥热在上，湿气在中，火游行其间，寒暑六入，故令虚而生化。"说明没有六气的运动，就不可能产生万物，也就没有生物了。

气是一种精微物质，是化生万物的物质基础。气的组成物质有不同的层次性，故气与气的交感所化生之物，也是不同的，千差万别。气有

不同的层次，故《素问·至真要大论》提出了"以名命气，以气命处"的观点。张景岳在《类经》中解释说："以名命气，谓正其名则气有所属，如三阴三阳者名也，名既立，则六气各有所主矣。以气命处，谓六经之气，各有其位，察其气则中外前后上下左右，病处可知矣。"

气既是一种物质，就会有象，谓之"气象"。张载《正蒙·干称》说："凡可状皆有也，凡有皆象也，凡象皆气也。"由此看来，《周易》以象数为本，也就是以气为本。

二、太极阴阳医学

阴阳学说既是《周易》的基本理论，也是中医学的核心理论，所以《灵枢·病传》说，"何谓日醒？曰：明于阴阳，如惑之解，如醉之醒"，可见阴阳学说在中医学中的重要性。《素问·阴阳应象大论》说："阴阳者，天地之道也，万物之纲纪，变化之父母，生杀之本始，神明之府也。"说明阴阳二气既是化生万物的本源，也是一切自然现象变化的本源。太极图概括了阴阳的一切特性，如阴阳的整体性、消长性、交感性、和合性、对立统一性、升降流动性、互根互补性、互藏互用性、量变质变性、相生相制性、多层次性等。这在中医学中得到了充分的应用。《素问·宝命全形论》说："人生有形，不离阴阳。"《素问·生气通天论》说："自古通天者，生之本，本于阴阳。"说明阴阳是人体生命的根本。

太极含阴阳，一分为二，如阴为脏，阳为腑，形成一脏一腑理论，这是偶数组合系列。如《素问·上古天真论》论述了男子以偶数"八"为基础的生长壮老衰过程。

太极含阴阳，一分为三，阴分为太阴、少阴、厥阴三阴，阳分为太阳、阳明、少阳三阳。这是奇数组合系列。如《素问·上古天真论》论述了女子以奇数"七"为基础的生长壮老衰过程。

一分为二和一分为三，有时是相互作用的，二生三，三合二，如太阳与少阴为表里而相合，阳明与太阴为表里而相合，少阳与厥阴为表里而相合。

一分为二的阴阳说和一分为三的三阴三阳说的提出，对于中医理论的形成起到了极为重要的作用。而三阴三阳说的提出更为重要，常常用来阐述人体的组织结构和生理病理活动。

三阴三阳说在《内经》中的应用大致可以概括为三大类：一是以五脏为对象的三阴三阳说，如《灵枢·九针十二原》说："阳中之少阴，肺也……阳中之太阳，心也……阴中之少阳，肝也……阴中之至阴，脾也……阴中之太阴，肾也。"二是以经络为对象的三阴三阳说，如十二经脉三阴三阳说、六经病传三阴三阳说及五运六气三阴三阳说等。三是以时间为对象的三阴三阳说，有三阴三阳旬周期、三阴三阳年周期及三阴三阳六气周期等观点。

三、太极五行医学

太极所含之阴阳，通过交感作用而化生成万物，古人将此万物划分归类为木、火、土、金、水五大类，称之为五行，即所谓的太极五行。这就是五行源于"五材"的说法。

《内经》中的五行有两种：一是五方之五行，所谓东方木、南方火、西方金、北方水、中方土是也，即五行源于"五方"。二是五运六气学说中的五行，所谓甲己化土、乙庚化金、丙辛化水、丁壬化木、戊癸化火是也，即五行源于"五时"（五季）、"五星"。

上述说明，要从不同层次去认识五行，才能避免不必要的争论。

中医学以五方五行模型创建了中医五脏的藏象体系，以运气五行模型创建了五运体系，并以此组建了天人合一整体观体系，见表2-1。

表2-1所列事物只是示范而已，不可能把所有的事物都列进去，

表 2-1　宇宙万物五行分类表

人与自然相统一	自然界	天	五方	东	南	中	西	北
			五时	春	夏	长夏	秋	冬
			五气	风	热	湿	燥	寒
			五化	生	长	化	收	藏
			五星	岁星	荧惑	镇星	太白	辰星
		地	五畜	鸡	羊	牛	马	彘
			五谷	麦	黍	稷	谷	豆
			五色	青	赤	黄	白	黑
			五味	酸	苦	甘	辛	咸
			五音	角	徵	宫	商	羽
			五臭	臊	焦	香	腥	腐
	人	易	卦象	震	离	坤	兑	坎
			成数	八	七	五	九	六
			五行	木	火	土	金	水
		人体	五脏	肝	心	脾	肺	肾
			五官	目	舌	口	鼻	耳
			五体	筋	脉	肌肉	皮	骨髓
			五华	爪	面	唇	毛	发
			五声	呼	笑	歌	哭	呻
			五志	怒	喜	思	忧	恐
			病变	握	忧	哕	咳	栗
			病位	颈项	胸胁	脊	肩背	腰股

从中了解其规律即可。

四、太极八卦医学

太极生两仪，两仪生四象，四象生八卦，太极含阴阳八卦（图2-2），八卦有先天八卦和后天八卦之分。

易学将太极阴阳二气交感所化生的万物划分为八大类，即乾天、坤地、震雷、巽风、离火、兑泽、艮山、坎水也。现根据《说卦传》《灵枢·九宫八风》及《飞腾八法》列表2-2说明于下。

这就是《系辞传》所说的"方以类聚，物以群分"。方，指四面

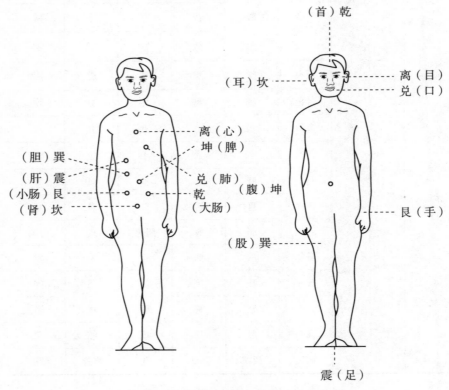

图2-2　人体八卦图（杨力《周易与中医学》）

表 2-2　宇宙万物八卦分类表

易	卦名	震	巽	离	坤	兑	乾	坎	艮
自然界	八物	雷	风	火	地	泽	天	水	山
	八方	东	东南	南	西南	西	西北	北	东北
	时令	正春	春末、夏初	正夏	夏末、秋初	正秋	秋末、冬初	正冬	冬末、春初
	生化	万物出乎震	万物絜齐	万物皆相见	万物致养	万物所说	阴阳相薄	万物所归	万物终始
	基本功能属性	动、起	入、散	丽、烜	顺柔、藏	说	健刚、君	陷、润	止
	动物	龙	鸡	雉	牛	羊	马	豕	狗
	植物	苍筤竹、萑苇		为科上槁			木果	为坚多心	为坚多节果蓏
	色	玄黄	白		黑		大赤	赤	
	八风	婴儿风	弱风	大弱风	谋风	刚风	折风	大刚风	凶风
	五行	木	木	火	土	金	金	水	土
人体	伦理	长男	长女	中女	母	少女	父	中男	少男
	脏腑	肝	胃	心	脾	肺	小肠	肾	大肠
	体部	足	股	目	腹	口	首	耳	手
	外在	筋纽	肌肉	脉	肌	皮肤	手太阳脉	骨与肩背之膂筋	两胁腋骨下及肢节
	病气所主	身湿	身重	热	弱	燥	脉绝则溢，脉闭则结，不通善暴死	寒	
	八脉	阳维	督脉	任脉	阳跷	阴跷	冲脉	带脉	阴维
	八穴	外关	后溪	列缺	申脉	照海	公孙	临泣	内关

八方；物，指万事万物，同类者则聚则群，异类者则散则分。《文言传》也讨论了"同类相应"的问题，谓："同声相应，同气相求。水流湿，火就燥。云从龙，风从虎。圣人作而万物睹。本乎天者亲上，本乎地者亲下。各从其类也"。所谓同类，就是指那些相互靠近，有聚合趋向的事物。这是五行和八卦划分归类万物的重要规律。这一归类方法，在中医学中得到了广泛应用，如在藏象理论方面，按五行分为五脏系统；在经络理论方面，则将人体按三阴三阳划分为六个层次和六个体表区域；在中药理论方面，则按五行划分为五味；在中医病机理论方面，则划分为十九条；在中医气象理论方面，则将其变化划分为五运与六气。从而达到了以简驭繁的目的。

五、太极全息医学

太极八卦全息律理论在中医学中也得到了广泛应用，就人体而言，人体是一个大太极，而各部位又各是一个小太极，如大脑是一个太极而分左右大脑为两仪，肾是一个太极而分左右肾为两仪，肺是一个太极而分左右肺为两仪等，这在中医学上有重大的临床实践意义。因为人体各部位都存在着阴阳两仪的偏差，从而为治疗学左病右取、上病下取等方法提供了理论根据。有的则以局部而通全体，见图 2-3 至图 2-11。此外还有鼻部全息图、足部全息图等，就不一一介绍了。望读者阅后能够融会贯通，静而思之，推陈出新。

六、太极时空医学

前面我们已经讲过，阴阳源于太阳，因为太极含阴阳，所以有人说最初的太极是太阳。而且太极图也是来源于古人测日影的天文实践活

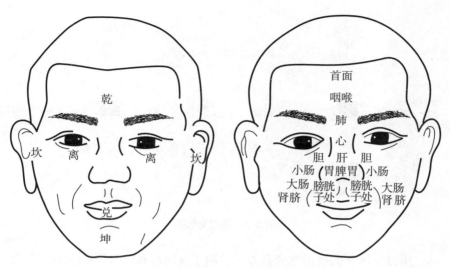

图 2-3　人面全息图（杨力《周易与中医学》）

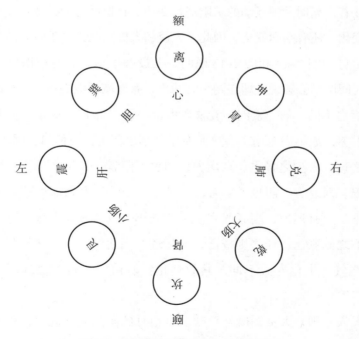

图 2-4　面部八卦全息图（《此事难如》）

051

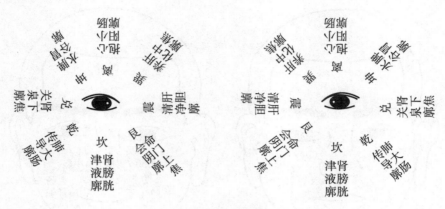

图 2-5　眼部全息图

动，所以太极和太极图就含有太阳的周年视运动和周日视运动的阴阳消长关系。因为太极图反映的是日地关系，所以也反映了地球绕太阳自转的地球周日视运动的阴阳消长关系。日地月三位一体，互相影响，所以又象征着月亮周月视运动的阴阳消长变化。日地月运动的变化，不仅有时间变化，还有空间变化，因此，太极和太极图就具有了时间和空间的信息，可用图 2-12 和图 2-13 说明。太极医学是一种时空医学，不能只用时间医学去解说。即在同一时间里，有地域环境之不同，有高下地势环境之不同。如《素问·五常政大论》说，"帝曰：天不足西北，左寒而右凉；地不满东南，右热而左温；其故何也？岐伯曰：阴阳之气，高下之理，太少之异也。东南方，阳也。阳者，其精降于下，故右热而左温。西北方，阴也。阴者，其精奉于上，故左寒而右凉。是以地有高下，气有温凉，高者气寒，下者气热，故适寒凉者胀，适温热者疮，下之则胀已，汗之则疮已，此腠理开闭之常，太少之异耳。……一州之气，生化寿夭不同，其故何也？岐伯曰：高下之理，地势使然也。"

天人一理，太极图既然反映了日地月的阴阳变化规律，也必然象征着人体的阴阳变化规律，从而指导中医的诊断治疗。

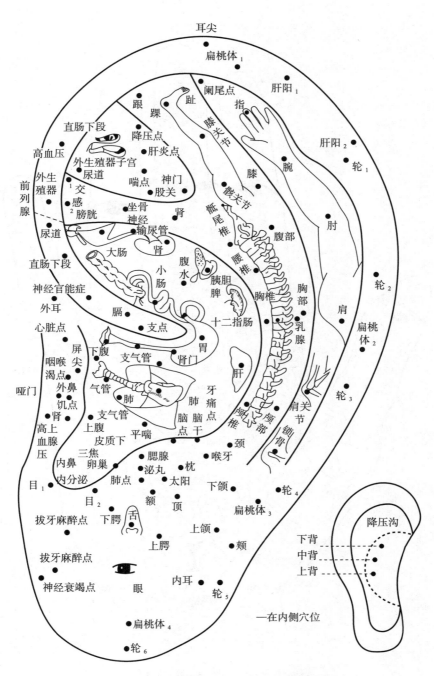

图 2-6　耳部全息图（王大有《生命密码解读》）

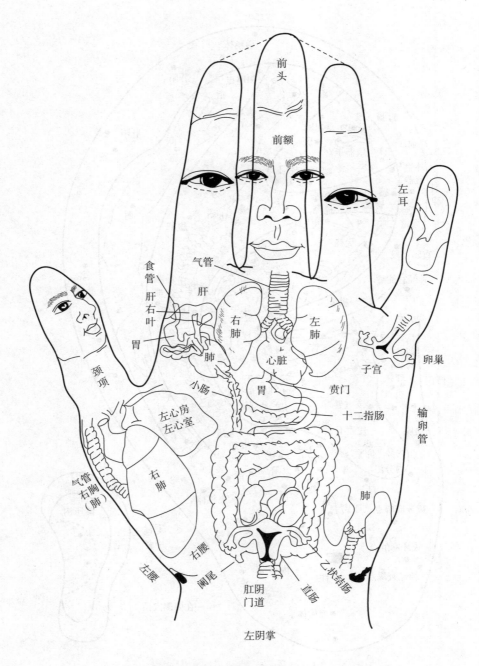

图 2-7 左阴掌全息图（王大有《生命密码解读》）

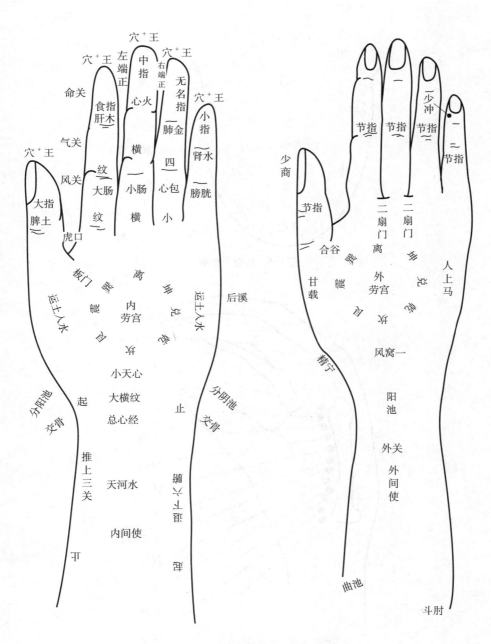

图 2-8 《小儿按摩经》运八卦全息图

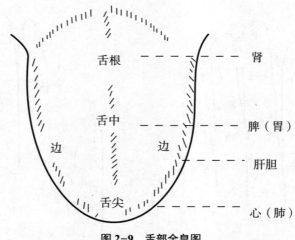

图 2-9　舌部全息图

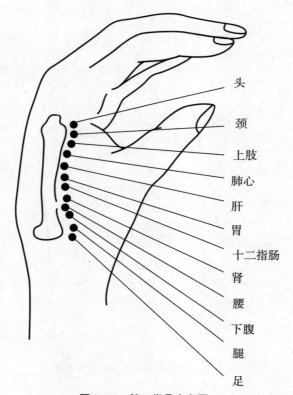

图 2-10　第二掌骨全息图

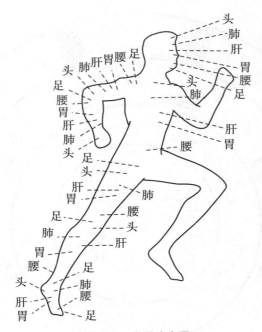

图 2-11　躯体全息图

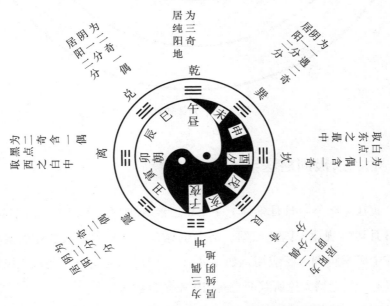

图 2-12　朝昼夕夜太极八卦图（张其成《易学大辞典》）

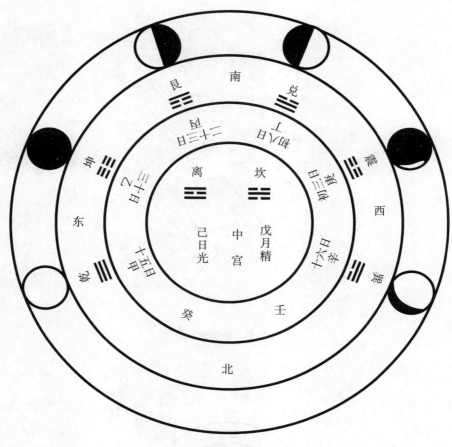

图 2-13　月体纳甲图

七、太极河洛医学

我在《周易与日月崇拜》一书中已经详细探讨了河图、洛书起源于日月运动规律，因此河图、洛书也具有太极阴阳消长变化的规律，而在中医学得到广泛应用，如《灵枢·九针论》《灵枢·九宫八风篇》及五运六气七篇大论所载即是河图洛书的具体应用。

黄帝曰：愿闻身形应九宫（按：宫原为野，据《千金翼方》卷

二十三改）奈何？岐伯曰：请言身形之应九野也，左足应立春，其日
戊寅己丑；左胁应春分，其日乙卯；左手应立夏，其日戊辰己巳；膺
喉首头应夏至，其日丙午；右手应立秋，其日戊申己未；右胁应秋分，
其日辛酉；右足应立冬，其日戊戌己亥；腰尻下窍应冬至，其日壬子；
六腑及膈下三脏应中州。（《灵枢·九针论》）

　　以上阐述了人体部位与洛书九宫相应的情况，见图 2-14。

　　《灵枢·九宫八风篇》记载了古人用洛书九宫图考察天象的实践活
动（图 2-15 和图 2-16）。

　　太一常以冬至之日，居叶蛰之宫四十六日，明日居天留四十六日，
明日居仓门四十六日，明日居阴洛四十五日，明日居上天（又叫天宫）
四十六日，明日居玄委四十六日，明日居仓果四十六日，明日居新洛
四十五日，明日复居叶蛰之宫，曰冬至矣。

　　太一日游，以冬至之日，居叶蛰之宫，数所在日，从一处，至九
日，复反于一，常如是无已，终而复始。太一移日，天必应之以风雨，
以其日风雨则吉，岁美民安少病矣。先之则多雨，后之则多旱。

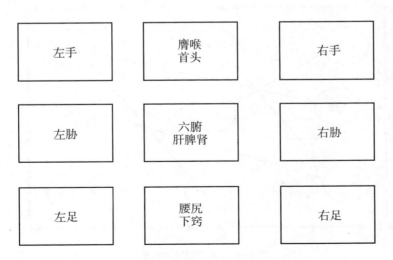

图 2-14　身形应洛书九宫图

东南 阴 巽 立夏 洛 四	南 上 离 夏至 天 九	西南 玄 坤 立秋 委 二
东 仓 震 春 门 分 二 摇招	中央 五 摇招	西 仓 兑 秋 果 分 七
东北 天 艮 立春 留 八	北 叶 坎 冬至 蛰 一	西北 新 乾 立冬 落 六

图 2-15 《灵枢》九宫八风图

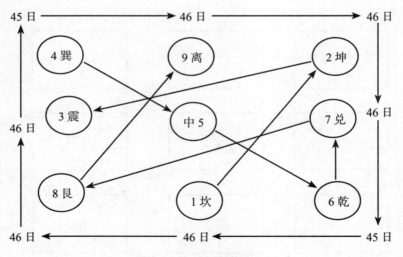

图 2-16 太一游宫示意图

太一在冬至之日有变，占在君；太一在春分之日有变，占在相；太一在中宫之日有变，占在吏；太一在秋分之日有变，占在将；太一在夏至之日有变，占在百姓。所谓有变者，太一居五宫之日，病风折树木，扬沙石。各以其所主占贵贱。(《灵枢·九宫八风篇》)

请注意，太一之游日是从冬至之日开始的，太阳正在南回归线，说明这是讲天道运动，而其中的后天八卦图，据《说卦传》所载，其成始成终点在艮卦立春节，与天道太一出游日相差三节45天，而为地道。天道用回归年366日，地道用圆周期360日，常秉义称此为公度年，具载于《素问·六节藏象论》中。这说明《灵枢》九宫八风图内含天道和地道的运动情况，故既可候八风，又可候人体的疾病。

因视风所从来而占之。风从其所居之乡来为实风，主生，长养万物；从其冲后来为虚风，伤人者也，主杀、主害者。谨候虚风而避之，故圣人日避虚邪之道，如避矢石然，邪弗能害。此之谓也。

是故太一入徙，立于中宫，乃朝八风，以占吉凶也。

风从南方来，名曰大弱风。其伤人也，内舍于心，外在于脉，其气主为热。.

风从西南方来，名曰谋风。其伤人也，内舍于脾，外在于肌，其气主为弱。

风从西方来，名曰刚风。其伤人也，内舍于肺，外在于皮肤，其气主为燥。

风从西北方来，名曰折风。其伤人也，内舍于小肠，外在于手太阳脉，脉绝则溢，脉闭则结不通，善暴死。

风从北方来，名曰大刚风。其伤人也，内舍于肾，外在于骨与肩背之膂筋，其气主为寒也。

风从东北方来，名曰凶风。其伤人也，内舍于大肠，外在两肋腋骨下及肢节。

风从东方来，名曰婴儿风。其伤人也，内舍于肝，外在于筋纽，其气主为身湿。

风从东南方来，名曰弱风。其伤人也，内舍于胃，外在肌肉，其气主体重。

此八风皆从其虚之乡来，乃能病人。三虚相搏，则为暴病卒死。两实一虚，病则为淋露寒热，犯其雨湿之地，则为痿。故圣人避风如避矢石焉。其有三虚而偏中于邪风，则为击仆偏枯矣。(《灵枢·九宫八风篇》)

关于这一方面的内容，其他古籍也有记载，就不一一陈述了。

《内经》用河图、洛书之数于运气学说中，河图、洛书之数是纲领。《素问·六元正气大论》："此天地之纲纪，变化之渊源。"

东方……其数八。南方……其数七。中央……其数五。西方……其数九。北方……其数六。(《素问·金匮真言论》)

敷和之纪（木运平年）……其数八。升明之纪（火运平年）……其数七。备化之纪（土运平年）……其数五。审平之纪（金运平年）……其数九。静顺之纪（水运平年）……其数六。(《素问·五常政大论》)

这里用的是河图之数，下面用的则是洛书之数。

委和之纪（木运不及年）……眚于三。

伏明之纪（火运不及年）……眚于九。

卑监之纪（土运不及年）……其眚四维。

从革之纪（金运不及年）……眚于七。

涸流之纪（水运不及年）……眚于一。(《素问·五常政大论》)

甲子甲午岁：热化二，雨化五，燥化四。

乙丑乙未岁：灾七宫，湿化五，清化四，寒化六。

丙寅丙申岁：火化二，寒化六，风化三。

丁卯丁酉岁：灾三宫，燥化九，风化三，热化七。

戊辰戊戌岁：寒化六，热化七，湿化五。

己巳己亥岁：灾五宫，风化三，湿化五，火化七。

庚午庚子岁：热化七，清化九，燥化九。

辛未辛丑岁：灾一宫，雨化五，寒化一。

壬申壬寅岁：火化二，风化八。

癸酉癸卯岁：灾九宫，燥化九，热化二。

甲戌甲辰岁：寒化六，湿化五。

乙亥乙巳岁：灾七宫，风化八，清化四，火化二。

丙子丙午岁：热化二，寒化六，清化四。

丁丑丁未岁：灾三宫，雨化五，风化三，寒化一。

戊寅戊申岁：火化七，风化三。

己卯己酉岁：灾五宫，清化九，雨化五，热化七。

庚辰庚戌岁：寒化一，清化九，雨化五。

辛巳辛亥岁：灾一宫，风化三，寒化一，火化七。

壬午壬子岁：热化二，风化八，清化四。

癸未癸丑岁：灾九宫，雨化五，火化二，寒化一。

甲申甲寅岁：火化二，雨化五，风化八。

乙酉乙卯岁：灾七宫，燥化四，清化四，热化二。

丙戌丙辰岁：寒化六，雨化五。

丁亥丁巳岁：灾三宫，风化三，火化七。

戊子戊午岁：热化七，清化九。

己丑己未岁：灾五宫，雨化五，寒化一。

庚寅庚申岁：火化七，清化九，风化三。

辛卯辛酉岁：灾一宫，清化九，寒化一，热化七。

壬辰壬戌岁：寒化六，风化八，雨化五。

癸巳癸亥岁：灾九宫，风化八，火化二。(《素问·六元正纪大论》)

八、太极运气医学

前文我们已经讲过，五运六气的背景是天文，来源于日月地三体系的运动规律，也就是来源于太极运动规律。所以《素问·天元纪大论》说："太虚寥廓，肇基化元，万物资始，五运终天，布气真灵，总统坤元，九星悬朗，七曜周旋，曰阴曰阳，曰柔曰刚，幽显既位，寒暑弛张，生生化化，品物咸章。"《素问·五运行大论》引《太始天元册》说："丹天之气，经于牛女戊分；黅天之气，经于心尾己分；苍天之气，经于危室柳鬼；素天之气，经于亢氐昴毕；玄天之气，经于张翼娄胃。所谓戊己分者，奎壁角轸，则天门地户也。夫候之所始，道之所生，不可不通也。"这就是太极运气医学的纲领，详细内容请参看拙著《中医运气学解秘》一书。

九、太极养生医学

太极学说在养生医学中也得到了广泛应用。

（一）太极学说在《道德经》中的应用

《道德经》就是今本《老子》（经河上公注解为养生书），以道为太极，提出太极一分为三说，谓"道生一，一生二，二生三，三生万物，万物负阴而抱阳，冲气以为和"。这就是说，《道德经》讲的就是太极阴阳，讲太极阴阳二气交媾而生万物。与《易传》所说"阴阳合德而刚柔有体，以体天地之化"同义。通行本《易传》所说的"阴阳之义配日月"，帛书《易传》作"阴阳之合配日月"。赵定理先生认为，"合"与"义"在古天文中有完全不同的解释：合，在古天文中表示为每月的晦朔之交，或望时的冲合。前者称为月节，后者称为月的中气，是24气中的气。一气有三候，候为物候。阴阳合德，德可对应物候效应，对应阴阳生无之说。节、气，在天文又对应于辰，辰以斗柄地面指向决定。故《帛书易》中说："区（枢）几之发，营辰之斗也。"斗柄建辰，《易》说之为几。道书中说之为知时养生的天机。又说："德为《周易》键川的大生、广生之德。键川合，德合化生出万物。故《易系辞》说'生生之谓易'。日月合时，有键川阴阳合的德。怎么去求这个'德'呢？老子说，'在日月合之时，恒无欲，致虚极，宁静笃。'虚静到极点后，就会感受到身体中的一阳来复，进而可知生命的真谛；就会感受到玄牝之门开后，绵绵不断的一阳之炁（炁，读气）。该学说提出了古先哲知时和无欲养生两个大问题。"由此可知，《道德经》强调的养生方法是天道自然，故曰"人法地，地法天，天法道，道法自然"。自然，就是宇宙。只有明白宇宙运动的规律，按宇宙规律养生，才能达到目的，否则就达不到目的。

（二）太极学说在《周易参同契》中的应用

《周易参同契》号称"万古丹经王"，是用卦象阐述养生理论的第一书，书中强调人法天道，天人合一的观点，天人合一的中介是"历法"。因为历法来源于天文，并指导着人类的生活活动。"修丹（养生）与天地造化同途"，天地，一大宇宙；人身，一小宇宙，故养生者应该"案历法令，至诚专密；谨候日辰，审察消息""藏器俟时，勿违卦月"。（《五相类》）魏伯阳认为顺应自然天道规律，关系到养生的成败，"逆之者凶，顺之者吉""纤芥不正，悔吝为贼"（《五相类》），一点也疏忽不得。为此作者创立了太极宇宙模型，谓："乾坤者，《易》之门户，众卦之父母。坎离匡廓，运毂正轴，牝牡四卦，以为橐钥。坎离者，乾坤二用。"

乾为天为阳，坤为地为阴，离为日，坎为月，运行于天地之间者的是什么？日月也，故曰"日月为易，象阴阳也"。突出强调了日月运动，日为阳，月为阴，阴阳二气相交感而化生万物，故结丹之时必在日月交会的晦朔间。

晦至朔旦，震来受符。当斯之际，天地媾其精，日月相撢持，阳雄播玄施，阴雌化黄包。混沌相交接，权舆树根基。经营养鄞鄂，凝神以成驱。众夫蹈以出，蠕动莫不由。

日月相激薄，常在晦朔间……阴阳相吞食，交感道自然。

坎男为月，离女为日。日改月化，体不亏伤。阳失其契，阴浸以萌，晦朔薄食，掩冒相倾。阳销其形，阴凌灾生。男女相须，含吐以滋；雄雌错杂，以类相求。(《周易参同契》)

这就是结丹之时，"混沌"就是太极，丹结于太极。太极为一，故曰："一者以掩蔽""其数名一""古今道由一""真一难图""三五与一""抱一勿舍，可以长存""都归集一所"。

太极生两仪，故《周易参同契》曰："本之但二物""雄不独处，雌不孤居""牝牡相从""雄雌相胥"。

两仪生四象，故《周易参同契》曰："四时""四季""青赤白黑""青龙""朱雀""白虎""玄武""肝青为父，肺白为母，肾黑为子，心赤为女"。

四象生八卦，故《周易参同契》曰"八卦布列曜，运移不失中""三五既和谐，八石正纲纪"。八石即八卦。

八卦生六十四卦，故《周易参同契》曰："《易》有三百八十四爻，据爻摘符，符谓六十四卦""坎离匡廓，运毂正轴，牝牡四卦，以为橐钥"，而其余"六十卦用，张布为舆"。

潘启明将其概括为图 2-17 和图 2-18。

（三）太极学说在《性命圭旨》中的应用

由于《道德经》和《周易参同契》奠定了应用太极阴阳养生的理论基础，所以被其后众多的养生之书遵循应用。如《性命圭旨》一书，作专篇《太极发挥》来阐述人身之太极。

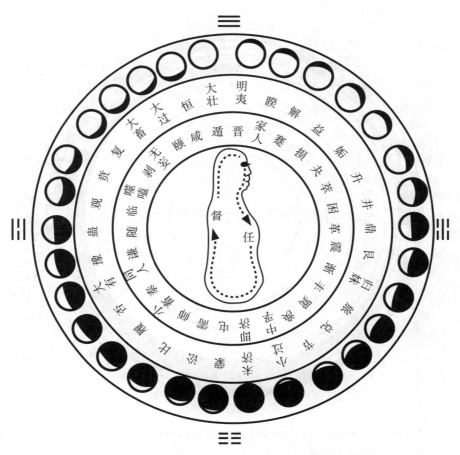

图 2-17 月节纳卦张布为舆图（潘启明《周易参同契通析》）

大哉！吾身之太极，生生化化与天地终。长生不化，超出天地，戒伤生，忌恶化，可以尽年，可以令终。绝其生，断其化，可以长生，可以不死。尽年令终，与凡夫异。长生不死，与仙佛同。两者皆从太极中出，而作用不同。人皆知太极，在未有天地万物之先，而不知既有天地万物，各有太极俱焉。太极有时候，有真种。未有天地万物之太极，在戌亥二会，有此二会，太极斯有一元造化。每年太极在九月十月，有此两月，太极斯有一年造化。每月太极在二十六至三十，有此五日，太极

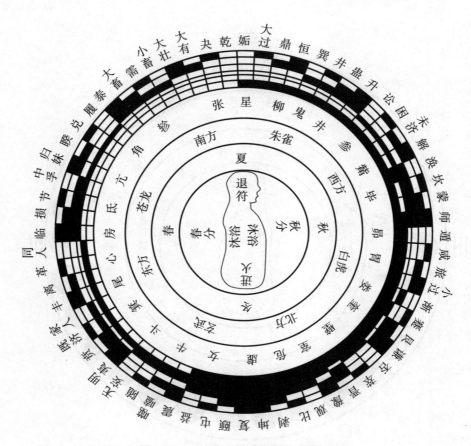

图 2-18　六十四卦据爻摘符图（潘启明）

斯有一月造化。每日太极在戌亥二时，有此二时，太极斯有一日造化。
一时太极在窈窈冥冥二候，有此二候，太极斯有一时造化。动物太极，
在宿蛰孕字。植物太极，在归根结实。人是太极，在晏息窈冥，交媾结
胎。交媾有时，调养有法，不伤太极，此尽年令终。断绝淫欲，时入窈
冥，保完太极，此乃长生不死，尽年令终之道。亦有毁坏，长生不死之
道，可以成仙，可以作佛，终无毁坏，岂直异于凡夫，别于草木禽兽云
乎哉！（《性命圭旨·太极发挥》）

　　所谓"戌亥二会"，乃天门乾位，一阳初生之地，即《周易参同契》

"震来受符"之处。《周易乾凿度》说："阳始于亥，形于丑，乾位在西北，阳祖微据始也。"郑康成注："阳气始于亥，生于子，形于丑，故乾位在西北也。"。《周易尚氏学》在坤卦上六爻辞"龙战于野，其血玄黄"条下注释说，"阴至上六，坤德全矣，故万物由以出生，然孤阴不能生也。荀爽云：消息之位元，坤在于亥，下有伏乾，阴阳相和，故曰龙战于野。坤为野，龙者阳。说文壬下云：易曰龙战于野，战者接也。《乾凿度》云：乾坤合气戌亥，合气即接。九家云：玄黄天地之杂，言乾坤合居。夫曰相合，曰合气，曰合居，则战之为和合明矣。皆与许诂同也。而万物出生之本由于血，血者天地所遗氤氲之气。天玄地黄，其血玄黄者，言此血为天地所和合，故能生万物也。易林说此云：符左契右，相与合齿；乾坤利贞，乳生六子。夫曰符契，曰合齿，则乾坤接也，即龙战于野也。消息卦，坤亥下即震子出，故曰乳生六子。象传云：乃终有庆。庆此也。惟荀与九家，皆以血为阴，仍违易旨。易明言天地杂，则血非纯阴可知。纯阴则离其类矣，胡能生物。至侯果谓阴盛似阳。王弼干宝谓阴盛逼阳，阳不堪故战。以战为战争。后孔颖达朱子，因经言战又言血，疑阴阳两伤者，皆梦呓语也。清儒独惠士奇用许说谓战者接也。阴阳交接，卦无伤象。识过前人远矣。"这就是"戌亥二会"的真实含义，我在《周易真原》中注以云雨解之。那么什么是云雨呢？《内经》曰："地气上为云，天气下为雨"，可知云雨生于天地气交。《易传》："云从龙。"古人常将男女性爱之事言作云雨，故《系辞传》说："天地氤氲，万物化醇。男女构精，万物化生。"人来源于太极，即父母交媾所结之胎，或谓"戌亥"是营气运行于心包络和三焦经的时间。

（四）太极学说在《悟真篇》中的应用

《悟真篇》为宋代张伯端所作，参悟儒、道、释三家之真谛，融贯归一而成《悟真篇》千古不朽之作，而全书的重点是太极理论。他说："道自虚无生一气，便从一气产阴阳。阴阳再合成三体，三体重生万物昌。"

　　道，就是太虚，即太极，其中有一元之气，是道生一也。一气生阴阳，即一生二。阴阳再合成三体，即二生三。三体重生万物昌，即是三生万物。此乃《道德经》太极理论之本义。但他在养生的具体操作程序方面则用卦象做比喻，如他在《读〈周易参同契〉》一文中说："大丹妙用法乾坤，乾坤运兮五行分。五行顺兮，常道有生有灭。五行逆兮，丹体常灵常存。一自虚无兆质，两仪同一开根。四象不离二体，八卦互为祖孙。万物生乎变动，吉凶悔吝兹分。百姓日用不知，圣人能究本源。顾易道妙尽乾坤之理，遂托象于斯文。否泰交，则阴阳或升或降，屯蒙作，则动静在朝在昏。坎离为男女水火，震兑乃龙虎魄魂。守中则黄裳元吉，遇亢则无位而尊。既未慎万物之终始，复垢昭二气之归奔。月亏盈，应精神之衰旺，日出没，合荣卫之寒温。本立言以明象，既得象以忘言。犹设象以指意，悟其意则象捐。达者惟简惟易，迷者愈惑愈难。故知修真上士读《参同契》者，不在乎泥象执文。"

　　一为太极，而生乾坤阴阳两仪，续言四象、八卦、六十四卦、十二消息卦、月体纳甲、吉凶、悔吝等，可见张伯端对《周易参同契》的尊崇。太极阴阳理论在书中占有突出的地位，如《悟真篇序》"要须洞晓阴阳"及"阴阳互用之奥妙"。律诗第七"调停火候托阴阳"；第八"阴阳得内归交感"；第十二"草木阴阳亦两齐，若还缺一不芳菲，初开绿叶阳光倡，次发红花阴后随。常道即斯为日月，真源近此有谁知？报言学道诸君子，不识阴阳莫乱为"；《西江月》第六"阴阳数足自通神"。阴阳，一太极也。

（五）周敦颐太极图的应用

　　养生之术难以视见，故养生之士除用卦象作为说理工具外，就是借用周氏太极图作为说理工具。周氏太极图要顺看，养生要逆用，可用图 2-19 说明。

由此可知太极理论在生命科学中的重要性。养生要自下而上，第一阶段取在下玄牝之门祖气上升，玄牝之门指"人身命门两肾空隙之处，气之所由生，是为祖气。凡人五官百骸之运用知觉，皆根于此"。第二阶段炼精化气、炼气化神。第三阶段为五气朝元，以五脏为修炼基地。第四阶段取坎填离，使水火交融结胎成营养。第五阶段炼神还虚，复归太极。

（六）太极拳

太极拳最为精彩的是对太极阴阳理论的发挥，圆润滚动，以柔克刚。著名小说家金庸在《倚天屠龙记》第二十四回"太极初传柔克刚"中对太极拳法的描写为：张三丰缓缓站起身来，双手下垂，手背向外，手指微舒，两足分开平行，接着两臂慢慢提起至胸前，左臂半环，掌与面对成阴掌，右掌翻过成阳掌，说道，"这是太极拳的起手式。"跟着一招一式地演了下去，口中叫出招式的名称，即揽雀尾、单鞭、提手上势、白鹤亮翅、搂膝勾步、手挥琵琶、进步搬拦锤、如封似闭、十字手、抱虎归山……张无忌目不转睛地凝神观看，初时还道太师父故意将姿势演得特别缓慢，使俞岱岩可以看得清楚，但看到第七招"手挥琵琶"时，只见他左掌阳、右掌阴，目光凝视左手手臂，双掌慢慢合拢，竟是凝重如山，却又轻灵似羽。张无忌突然之间省悟，这是以慢打快、以静制动的上乘武学，想不到世间竟会有如此高明的功夫。他武功本就极高，一经领会，越看越是入神，但见张三丰双手圆转，每一招都含着太极式的阴阳变化，精微奥妙，实是开辟了武学中前所未有的新天地。

此外关于太极的功法还有很多，就不一一介绍了。

综上所述可知太极理论在中医学中的重要地位。张其成先生曾说："中国传统科学文化的精粹可称为'太极科学'，易学和中医学正是太

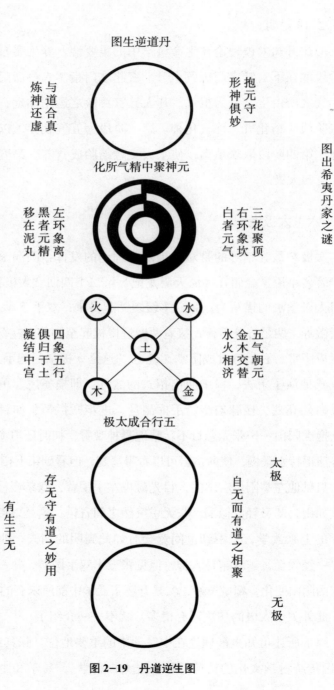

图生逆道丹

抱元守一 形神俱妙

与道合真 炼神还虚

化所气精中聚神元

三花聚顶 白者元气 右环象坎

左环象离 黑者元精 移在泥丸

自下而上逆以成仙

图出希夷丹家之谜

五气朝元 金木交替 水火相济

水火 相济

四象五行 俱归于土 凝结中宫

极太成合行五

火　水
土
木　金

太极

自无而有道之相聚

存无守有道之妙用

有生于无

无极

图 2-19　丹道逆生图

极科学的重要组成部分，易学代表太极科学的哲学方法论，中医学代表太极科学的具体学科。如果仅就生命学而言，易学代表了中国生命哲学，中医学代表了中国生命科学。太极科学——易学和中医学很可能成为解决未来科学'统一性'的起点，太极科学综合天地人的系统方法论很可能是探讨宇宙——人体'统一性'规律的根本方法，很可能引发一场新的科学技术革命。（钱学森语）从这个意义上来说，医易研究直接关系到中国传统科学文化现代价值的重新确认，直接关系到中华民族自信心的重新确定。"

十、太极病因学

（一）太极阴阳失调

《内经》曰："人生有形，不离阴阳。"阴阳和平相处，阴平阳秘，即处于动态平衡状态，则为健康的身体。阳动阴静，既然是动态平衡，当是阳气站主导作用。如《素问·生气通天论》说："阴阳之要，阳秘乃固。"只有"阳秘"，才能有"阴平"。如果"阳强不能秘，阴气乃绝"，就会产生"阴阳不调""阴阳相错"（《灵枢·根结》）；"阴阳不和"（《灵枢·五癃津液别》）；"阴阳俱不足"（《灵枢·终始》）；"阴阳反作"（《素问·阴阳应象大论》）及阴阳胜复的病态，甚至产生"阴阳离决，精气乃绝"（《素问·生气通天论》）的严重情况，导致死亡。所以太极医学认为，病因也可以分为阴阳两部分。《素问·调经论》说："夫邪之生也，或生于阴，或生于阳。其生于阳者，得之风雨寒暑；其生于阴者，得之饮食居处，阴阳喜怒。"张志聪注："外为阳，内为阴。故生于阳者，得之风雨寒暑，其生于阴者，得之饮食居处，阴阳喜怒。"张景岳注："风雨寒暑，生于外也，是为外感，故曰阳；饮食居处，阴阳喜怒，生于内也，是为内伤，故曰阴。"是又以外感和内伤为太极阴阳的病因。

《素问·评热病论》说："邪之所凑，其气必虚。"《灵枢·邪气脏腑病形》说："邪之中人，或中于阴，或中于阳……中人也，方乘虚时。"《灵枢·百病始生》说："盖无虚，故邪不能独伤人。"《素问·刺法论》说："正气存内，邪不可干。"这说明，无论是阳虚，还是阴虚，都容易遭受邪气的侵袭。寒湿燥阴邪，易伤人阳气，故多"中于阳"，名为伤寒。风火热阳邪，易伤人阴气，故多"中于阴"，名为温病。

1. 阴阳偏胜

阴和阳相互制约，彼此消长，阳长则阴消，阴长则阳消，若阳偏胜则导致阴衰而病，阴偏胜则导致阳衰而病。所以《素问·阴阳应象大论》说："阴胜则阳病，阳胜则阴病。"这是人体自身阴阳失衡所致。

其次是外邪的入侵，即所谓的"邪气盛则实"的实证。根据同类相从的原理，病邪侵入人体，必从其类。阳邪侵入人体则阳偏胜，阴邪侵入人体则阴偏胜。所以《素问·阴阳应象大论》说："阳胜则热，阴胜则寒。"《素问·调经论》说："阳盛则外热，阴盛则内寒。"所谓的"阳胜则热"，即所说的"阳盛则外热"，是指阳偏胜出现的热性病症，如壮热、面红、目赤等。原因是正邪抗争于表，导致"腠理闭塞，玄府不通，卫气不得泄越，故外热"。又如《素问·阴阳应象大论》说："阳胜则身热，腠理闭，喘粗为之俯仰，汗不出而热，齿干以烦冤，腹满死，能冬不能夏。"

所谓"阴盛则内寒"，《素问·调经论》说："厥气上逆，寒气积于胸中而不泻，不泻则温气去，寒独留，则血凝泣，凝则脉不通，其脉盛大以涩，故中寒。"

2. 阴阳偏衰

阴或阳的偏衰，是一种虚证。《素问·调经论》说："阳虚则外寒，阴虚则内热。"阳虚不能卫外，易受外邪侵袭；阴虚不能涵养其火，火偏胜则内热。如《素问·调经论》说："阳受气于上焦，以温皮肤分肉之间，今寒气在外，则上焦不通，上焦不通，则寒气独留于外，故寒栗。……有所劳倦，形气衰少，谷气不盛，上焦不行，下脘不通，胃气热，热气熏胸中，故内热。"

3. 六淫的阴阳属性

从人体内外层次说，外感属阳，内伤属阴。但从外感六淫层次来说，风、火、热为阳邪，寒、燥、湿为阴邪。

4. 内伤阴阳属性

内伤有饮食、劳倦、七情六欲之分。从人体内外层次说，内伤属阴，从内伤层次来说，饮食、劳倦属阳，七情六欲属阴。

（二）五运六气

五运六气学说是中医的核心理论，是中医的灵魂，不可不通，且五运六气以太极阴阳理论为基础理论。如《素问·五常政大论》说："故治病者，必明天地道理，阴阳更胜……"但阴阳有不同层次之分，故《素问·五运行大论》说："夫阴阳者，数之可十，推之可百，数之可千，推之可万，天地阴阳者，不以数推，以象之谓也。"虽然如此，可概为三阴三阳。《素问·天元纪大论》说："阴阳之气，各有多少，故曰三阴三阳也。"进一步可概为一阴一阳，所以《素问·阴阳离合论》说："阴阳者，数之可十，推之可百，数之可千，推之可万，万之大，不可胜数，然其要一也"。曰"一阴""一阳"，五运有太过与不及，也是阴阳之分。

十一、太极诊断学

中医诊断大法有望、闻、问、切四种，无不以太极阴阳为核心理论。

（一）察色按脉，先别阴阳

《素问·阴阳应象大论》说："善诊者，察色按脉，先别阴阳……以诊则不失矣。"由此可知"先别阴阳"的重要性。"分辨阴阳"不仅是辨证的纲领，也是中医诊断学的纲领。《内经》论述精详。如《素问·征四失论》说："诊不知阴阳逆从之理，此治之一失也。"《素问·方盛衰论》说："是以圣人持诊之道，先后阴阳而持之……追阴阳之变……切阴不得阳，诊消亡；得阳不得阴，守学不湛，知左不知右，知右不知左，知上不知下，知先不知后，故治不久，知丑知善，知病知不病，知高知下，知坐知起，知行知止，用之有纪，诊道乃具，万世不殆。"左右、上下、先后都是在分阴阳。这样可以避免诊断失误，此其一。其二，分辨邪正盛衰。《素问·阴阳应象大论》说："审其阴阳，以别柔刚。"即上文所说，一为邪或生于阳，或生于阴之意。阳刚而阴柔。刚，指外感阳邪；柔，指内伤阴邪。一为邪或中于阳，或中于阴。其三，理解疾病的复杂性及互相影响。如《素问·阴阳应象大论》说："阴胜则阳病，阳胜则阴病。阳胜则热，阴胜则寒。重寒则热，重热则寒。……重阴必阳，重阳必阴。"《素问·调经论》说："阳盛则外热，阴盛则内寒""阳虚则外寒，阴虚则内热"。其四，深入了解疾病的多层次性及其本质。如《素问·阴阳离合论》说："阴阳者，数之可十，推之可百，数之可千，推之可万，万之大，不可胜数，然其要一也""阳中有阴，阴中有阳"。其五，预测疾病的发展及转归。如《素问·阴阳别论》说："知阳者知阴，知阴者知阳。"其六，指导临床治疗。如《素问·阴阳应象大论》说："故善用针者，从阴引阳，从阳引阴""阴病治阳，阳病治阴"。

（二）司外揣内

根据太极阴阳互根互用、对立统一的原理，阴病及阳，阳病及阴，病虽生于内，必有外部症状表现。这样通过诊察疾病反映于外在的症状表现，就可以推出形成疾病的原因，即所谓的"审证求因"，然后据因治病。如《灵枢·本脏》说："视其外应，以知其内脏，则知所病矣。"《灵枢·论疾诊尺》说："以外知内。"《灵枢·外揣篇》所说："日与月焉，水与镜焉，鼓与响焉。夫日月之明，不失其影；水镜之察，不失其形；鼓响之应，不后其声。动摇则应和，尽得其情。昭昭之明不可蔽，其不可蔽，不失阴阳也。合而察之，切而验之，见而得之，若清水明镜之不失其形也。五音不彰，五色不明，五脏波荡，若是则内外相袭，若鼓之应桴，响之应声，影之应形。故远者司外揣内，近者司内揣外。"《素问·阴阳应象大论》说："以我知彼，以表知里，以观过与不及之理，见微得过，用之不殆。"

（三）太极全息诊法

生物全息律虽然是现代时髦的叫法，实则中医学早已用之。如《灵枢·五色》把面部划分为明堂、阙庭、蕃、蔽等部，以候体内的疾病，谓："庭者，首面也；阙上者，咽喉也；阙中者，肺也；下极者，心也；直下者，肝也；肝左者，胆也；下者，脾也；方上者，胃也；中央者，大肠也；挟大肠者，肾也；当肾者，脐也；面王以上者，小肠也，面王以下者，膀胱子处也；颧者，肩也；颧后者，臂也；臂下者，手也；目内眦上者，膺乳也；挟绳而上者，背也；循牙车以下者，股也；中央者，膝也；膝以下者，胫也；当胫以下者，足也；巨分者，股里也；巨屈者，膝膑也。此五脏六腑肢节之部也，各有部分。有部分，用阴和阳，用阳和阴，当明部分，万举万当。能别左右，是谓大道；男女具位，故曰阴阳。审察泽夭，谓之良工。"又如《素问·五脏别论》有"气口何以独为五脏主"之说，《难经》据此创立了"独取寸口以决五脏六腑死生吉凶之法"。

十二、太极治疗学

太极阴阳理论贯穿于中医学的各个领域，中医治疗学也不例外。

（一）治病求本

治病必求其本，本在哪里呢？在太极阴阳。如《素问·阴阳应象大论》说："阴阳者，天地之道也，万物之纲纪，变化之父母，生杀之本始，神明之府也，治病必求于本。"

其另一含义是，本为正气，病为邪气，《素问·刺法论》说："正气存内，邪不可干"。就是要养正抗邪，未病先防。所以《素问·四气调神大论》说："圣人不治已病治未病，不治已乱治未乱。……夫病已成而后药之，乱已成而后治之，譬犹渴而穿井，斗而铸锥，不亦晚乎！"《素问·上古天真论》说："上古之人，其知道者，法于阴阳，和于术数，饮食有节，起居有常，不妄作劳，故能形与神俱，而尽终其天年，度百岁乃去。……夫上古圣人之教下也，皆谓之虚邪贼风，避之有时，恬淡虚无，真气从之，精神内守，病安从来。"

（二）平衡阴阳

健康的身体是阴平阳秘，阴阳不和则病生焉。故治疗疾病就是要平调阴阳。如《素问·至真要大论》说："谨察阴阳所在而调之，以平为期。"《素问·阴阳应象大论》说："审其阴阳，以别柔刚，阳病治阴，阴病治阳，定其血气，各守其乡。"若阳热偏盛则治以阴寒，阴寒偏盛则治以阳热，就是损其有余，即所谓的"治热以寒""热者寒之""治寒以热""寒者热之"的治疗方法。若阳虚寒则治以温阳，阴虚热则治以阴寒，就是"补其不足"，即所谓的"益火之源，以消阴翳""壮水之主，以制阳光"的治疗方法。张景岳《景岳全书·新方八阵》说："此又阴阳相济之妙用也。故善补阳者必于阴中求阳，则阳得阴助而生化无穷；善补阴者必于阳中求阴，则阴得阳升而泉源不竭。"

十三、太极方药学

（一）中药有太极

物物各有一太极，中药也有太极阴阳，吴鞠通《温病条辨》"草木各得一太极"，真名言也，他说："古来著本草者，皆逐论其气味性情，未尝总论夫形体之大纲，生长化收藏之运用，兹特补之。盖芦主生，干与枝叶主长，花主化，子主收，根主藏，木也；草则收藏皆在子。凡干皆升，芦胜于干；凡叶皆散，花胜于叶；凡枝皆走络，须胜于枝；凡根皆降，子胜于根；由芦之升而长而化而收，子则复降而升而化而收矣。此草木各得一太极之理也"。这就是有名的药性升降浮沉理论。张元素还特别强调药性升降浮沉与四时气候的关系，他说："风升生，热浮长，湿化成，燥降收，寒沉藏"。李东垣据此撰有《药类法象》阐发其义。

风升生（味之薄者，阴中之阳，味薄则通，酸苦咸平是也）。

热浮长（气之厚者，阳中之阳，气厚则发热，辛甘温热是也）。

湿化成（戊，湿，其本气平，其兼气温凉寒热，在人以胃应之；己，土，其本味咸，其兼味辛甘咸苦，在人以脾应之）。

燥降收（气之薄者，阳中之阴，气薄则发泄，辛甘淡平寒凉是也）。

寒沉藏（味之厚者，阴中之阴，味厚则泄，酸苦咸气寒是也）。
（《药类法象》）

李东垣在《东垣试效方》中还载有"药象阴阳补泻之图"，见图 2-20。

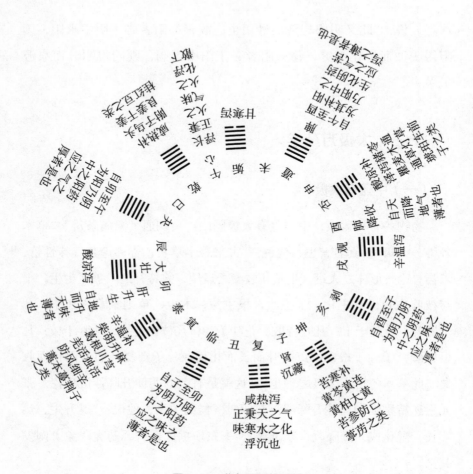

图 2-20　药象阴阳补泻图

注：苦药平升，微寒平亦升，甘辛药平降，苦寒泻湿热，苦甘寒泻血热。脾不主时，于四季末各旺一十八日乃脾土也，生化十一脏，受胃之业乃能生化也

（二）中医方剂有太极

太极原理被中医学家广泛应用于方剂学中，现举例说明于下。

1. 太极丸

此方出于《伤寒瘟疫条辨》，又名升降散，药用僵蚕、蝉蜕、姜黄、大黄、蜂蜜、黄酒，寓天地二气升降之理。

2. 交泰丸

此方出于《韩氏医通》，药用黄连、肉桂，取象天地交泰之义。《周易》曰："天地交而万物通，上下交而其志同。"用辛甘大热之肉桂，温补肾间命门相火，鼓舞肾水化气上升。用黄连之苦寒，直折心火上炎，引导心火下行。如此一补一泻，一清一温，调其坎离水火，心肾阴阳之升降，则水火既济，天地交泰，故名交泰丸。

《脾胃论》也有交泰丸，可升阳气，泻阴火，调营气，进饮食，助精神，宽腹胁中，除急惰嗜卧，四肢不收，沉困懒倦。

干姜（炮制）三分，巴豆霜五分，人参（去芦）、肉桂（去皮）各一钱，柴胡（去苗）、小椒（炒去汗，并闭目，去子）、白术各一钱五分，厚朴（去皮锉炒，秋冬加七钱）、酒煮苦楝、白茯苓、砂仁各三钱，川乌头（炮去皮脐）四钱五分，知母（一半炒，一半酒洗，此一味春夏所宜，秋冬去之）四钱，吴茱萸（汤洗七次）五钱，黄连（去须，秋冬减一钱半）、皂角（水洗，煨去皮弦）、紫菀（去苗）各六钱。

右（上）除巴豆霜另入外，同为极细末，炼蜜为丸，如梧桐子大，每服十丸，温水送下，虚实加减。

3. 坎离丸

此方出于《串雅内外编》，即知柏四物汤，唯其制法精奇。赵学敏说："此药取天一生水、地二生火之意，药虽轻而功用极大，久服必可取效，最能生精益血，升水降血，治虚损尤验。"

另外还有坎离既济丸，坎离砂等。郑钦安创有补坎填离丹，用治心阳虚，以大辛大热之桂附为君，补坎中真阳；用蛤粉补离中之真阴；加姜草调中，而交通上下之枢机。

4. 清宁丸

清宁丸，又名乾坤得一丸、九制大黄丸。取《老子》"天得一以清，地得一以宁"之义。以乾坤代表天地，一即纯一不杂之意。

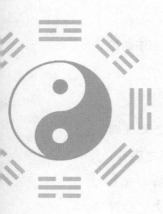

第3章 人身太极论

宇宙是一个大太极，人身是一个小太极，所以中医学就用太极阴阳五行学说阐发人体的组织结构、生理变化、病理变化及用药治疗原则。

《内经》认为，自然界中的万物，都是天地气交的产物。如《素问·至真要大论》说："本乎天者，天之气也；本乎地者，地之气也。天地合气，六节分而万物化生矣。"人为万物之一。《素问·宝命全形论》说："天覆地载，万物悉备，莫贵于人。人以天地之气生，四时之法成""人生于地，悬命于天，天地合气，命之曰人"，说明生命是自然界发展到一定阶段的必然产物，是物质世界的一部分。天地是生命起源的基地。有了天地，然后"天覆地载，万物方生"（《素问·阴阳离合论》)。由此得知，天地是人类赖以生存的必要条件，人体受到天地自然界变化的直接影响，人体的生长发育受着天地二气的制约。或者说，人体适应着天地的变化，即与天地同呼吸。所以《灵枢·邪客》说："人与天地相应也。"《灵枢·岁露》说："人与天地相参也，与日月相应也。"《周易·乾·文言传》也说，人要"与天地合其德，与日月合其明，与四时合其序，与鬼神合其吉凶。先天而不违，后天而奉天时"。《周易·系辞传》又说："易与天地准，故能弥纶天地之道""易之为书也，广达悉备，有天道焉，有人道焉，有地道焉，兼三才而两之，故六，六者非他，三才之道也。"讲的就是天地与人的统一，即指出人体结构与自然界的统一性，与天地结构相参照，与日月运行节律相应。所以《内经》设有《生气通天论》《阴阳系日月》《藏气法时论》《四时调神大论》《顺气一日分四时》等专篇来论述人与自然相关的问题。如《素问·至真要大论》说："身半以上……天之分也，天气主之""身半以下……地之分也，地气主之"。

上部天，两额之动脉；上部地，两颊之动脉；上部人，耳前之动脉。

中部天，手太阴也；中部地，手阳明也；中部人，手少阴也。

下部天，足厥阴也；下部地，足少阴也；下部人，足太阴也。

下部之天以候肝，地以候肾，人以候脾胃之气；中部之天以候肺，地以候胸中之气，人以候心；上部之天以候头角之气，地以候口齿之气，人以候耳目之气。(《素问·三部九候论》)

《内经》详细论述了人体部位、脏腑经络及脉搏等都与天地相应。张景岳归之为"天人一理"。石寿棠也说："人禀阴阳五行之气，以生于天地间，无处不与天地合。人之有病，犹天地阴阳之不得其宜。故欲知人，必先知天地""天地与人，同一理也""人禀天地之气以生，即感天地之气以病，亦必法天地之气以治"。自然界为大天地，人身是小天地，宇宙为大太极，人身是小太极。人身各部位又是小小太极。

太极理论是中医学的理论核心，所以历代中医学家用太极模型象数原理来阐发脏腑的生理病理特性，并指导临床治疗，此为中医的一大特色。现就其要叙于后。

一、脏腑配太极八卦说

太极八卦与脏腑配合的关系，最早见于《灵枢·九宫八风》，此后历代皆有其说，今选其有代表性的几家叙述于下。

首先取《灵枢·九宫八风》《此事难知》和《审视瑶函》等的记载

列表 3-1，说明于下。

表 3-1　太极八卦配脏腑

书名	乾	坤	艮	巽	坎	离	震	兑
《灵枢》	小肠	脾	大肠	胃	肾	心	肝	肺
《此事难知》	大肠	胃	小肠	胆	肾	心	肝	肺
《审视瑶函》	肺、大肠	脾胃	命门、上焦	肝、中焦	肾、膀胱	心、小肠	肝、胆	肾、下焦

　　清代何梦瑶在《医碥》中有《五脏配五行八卦说》一文，用后天八卦讨论了八卦与五脏相配的问题（图 3-1）。

　　心肺位居膈上，而肺尤高，天之分也，故属乾金。肝肾位下，而肾尤下，为黄泉之分，故属坎水。坎外阴而内阳，阳气潜藏于黄泉之中，静极复动，故冬至而一阳生，惊蛰而雷出于地，肾水得命门之火所蒸，化气以上；肝受之而升腾。故肝于时为春，于象为木，于卦为震雷、巽风。肝之怒丽气盛如之。阳气上升至心而盛，阳盛则

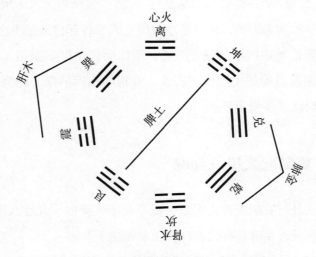

图 3-1　五脏配五行后天八卦图

为火，故心属火，于卦为离。离，南方之卦也。圣人向明而治，心居肺下，乾卦之九五也，实为君主，神明出焉。离，乾中画之变也。兑，乾上画之变也。肺居心上，乾之上画也，上画变而为兑。于时为秋，于象为金，金性沉降，秋气敛肃，阳气升极而降，由肺而降，故方又属兑金。心火上炎，肾水下润，坎离之定位也。火上而下降，才在下而上升，坎离之交媾也。肾水上升，由肝木之汲引，地道左旋而上于天也。心火下降，由肺金之敛抑，天道右旋而入于地也。脾藏居中，为上下升降之枢纽，饮食入胃，脾为行运其气于上下内外，犹土之布化于四时，故属土，于卦为坤，为艮。金木土皆配两卦，而水火各主一卦，故五行唯水火之用为独专也。(《医碥·五脏配五行八卦说》)

二、冯道立太极说

清代冯道立在《周易三极图贯》贞集上"八卦近取诸身"条中说："《易》云'近取诸身'，如《说卦》乾首坤腹等是，然人身一小天地，岂止在外形体哉？……人身有督脉由阳道，有任脉由阴道，任督二脉，即人身之乾坤，亦即九、一二数相表里。内而脏腑行于手者六，行于足者六，即乾坤外有六子，九、一外有二、八、三、七、四、六之数也……由此观之，督任二脉，乃人身天地定位；肺、脾、大肠、胃，乃人身山泽通气；心、肾、小肠、膀胱，乃人身水火不相射；心包络、三焦、肝、胆，乃人身雷风相薄，人身与造化相符如此。其理较《通卦验》以二十四气应人二十四脉，更为得当。"此说把人体脏腑与先天八卦联系得极为周密，以督脉为乾，任脉为坤，督任合而为人身之太极（图3-2）。

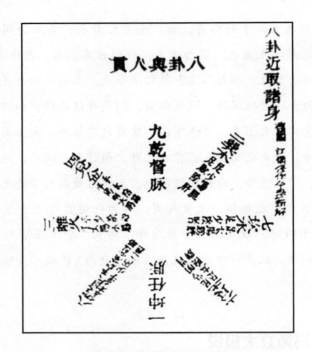

图 3-2　脏腑配先天八卦图

三、脾胃太极说

关于以脾胃为太极的观点，我们在《医易启悟》一书中已提到。

（一）《内经》胃气太极说

以脾胃为太极的观点肇始于《内经》，虽然没有提出太极一词。如《素问·平人气象论》说："胃气为本。"《素问·玉机真藏论》说："五脏者，皆禀于胃气。胃者，五脏之本也。"

（二）《周易参同契》脾太极说

东汉魏伯阳《周易参同契》以脾为祖，为太极；分别以肝、肺为父、母，又为两仪；分别以肝、肺、心、肾为父、母、子、女，即四象。

丹砂木精，得金乃并，金水合处，木火为侣。四者混沌，列为龙虎，龙阳数奇，虎阴数偶。肝青为父，肺白为母，心赤为女，肾黑为子，子五行始，脾黄为祖，三物一家，都归戊己。（《周易参同契》）

（三）李东垣脾胃太极说

李东垣可能受到《周易参同契》的影响，提出以"脾胃为元气之本"，认为元气的虚实取决于脾胃的盛衰。

《易》曰：两仪生四象，乃天地气交，八卦是也。在人则清浊之气皆从脾胃出。营气营养周身，乃水谷之气味化之也。清阳为天，清中清者，清肺以助天真，清阳出上窍；清中浊者，荣华腠理，清阳发腠理，清阳实四肢。浊阴为地，浊中清者，营养于神，浊阴出下窍；浊中浊者，坚强骨髓，浊阴走五脏，浊阴归六腑。（《脾胃论·阴阳升降论》）

李东垣以脾胃为太极，以清气为父，以浊气为母，以父母为两仪，又以清中清、清中浊、浊中清、浊中浊为四象，或以肝、心、肺、肾为四象。

（四）邵同珍脾太极说

清·邵同珍《医易一理》开卷四篇即是论述太极的文章，并绘有"太极两仪四象八卦配五脏周身图"（图3-3）。

他解说道："六十四卦配人身图，《周易参同契》已详论之。盖天地一大太极，人身一小太极，即两仪四象八卦人身亦具焉。脾土色黄居中，主静藏意为诸脏资生之本，太极也。肝属木居下为地，主血藏魂，为果敢之主，木性上浮，为升气之主，木属东方，其气从左而上升，是阳育于阴，于两仪为阴仪，于四象为太阴也。肺金，居上为天，主气藏魄，司清肃之令。金性下沉，为降气之主，金居西方，其气从右而下降，是阴根于阳，于两仪为阳仪，于四象为太阳也。心属火居上，为日藏神，主性，性者，神之未动在肺之中为灵明之府，阳中阴

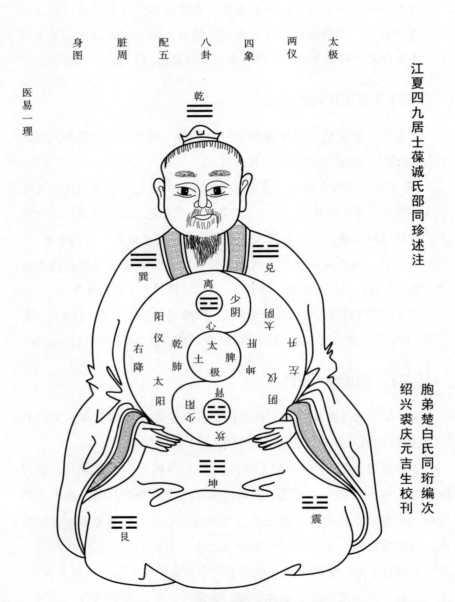

江夏四九居士葆诚氏邵同珍述注

胞弟楚白氏同珩编次
绍兴裘庆元吉生校刊

身 脏 配 八 四 两 太
图 周 五 卦 象 仪 极

医易一理

图3-3 太极两仪四象八卦配五脏周身图

精，于四象为少阴也。肾属水居下，为月藏精，主命，命者，精之未
动在肝之内为化育之主，阴中阳精，于四象为少阳也。此五脏配太极
两仪四象之义。乾为首为肺，坤为腹为肝，离为。火为心，坎为水为
肾，四卦配诸四脏。兑为左手，巽为右手，震为左足，艮为右足，四
卦又为脾土，土居四维，脾主四肢。此太极生两仪，两仪生四象，四
象生八卦之义。盖以人身脏腑气血之升降动静言之也。"邵氏用太极和
先天八卦方位图与五脏形体相配，发挥了《周易参同契》的观点，说
理明白。据上文绘先天八卦次序图，见图3-4。

　　此说乃尊《内经》金木者为生成之终始及左右者为阴阳升降之道路
的理论，左木为肝，右金为肺，故为阴阳两仪。亦可鉴于《此事难知》。

　　天地互为体用，此肺之体，肝之用。肝主诸血，血者，阴物也，
此静体何以自动？盖肺主诸气，为气所鼓舞，故静得动。一者说肝之
用，一者说肺之体，此天地互为体用，二者俱为当矣。是知肝藏血，
自寅至申，行阳二十五度，诸阳用事，气为肝所使；肺主气，自申至

八卦	坤	艮	坎	巽	震	离	兑	乾
	肝	右足	肾	右手	左足	心	左手	肺
四象	太阴 肝		少阳 肾		少阴 心		太阳 肺	
两仪	阴 肝				阳 肺			
	脾 太极							

图3-4　五脏配先天八卦次序图

寅，行阴二十五度，诸阴用事，血为肺所用。（《此事难知》）

就是说，中宫之阴阳气血由肝升肺降来调理，并以脾为太极。

（五）《医源》脾太极说

芬余氏在《医源》中撰有《人身一太极说》一文，专论五脏与太极的关系，而以脾为太极。

太极者，天理自然之道理，气象数之统名也。故天地者，太极之巨廓也，其间动静互根五行顺布，无物不有，无时不然，其理则致中致和，其气则充塞廖间。人身者，一小太极之巨廓也，其中有精有气有神。精即其静而所生之阴也，气即其动而所生之阳也，神即主宰其动静之间而互根不息者也。以五行言心肝为木火之一源，肺肾为金水之同宫，中宫脾土为之维持调护。此即其五行顺布也，理即其仁义礼智信之具于性者，气即其脏腑阴阳之充乎形者，与天地宁有殊哉？然天地备太极之全体，而阴阳或有歉期，气数容有否泰，此天地囿于气质之偏而不能尽太极之道也。故自古调元赞化帝王有裁成辅相之责。人身备太极之中和，而或内耗其精，外劳其形，阴阳有偏胜之虞，水火无既济之用，故圣人补偏救弊，而岐黄操司命之权。然则圣人之治天下也，使之风雨时，山不童，泽不涸，人和年丰，天地自然之道无所歉缺矣。岐黄之治人身也，为之损有余补不足，阴阳和，气血平，不夭不折，而人身自然之道无所乖戾矣。（《医源·人身一太极说》）

此以脾为太极，以心肝为阳，以肺肾为阴，为太极的两仪阴阳，分之心、肝、肺、肾为四象（图3-5）。

《医源》又特意撰有《脾阳合中五说》专篇，论述脾为太极的作用。

今夫万物之所以托命者土也，而五行亦无不成，故土者，后天之根本，而金木水火之枢机也。洛书一图，中五称为重极焉。盖天地太和之气，而万物之所以生长收藏者也。在人身则为脾，内而脏腑，外

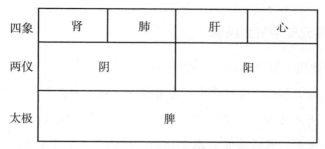

图3-5　五脏配太极两仪四象

而肢体百骸之所资养，而气血之所从生也。且水得之而不泛，火得之而不炎，木得之而畅茂，金得之而坚凝。况饮食入胃得脾为之健运，则清者由是而上升，浊者由是而下降。脾土一伤，则一身之枢机不灵而百体皆困矣。《经》云：有胃气则生，无胃气则死。盖言土为后天资生之本，而即洛书之中五也。夫中五阳也，病则不能运，因之上有中满腹胀不食等证，病则不能化，必至下有泄泻下痢清谷等证，皆五土之失职也。故仲景有建中、理中之制，他如四君、六君子诸方，皆所以培中五建皇极之意也。夫或曰：脾土属阴，何以为洛书之中五？曰：脾土体阴而用阳者也，其质虽属阴，而其健运之机则阳也，非洛书之中五而何！（《医源·脾阳合中五说》）

中五之"五"，为天地阴阳之交午，乾为天为阳，坤为地为阴，故可以言太极，而坤脾为纯阴则不可言太极矣。只因诸家不明少阳三焦乾阳配坤脾之秘旨，故言阳不一。自然界的阳气源于太阳，但在太阳照射下可分诸地有阳气，如照在亚洲谓亚洲有阳气，照在美洲谓美洲有阳气，而不能说亚洲自己有阳气、美洲自己有阳气。就人身而言，阳气源于君火和相火，而相火代君火行事，故可以说相火是人体阳气之源，所谓脾阳、肾阳只不过是相火所照而已。

（六）黄元御中气太极说

黄元御曾用太极原理论述脏腑的生成。

人与天地相参也，阴阳肇基，爰有祖气，祖气者，人身之太极也。祖气初凝，美恶攸分，清浊纯杂，是不一致，厚薄完缺，亦非同伦，后日之灵蠢寿夭，贵贱贫富，悉于此判，所谓命秉于生初也。祖气之内，含抱阴阳。阴阳之间，是谓中气。中者土也，土分戊己，中气左旋，则为己土，中气右转，则为戊土。戊土为胃，己土为脾。己土上行阴升则化阳，阳升于左则为肝，升于上则为心。戊土下行，阳降而化阴，阴降于右则为肺，降于下则为肾。肝属木而心属火，肺属金而肾属水，是人之五行也。五行之中，各有阴阳。阴生五脏，阳生六腑。肾为癸水，膀胱为壬水，心为丁火，小肠为丙火，肝为乙木，胆为甲木，肺为辛金，大肠为庚金。五行各一，而火分君、相。脏有心主，相火之阴，府有三焦，相火之阳也。（《天人解》）

黄氏提出祖气、中气是人体太极的观点，不同于脾为太极说，他注意到了三焦相火。

四、命门太极说

"命门"一词，首见于《灵枢》，将命门看成是"太极"则是《内经》以后医家的发挥，而且就命门的具体所指也各不相同。

（一）目命门说

《灵枢·根结篇》《灵枢·卫气篇》都提出"命门者，目也"的命题。后世注家多指此命门为睛明穴，是太阳经气聚结之处。而王冰注《素问·阴阳离合论》则说："命门者藏精，光照之所则两目也。"曰"精"、曰"光照"，不就是"精明"二字吗？意思是说，命门是贮藏精气的，而命门的功能表现却在两目。所以，这里讲目为"命门"，是窥探生命寿夭之门。

（二）田合禄脑命门说

我在《医易启悟》一书中提出：目为命门者，实指脑髓为命门。命根在脑，而显像于目。脑髓为体，目为之用。张介宾指此为"脑心"。

《素问·灵兰秘典论》说："主明则下安，以此养生则寿，殁世不殆，以为天下则大昌；主不明则十二官危，使道闭塞而不通，形乃大伤，以此养生则殃，以为天下者，其宗大危。"赵献可经过研究提出"主明"之"主"，"非心也"，认为"主"是指"命门"，诚为卓识。但赵氏谓此"命门"在肾间，非《内经》所指之"命门"，则属另一说法。《灵枢·经脉篇》说："人始生，先成精，精成而脑髓生。"于此可知，人始生，是先生脑髓，非先生两肾。《说卦》谓："乾为君"，前言乾为大脑，脑为命门，于此可以推断，脑为君主。从心脑一体一用来说，君主也应指脑。乾为日而明，有主明之象。日光普照大地，万物生长靠太阳，日光温煦，万物安泰。比类取象，头为"精明之府"之象也。故曰"主明则下安""天下则大昌"。"以此养生则寿"，是指阴精上奉则寿。阴精不上奉则"主不明"，以此养生则殃，以为天下者，其宗大危。

《素问·解精微论》说："夫心者，五脏之专精也。目者，其窍也。"此又言目为心之窍，如此说来，脑、心、目本为一体。大主虽在脑，未必不关于心也，故又曰心主神明。

《黄庭内景经》第二也讲脑为命门及元神在脑。"元气所合列宿分，紫烟上下三素云。灌溉五华植灵根，七液洞流冲庐间，回紫抱黄入丹田，幽室内明照阳门。""元气"，指人身元神之气。"列宿分"，借指人体周身。"紫烟"，比喻两目之精光。"三素云"，比喻上、中、下三焦之光气。"五华"，五官之精华。植，《中华大字典》：倚也。"灵根"，喻人身之命根，即命门。"七液"，指五脏二气之精。"庐间"，即两眉之间，借指目。"阳门"，即阳宫命门。"幽室"，指脑。意思是说：脑为命门，是人身的命根。目为命门光照之所。命门元气之精华外露于面，灌注脏腑周身。

至道不烦诀存真，泥丸百节皆有神。发神苍华字太元，脑神精根字泥丸。眼神明上字英玄，鼻神玉陇字灵坚，耳神空闲字幽田，舌神通命字正伦，齿神崿峰字罗千。一部之神宗泥丸，泥丸九真皆有房，方圆一寸处此中，同服紫衣飞罗裳。但思一部寿无穷，非各别住居脑中，列位次坐向外方，所存在心自相当。(《黄庭内景经》)

《黄庭经讲义》注："道法以简要为贵，口诀虽多，重在存真。存，即存想。真，即真人。言存想，吾身真人主所在也。真人，即神。虽周身百节皆有神，唯泥丸之神为诸神之宗。泥丸一部，有四方、四隅、并中央，共九位，皆神之所寄。而当中央方圆一寸处，乃百神总会。修炼家不必他求，但存思一部之神，已可享无穷之寿。"此言脑命门元神之功用。眼、鼻、耳、舌、齿面部五官之神皆根于命门脑神，其用却在于心。

琼室之中八素集，泥丸夫人当中立。保我泥丸三奇灵，恬淡闭视内自明。(《黄庭内景经》)

《黄庭经讲义》注："琼室，即脑室。八素，即四方、四隅之神。泥丸夫人，即脑室中央之神。名为夫人者，谓脑属阴性，宜静不宜动。静则安，动则伤。本于老子守雌之义也。三奇，即三元。三元，即元精、元气、元神。恬淡，谓节嗜欲，少谋虑。闭观，谓闭目返观。此言保养脑中精、气、神之法。唯在返观内照也。"

上清紫霞虚皇前，太上大道玉宸君。九气英明出霄间，神盖童子生紫烟。(《黄庭内景经》)

上清，三清之境，有太清、上清、玉清，是大圣居所。紫霞，即紫气。虚皇，指元始虚无之神的本号。玉宸君，太上大道君之号。此讲元神居于脑中，为神明之主。"英明出霄间"，指照耀在人身至高之处——头部。神盖，即眉，借指目。紫烟，目之精华。此句讲目为光照之所。

总之，《内经》所言命门在脑。脑为精根，为诸神之宗，能主宰面部五官之神，又是百神总会，能主宰上中下、头面、脏腑、百骸诸神，因此为人身一太极。

（三）右肾命门说

右肾为命门说，始于《难经》。

肾两者，非皆肾也，其左者为肾，右者为命门。命门者，诸神精之所舍，原气之所系也。故男子以藏精，女子以系胞。（《难经·三十六难》）

肾间动气者，人之生命也。（《难经·六十六难》）

五脏六腑之本，十二经脉之根，呼吸之门，生气之源。（《难经·八难》）

左为肾，右为命门。命门者，诸精神之所舍也。男子以藏精，女子以系胞，其气与肾通。（《难经·三十九难》）

按：为什么《难经》要提出右肾为命门？根据是什么？我说其理论根据是《周易》八卦之象。《内经》以先天八卦方位图为根据，取乾在南在上为首之象，故曰命门在脑中。《难经》则以后天八卦方位图为根据，取乾在西北之位，即在北之右。肾配北方，而肾有二，配在左右。天不满西北，而地最厚实，阴精盛满之地，以应肾精，乾阳下降藏于肾精之中，故曰右肾为命门。是命门总不离乾阳之象，乾阳为生命之根本也明矣。"保合太和，各正性命"，此之谓也。由此可知《内经》讲先天之命门，《难经》讲后天之命门。乾阳藏于肾精之中，温化肾精上奉，贮藏于脑中，以滋养先天之命门。肾精本为北方纯阴，没有生命力，只有乾阳降藏于肾精之中，肾精才有生命力，故曰"命门为配成之官"，右肾为命门。以乾阳位右之故。乾阳温化肾精上奉于脑，后天以养先天，阴精上奉其人寿，非命门乎！乾阳温化肾精，肾精具有生命力，男女媾精，结胎而育，非命门乎！虽称右肾为命门，然左右总号曰肾，故曰其气与肾通。这说明命门与肾为两物，命门寄寓右肾，而不等于肾。命门有活力，而肾无活力。人的生命力在于乾阳。《说文解字》："乾，上出也。"说明乾有生生不已之意。《入药镜》引《云房丹诀》云："铅铅水乡灵源，庚辛室位属乾，尝居坎户，隐在兑边，生天生地，生人生万物，皆不外此先天之铅。"乾居坎户，正是对右肾为命门的说明。右肾为命门的根蒂是三焦相火。

（四）包络命门说

以心包络为命门说始于李东垣。

夫胞者，一名赤宫，一名丹田，一名命门。主男子藏精施化，妇人系胞有孕。俱为生化之源，非五行也，非水亦非火，此天地之异名也，象坤土之生万物也。

相火者，包络也，主百脉，皆荣于目。凡心包络之脉，出于心中，以代心君之行事也。与少阳为表里。心系者，包络命门之脉也。

李东垣在这里的论述含义有四：第一，指出心包络是命门，而包络荣于目，与目命门相通，这异于《难经》右肾命门的位置。第二，指出命门的生理功能与《难经》同。第三，心包络与少阳三焦相表里，皆主相火。第四，阐发了命门的特殊性，"非水亦非火，此天地之异名也"。既言为"天地之异名"，而天为阳，地为阴，"天地"即阴阳之异名，则命门含有阴阳两仪在内，阴阳有名而无形。"天地"与"阴阳"，皆两仪之称谓，合称为太极，太极为生化之本源，故能生化繁育。但李氏明确指出此说又本于《难经》右肾命门说。他说："肾有两枚，右为命门相火，左为肾水，同质而异事也。"

　　但按《难经》原文，曰"右为命门"，而且"非皆肾也"，未言及相火。而李氏却明确提出，右肾命门有相火，肯定"两肾有水火之异"，即真阴和真阳（原文为"阳精"）。如此异于《难经》，其命题的理论根据是什么呢？答曰：其理论根据乃是《周易》的象数理原理。《内经》之后，第一个把易理全面用于指导中医药理论的人，当是李东垣。李东垣的学生王好古在《此事难知》中，全面记载了其师的"不传之秘"——医易理论。李东垣深悉《周易》奥妙，又精于《黄帝内经》，对医易之理运用自如，故其见识亦高人一筹。

　　《素问·天元纪大论》说："少阳之上，相火主之。"少阳为标，相火为本。少阳标本皆阳，是为纯阳，乃乾卦纯阳之象，故乾主少阳三焦相火。准此，李东垣提出了右肾命门与相火合的命题。明确肯定了命门之中有相火。因为少阳三焦与手厥阴心包络相表里，相火主之。故李东垣又进一步提出心包络命门说。另一方面，乾离同居，乾为脑命，离为目为心，一体一用，心包络代心行事，故心包络亦有命门的作用。据此，李东垣又指出："心火者，阴火也，起于下焦，其系系于心；心不主令，相火代之；相火，下焦、包络之火，元气之贼也"。意思是说，相火是下焦右肾命门和心包络之火。上系于心包络，而代心行事。这正说明心为脑命之用，心包络又为心之使也。如果肾阴不足，命门相火偏胜，则行心包络而扰心。又或相火衰弱，阳不生，阴不长，阴精不能上奉，则心火偏亢。所以说心火亢盛，是下焦右肾命门之相火造成的。关于阴火与相火的关系将在后面第4章讲。综上所述，李东垣的相火论，包括两方面内容：第一，指正常的相火，即真火，居肾。第二，指异常的相火，是阴火形成的主因。这是李东垣对《周易乾凿度》"戌亥二会"太极说的继承和发挥，"戌亥"是营气运行于心包络和三焦经的时间，故据此提出了"包络命门说"的命题。

　　李东垣据此还进一步提出了相火发病的种类及治疗法则、方药。

无阴则阳无以化，当以味补肾真阴之虚，而泻其火邪，以封髓丹、滋肾丸、地黄丸之类是也。阴本既固，阳气自生，化成精髓。若相火阳精不足，宜用辛温之剂，但世之用辛热之药者，是治寒甚之病，非补肾精也。(《医学发明·损其肾者补益其精》)

下列还少丹、水芝丸、离珠丹、天真丹、八味丸等方。

由上所述可知，李东垣的命门说又发展了《难经》所论，其命门相火说和"非水亦非火"说为其后孙一奎、张介宾、赵献可的命门学说开了先河。

至清初的程知，也主张包络命门说。但程知所述之心包络，乃是上络于心，下系于包门的心包络，其组织形态和位置都异于东垣之说。程氏"命门即包门"的结论，有可商之处。包门是男女由此施生之门，不是主宰人体一生生命寿夭之门。

清代另一著作《秘本伤寒第一书》也以包络为命门。胡骏宁认为《灵枢·邪客篇》"……故诸邪之在心者，皆在于心之包络。包络者，心主之脉也"，文中所言之"心"，实指命门"小心"而言，所言"心之包络"，实指命门"小心之脉"而言。盖命门禀于父母精血而成，命门之包，包络者，心主之脉也。人之一身，先生命门，次生心，心命之间，有一脉一系，上下连属，如藕在上中，下发一茎，上生莲蕊，故手厥阴心包络，上属于心，下属于包，实为命门小心之外经，而位属于厥阴。只因命门之脉，上连心系，故心系亦下连命门，而命门上升，即属手少阳，所以三焦相火，又代心君以行事。《难经·二十五难》亦谓："手厥阴一经，乃手少阴心与心主之别脉也。且命门心主，寄于坤土，位在中宫，乃河图天一所生之水，八卦图中之太极，而包络三焦，根于命门，禀于膻中，分主气血，乃太极之动静而分为阴阳者也。"又说："故以命门小心之脉谓之心包络，列为手厥阴，而与三焦相表里，共成十二经络。"其中，包络三焦分主气血，为营卫之本，地位极端重要。因此，胡氏说："血，心生之，胃主之，肝藏之，而实包络统之""气，肾生之，脾主之，而实三焦统之""包络主一身之血脉，实为命门之外经，而根于膻中，乃营血之本""三焦主一身之元气，实为命门之外经，而禀于膻中，乃卫气之本"。对于三焦包络水火互用的关系，胡氏则做了如下说明：心肾为水火，而膻中命门，居于中宫，又主心肾而为水火者，膻中在上为火，又属君水，主包络之血。命门在下为水，又为相火，主三焦之气，故君火下行，而相火乃代之以行事，实三焦主之。缘命门上升之气，即手少阳三焦之相火也。然五行皆一升一降，而水火尤多互用之妙，《中藏经》所谓"火来坎户，水到离宫者是也"，见图 3-6。

包络寄于脾，三焦在胃，所以太极命门位于中宫，这也是我下面要阐发的内容。

关于三焦主气、心包络主血的观点，在针灸子午流注开穴法中也有应用。三焦为阳气之父，诸阳经之气皆归源于三焦，故阳经取三焦之气以生之，可得其气之助。所以，凡阳经开过五输穴之后，再按"生我"规律，取三焦经中"生我"（我指值日经）的穴，即谓"气纳三焦"。心包络为阴血之母，诸阴血皆归源于心包络，阴经取之，可得其气之助。所以，凡阴经开过五输穴之后，再按"我生"规律，取心包络经中"我生"的穴，即谓"血归包络"。这种方法就叫"返本还原"。

（五）两肾命门说

元·滑寿《难经本义》说："言左为肾，右为命门，而又云其气与肾通，是肾之两者，其实则一尔。"滑氏此说，虽有左肾右命门之说，实际上已含两肾俱称命门之意。至明·虞抟则明确提出"两肾总号命门"之说。

夫两肾固为真元之根本，性命之所关，虽为水脏，而实有相火寓乎其中，像水中之龙火，因其动而发也。愚意当以两肾总号为命门，

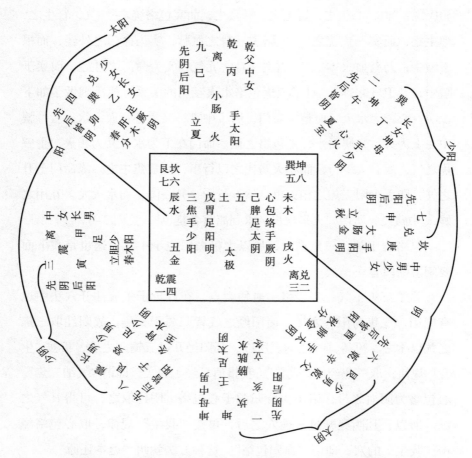

图3-6　脏腑配八卦干支以应天地六气增订图（《医易会通精义》）

其命门穴正象门中之振阃，司开阖之象也。唯其静而阖，涵养乎一阴之真水；动而开，鼓舞乎龙雷之相火。夫水者常也，火者变也。若独指乎右肾为相火，以为三焦之配，尚恐立言之未精也，未知识者以为何如？（《医学正传·医学或问》）

按：由此看来，虞氏不但否定了左肾右命门之说，而且指出了命门的重要作用是"真元之根本，性命之所关"。这为孙一李、赵献可、张景岳等的命门脱离右肾之说开了先河。而且虞氏还明确提出了三焦与相火的关系，这是对李东垣命门相火说的继承和发展。

右肾命门说是突出乾的卦位，没有脱离卦象的影响。两肾俱称命门说，却在摆脱卦象的影响，而突出乾阳的功能。说法虽不同，总不离乎乾阳。此以两肾为命门，为太极。

（六）肾间命门说

明·赵献可据太极有"造化之枢纽，品几之根柢"的作用，首创肾间命门说（图3-7）。

《系辞》曰："易有太极，是生两仪。"周子惧人之不明，而制为太极图。无极而太极，无极者，未分之太极，太极者，已分之阴阳。一中分太极，中字之象形，正太极之形也。一即伏羲之奇一而圆之，即是无极，既曰先天太极。天尚未生，尽属无形，何为伏羲画一奇，周子画一圈，又涉形迹矣？曰此不得已而开示后学之意也。夫人受天地之中以生，亦原具有太极之形，在人身之中，非按形考索，不能其奥也。

余因按古铜人图，画一形象，而人身太极之妙，显然可见，是岂

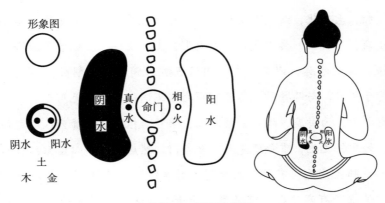

图 3-7　肾间命门图

注：两肾俱属水，左为阴水，右为阳水，以右为命门非也，命门在两肾中。命门左边小黑圈是真水之穴，命门右边小白圈是相火之穴，此一水一火俱无形，日夜潜行不息。两肾在人身中合成一太极，自上数下十四节，自下数上七节

好事哉，亦不得已也。试即命门言之。

命门在人身之中，对脐跗脊骨，自上数下，则为十四椎，自下数上，则为七椎。《内经》曰：七节之旁，有小心。此处两肾所寄，左边一肾，属阴水，右边一肾，属阳水，各开一寸五分，中间是命门所居之宫，即太极图中之白圈也。其右旁一小白窍，即相火也，其左边之小黑窍，即天一之真水。此一水一火，俱属无形之气，相火禀命于命门，真水又随相火，自寅至申，行阳二十五度；自酉至丑，行阴二十五度，日夜周流于五脏六腑之间，滞则病，息则死矣。人生男女交媾之时，先有火会，而后精聚，故曰：火在水之先。"人生先生命门火"，此褚齐贤之言也，发前人之所未发，世谓父精母血非也。男女俱以火为先，男女俱有精，但男子阳中有阴，以火为主；女子阴中有阳，以精为主，谓阴精阳气则可。男女合此二气，交聚然后成形，成形俱属后天矣。后天百骸俱备，若无一点先天火气，尽属死灰矣。

命门，是为真君真主，乃一身之太极，无形可见，两肾之中，是其安宅也。其右旁有一小窍，即三焦，三焦者，是其臣使之官，禀命而行，周流于五脏六腑之间而不息，名曰相火。相火者，言如天君无为而治，宰相代天行化，此先天无形之火，与后天有形之心火不同。其左旁有一小窍，乃真阴，真水气也，亦无形，上行夹脊，至脑中为髓海，泌其津液，注之于脉，以荣四支，内注五脏六腑，以应刻数，亦随相火而潜行于周身，与两肾所主后天有形之水不同。但命门无形之火，在两肾有形之中，为黄庭，故曰五脏之真，唯肾为根。褚齐贤云：人之初生受胎，始于任之兆，唯命门先具。有命门，然后生心，心生血；有心然后生肺，肺生皮毛；有肺然后生肾，肾生骨髓；有肾则与命门合，二数备，是以肾有两歧也。可见命门为十二经之主，肾无此，则无以作强，而技巧不出矣；膀胱无此，则三焦之气本化，而水道不行矣；脾胃无此，则不能蒸腐水谷，而五味不出矣；肝胆无此，则将军无决断，而谋虑不出矣；大小肠无此，则变化不行，而二便闭矣；心无此，则神明昏，而万事不能应矣。正所谓主不明则十二官危也。……命门君主之火，乃水中之火，相依而永不相离也。火之有余，缘真水之不足也，毫不敢去火，只补水以配火，壮水之主，以镇阳光。火之不足，因见水之有余也，亦不必泻水，就于水中补火，益火之原，以消阴翳。

按：赵献可立肾间命门说，理论根据详实，系统性强。赵氏此说既继承了李东垣命门三焦相火说，也继承了虞氏两肾俱称命门说，并附之以太极原理而有所发展，阐发真理甚明，其辩亦雄，读来亲切可信。赵献可根据其肾间命门说，在临床中善用八味丸（一名八味地黄丸或金匮地黄丸）治"命门火衰"，益火之原，以消阴翳；用六味丸（一名地黄丸或六味地黄丸）治"肾虚不能制火者"，壮水之主，以镇阳光。

八味丸，治命门火衰，不能生土，以致脾胃虚寒，饮食少思，大便不实，或下元衰惫，脐腹疼痛，夜多溲溺等。

熟地黄（用真生怀庆酒洗净，浸一宿，柳木甑砂锅上蒸半日，晒干，再蒸，再晒，九次为度，临用捣膏）八两，山药四两，山茱萸肉四两，丹皮三两，白茯苓三两，泽泻三两，肉桂一两，附子一两。

制附子法，附子重一两三四钱，有莲花瓣，头圆底平者佳。备童便五六碗，浸五七日，候透润，揭皮切作四块，仍浸三四日，用粗纸数层包之，浸湿煨灰火中。取出切片，检视有白星者，仍用新瓦上炙热，至无星为度。如急欲用，即切大片，用童便煮三四沸，热瓦上炮熟用之。

按：请注意，炮制附子要用童便，童便味咸入肾，又能制附子之燥。

六味丸，一名地黄丸，治肾虚作渴，小便淋秘，气壅痰涎，头目眩晕，眼花耳聋，咽燥舌痛齿痛，腰腿痿软等，以及肾虚发热，自汗盗汗，便血诸血，失音水泛，为痰之圣药，血虚发热之神剂。又治肾阴虚弱，津液不降，败浊为痰，或致咳逆。又治小便不禁，收精气之虚脱。为养气滋肾，制火导水，使机关利而脾土健实。

　　熟地黄（杵膏）八两，山茱萸肉、山药各四两，牡丹皮、白茯苓、泽泻各三两。

　　右为细末，和地黄膏，加炼蜜，丸桐子大。每服七八十丸，空心食前滚盐汤下。凡服须空腹，服毕少时，便以美膳压之。使不得停留胃中，直至下元，以泻冲逆也。

　　应该注意，药用盐汤调服，味咸入肾，注意盐与童便的区别。而且与赵献可同时的张介宾，也倡肾间命门之说，谓"命门居两肾之中，即人身之太极""命门一者，坎中之奇也，一以统两，两以包一，是命门总乎两肾，两肾皆属于命门"，认为命门为肾之主。主张命门为子宫说，则宗李东垣命门"主男子藏精施化，妇人系胞有孕"说，虽不可取，但在"命火"问题上的见解，与赵献可如出一辙。特别是在《命门余义》中指出：命门有生气，即乾元不息之机也。真是一语破天机，一字值千金。

　　另外，张介宾称命门"为水火之府，为阴阳之宅"（《类经附翼·求正录》），则比赵献可只着重于"无形之火"要正确。

　　张介宾根据肾间命门说创制了左归丸、右归丸、左归饮、右归饮等方剂用于临床。

　　左归丸，《景岳全书·新方八阵》卷五十全方。

　　熟地黄八两，炒山药、山茱萸、枸杞子，制菟丝子、鹿角胶（炒珠）、龟板胶（炒珠）各四两，川牛膝（酒蒸）三两。

　　为细末，先将熟地黄蒸烂杵膏，加炼蜜为丸，梧桐子大，每服百余丸，食前开水或淡盐汤送下。

　　功能补益肾阴。治真阴肾水不足，不能滋养营卫，渐至衰弱，或虚热往来，自汗盗汗，或神不守舍，血不归原，或虚损伤阴，或遗淋不禁，或气虚昏晕，或眼花耳聋，或口燥舌干，或腰酸腿软。如真阴失守，虚火炎上者，去枸杞子、鹿角胶，加女贞子、麦门冬各三两，火烁肺金，干枯多痰者，加百合三两，夜热骨蒸，加地骨皮三两；小便混浊不利，加茯苓三两，大便燥结，去菟丝子，加肉苁蓉三两，气虚者，加人参三至四两，血虚微滞，加当归四两；腰膝酸痛，加杜仲（盐水炒）三两；脏平无火，而肾气不充者，去龟板胶，加补骨脂三两，莲子肉（去心）、胡桃肉各四两。

左归饮，《景岳全书·新方八阵》卷五十一方。

熟地黄二钱至二两，山药、枸杞子各二钱，山茱萸一二钱（畏酸者少用），茯苓一钱半，炙甘草一钱。

水煎，食远服。

功能补益肾阴。治真阴肾水不足，腰酸遗泄，眩晕耳鸣，遗精盗汗等症。如肺热而烦，加麦门冬二钱；血滞者，加牡丹皮二钱，烦热而躁，加玄参二钱，脾热易饥，加芍药二钱，肾热骨蒸，多汗者，加地骨皮二钱，血热妄动者，加生地黄二至三钱，阴虚不宁者，加女贞子二钱，上实下虚者，加牛膝二钱，血虚而燥滞者，加当归二钱。方中重用熟地为君，甘温滋肾以填真阴，臣以山茱萸、枸杞子养肝血，合君药以加强滋肾阴而养肝血之效，佐以茯苓、炙甘草益气健脾，山药益阴健脾滋肾。

右归丸，《景岳全书·新方八阵》卷五十一方。

熟地黄八两，炒山药、枸杞子（微炒）鹿角胶（炒珠）、制菟丝子、杜仲（姜汁炒）各四两，山茱萸（微炒）、当归（便溏勿用）各三两，肉桂二至四两，制附子二至六两。

为细末，先将熟地蒸烂杵膏，加炼蜜为丸，弹子大，每服二至三丸，白汤送下。

功能温补肾阳。治元阳不足，或先天禀衰，或劳伤过度，以致命门火衰，不能生土，而为脾胃虚寒，饮食少进，或呕恶膨胀，或翻胃噎膈，或怯寒畏冷，或脐腹多痛，或大便不实，泻痢频作，或小便自遗，虚淋寒疝，或寒侵豁谷，而肢节痹痛，或寒在下焦，而水邪浮肿，及神疲气怯，或心跳不宁，或四肢不收，或眼见邪祟，或阳衰无子等症。如阳衰气虚，加人参二至六两，阳虚精滑，或带浊便溏，加补骨脂（酒炒）三两；飧泄、肾泄不止，加五味子、煨肉豆蔻各三两，饮食减少，或不易消化，或呕恶吞酸，加干姜（炒黄）三至四两，腹痛不止，加炒吴茱萸二两；腰膝酸痛，加胡桃肉四两，阴虚阳痿，加巴戟天四两，肉苁蓉三两，或加黄狗外肾一二付，以酒煮烂捣入。

右归饮，《景岳全书·新方八阵》卷五十一方。

熟地黄二钱至二两，山茱萸一钱，炒山药、枸杞子、杜仲（姜制）各二钱，炙甘草、肉桂各一至二钱，制附子一至三钱。

水煎，食远服。

功能温补肾阳。治肾阳不足，气怯神疲，腹痛腰酸，肢冷，舌淡，脉沉细等症。如气虚血脱，或厥，或昏，或汗，或晕，或虚狂，或短气者，加人参、白术，火衰不能生土，为呕哕吞酸者，加炮姜二至三钱；阳衰中寒，泄泻腹痛，加人参、肉豆蔻，小腹多痛者，加吴茱萸五至七分；淋带不止，加补骨脂一钱；血少血滞，腰膝软痛者，加当归二至三钱；阴盛格阳，真寒假热者，加泽泻二钱，冷服。方用熟地黄为君，甘温滋肾以填精，此本阴阳互根，于阴中求阳之意，附子、肉桂温补肾阳而祛寒，山茱萸、枸杞子养肝血，助君药以滋肾养肝，山药、甘草补中养脾，杜仲补肝肾、壮筋骨，以上诸药共为辅佐。

清代喻嘉言亦主张肾间命门说，但喻氏用洛书论述两肾在左右、命门位中间之理，独树一帜。真是仁者见仁，智者见智。

人身戴九履一，左三右七，五居中宫，则心南、肾北、肝东、肺西，乃定位也。乃肾不居正北，而分隶东北、西北者何耶？曰：肾有两，故分隶两傍，而虚其在中之位以为用。所谓两肾中间一点明，正北方水中之真火，而为藏精宅神之本。其体虽分左右，而用实在中，故心肾交媾之所，各该三寸六分，设从两肾行而上，其去中黄，不太远乎！……两肾之用在中，此不过其空位耳。(《喻嘉言医学三书·寓意草》)

喻氏强调两肾在左右，命门在中间。肾在洛书九宫正北，而分隶东北、西北，虚其中位为命门，以此为用，进一步阐发了肾间命门学说。

(七) 动气命门说

明·孙一奎受《难经》"肾间动气，人之生命"和李东垣命门"非水亦非火"，乃"天地（即太极两仪）之异名"说的启发，而以太极发挥命门，在《医旨绪余》开篇首先专列三篇文章论说"太极图"，接着提出了肾间动气命门说的命题。

夫二五之精，妙合而凝，男女未判，而先生此两肾，如豆子果实，出土时两瓣分开，而中间新生之根蒂，内含一点真气，以为生生不息之机，命曰动气，又曰原气。禀于有生之初，从无而有，此原气者，即太极之本体也。名动气者，盖动则生，亦阳之动也，此太极之用所以行也。两肾，静物也，静则化，亦阴之静也，此太极之体所以立也。动静无间，阳变阴合，而生水、火、木、金、土也，其斯命门之谓欤。

细考《灵》《素》，两肾未尝有分言者，然则，分之者，自秦越人始也。考越人两呼命门为精神之舍，原气之系，男子藏精，女子系胞者，岂漫语哉！是极归重于肾为言，谓肾间原气，人之生命，故不可不重也。《黄庭经》曰："肾气经于上焦，营于中焦，卫于下焦。"《中和集》曰："阖辟呼吸，即玄牝之门，天地之根，所谓阖辟者，非口鼻呼吸，乃真息也。"越人亦曰："肾间动气，人之生命，五脏六腑之本，十二经脉之根，呼吸之门，三焦之源。"命门之义，盖本于此。观铜人图命门穴，不在右肾，而在两肾俞之中可见也。

命门乃两肾中间之动气，非水非火，乃造化之枢纽，阴阳之根蒂，即先天之太极，五行由此而生，脏腑以继而成。若谓属水、属火、属

脏、属腑，乃是有形质之物，则外当有经络动脉而形于诊，《灵》《素》
亦必著之于经也。(《医旨绪余·命门图说》)

　　孙氏以"太极之体所以立""太极之用所以行"论述命门无形无质、
非水非火，是造化的枢机，一种生生不息的生命动力，固然有其贡献，
但排斥命门有相火说，也是其学力未到之处。盖命门有肾水和相火结
合而成，相火温化肾精而化成气，此气即肾间动气，太极原气。此气
曰火乎？曰水乎？显然都不是，故曰"非水非火"。但是，无相火，肾
水能化气乎？无肾水，相火又有何化？如此，动气从何而来？《难经》
说右肾为命门，是为了强调乾卦的位置，让人宜识命门之来源，而其
功能自当在两肾间，故越人曰"肾间动气"（图3-8）。

　　孙氏虽然排斥右肾有相火的观点，但又不能否认肾寓相火存在的
客观事实。他为了给自己肾间动气命门说的理论找根据，便抛弃乾卦
之象不用，另起坎卦之象立新意。

　　观坎之象，则知肾具水火之道，一阳居二阴间为坎，水火并而
为肾。……观先天图，乾南坤北。后天图，离南坎北。五行火高水
下，故仙家取坎填离，以水升火降，既济为道，谓采坎中一阳，填离

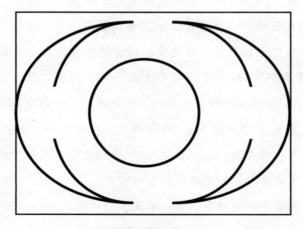

图3-8　此中间动气即太极也

中一阴，此还乾坤本源之意也。坎离，是对待之义，如彼谓一阳居二阴之间，无乃指一阳为火耶？然则离以一阴居二阳之间，又作何说也？……坎中之阳，即两肾中间动气，五脏六腑之本，十二经脉之根，谓之阳则可，谓之火则不可，故谓坎中之阳，亦非火也。(《医旨绪余·右肾水火辩》)

按：孙氏此说，乍看新意盎然，久久思之，实则不然。既然肾间动气为太极浑然之元气，具生生不息之机，则此动气为阴阳交融之体，不分阴阳，何又谓"坎中之阳，即两肾中间动气"？肾间动气是指坎整体作用的浑然元气。乾为三焦相火，坤为水，乾坤交融而为坎，故曰坎为命门，即肾间动气为命门。此动气，即太极浑然元气，既不曰火，亦不曰水。"坎中之阳"本为乾之质，若只提"坎中之阳"为动气，是分离命门太极浑然元气为阴阳二气，是单指阳气为动气。阳气与太极元气是有区别的。既曰阴、曰阳，则两仪立，元气一分为二，便不是命门太极浑然元气。阴阳者，水火之征兆，故曰阳为火，阴为水。孤阳虽动而无生机，太极元气动才俱生机。所以，孙氏指坎为命门，太极元气为肾间动气是对的，又指坎中之阳为肾间动气，反见其对肾间动气的概念是模糊的。画蛇添足，反而生拙。

又乾坤交媾为离，二阳含一阴，也为命门太极，故曰膻中为命门、包络为命门。

另外，孙氏又倡宗气太极说，他在宗气、营气、卫气说中以宗气为太极，以营气为太极阴仪，以卫气为太极阳仪。(《赤水玄珠全集》)

（八）肚脐命门说

王大有在《图说太极宇宙》中阐述了中国传统的太极文化。他说："太极是什么？太极是万物生命变化的始原点，是命门，同时又是气运化的轨迹和模式""在人是肚脐。胎儿靠脐带与母体连接，通过脐带供应营养物质，因此脐带是人的命门。脱离母体的新生儿长大以后，肚脐区为'气海'，是生长人体最精微的生命始原物质（精气）的地方"以肚脐为人身之太极命门说，历代医家都有论述，如《难经·八难》说："诸十二经脉者，皆系于生气之原。所谓生气之原者，谓十二经之根本也，谓肾间动气也。此五脏六腑之本，十二经脉之根，呼吸之门，三焦之原。"《难经·六十六难》说："脐下肾间动气者，人之生命也，十二经之根本也。"《类经附翼·大宝论》说："人之初生，生由脐带，脐接丹田，是为气海，即命门也。所谓命门者，先天之生我者由此而受，后天之我生者由此而栽也。夫生之门即死之户，所以人之盛衰安危皆系于此者，以其为生气之源，而气强则强，气衰则病，此虽至阴之地，而实元阳之宅。"《本草纲目》卷52人部说："胎在母腹，脐连于胞。胎息随母，胎出母腹，脐带既剪，一点真元，属之命门丹田，脐干自落，如瓜脱蒂，故脐者人之命蒂也。"《医学秘旨》说："脐带与母之真气相连，如果生枝也，乃一身之根本也。"《医学原始》说："人之始生，先脐与命门，故为十二经脉之主。"肚脐区属脾胃，《难经》说脾病当脐有动气，所以一般医家谓脐属脾胃命门太极说。其实脐与五脏六腑及奇经八脉都有联系，故为十二经脉之根本。高树中《中医脐疗大全》对此有汇编。

脐通过奇经八脉与十二经脉相通：奇经八脉指督、任、冲、带、阴跷、阳跷、阴维、阳维八条经脉，其中，有4条经脉直接到脐。一是任脉。二是督脉，《素问·骨空论》："其少腹直上者，贯脐中央，上贯心，入喉……"三是带脉，《灵枢·经别》："当十四椎，出属带脉"。《经络学》：带脉"横绕腰腹周围，前平脐，后平十四椎"。四是冲脉，《素问·骨空论》："冲脉者，起于气街，并少阴之经，挟脐上行，至胸中而散"。

任脉为"阴脉之海"，能"总任诸阴"，对全身阴经脉气有总揽、总任的作用，其脉气与手足各阴经相交会。足三阴与任脉交会于关元、中极；阴维与任脉交会于天突、廉泉；冲脉与任脉交会于阴交；足三阴经脉上交于手三阴经脉；故任脉联系了所有阴经。也就是说，脐通过任脉与全身的阴经相联通。

此外，据《奇经八脉考》，任脉会足少阳于阴交，会手太阳、少阳、足阳明于中脘，会手足阳明、督脉于承浆。即脐又可通过任脉与小肠经、三焦经、大肠经、胆经、胃经、督脉等相联通。

督脉为"阳脉之海"，能总督诸阳，其脉气多与手足三阳经相交会（大椎是其集中点）；又带脉出第二腰椎，督脉与阳维脉交会于风府、哑门。故脐可通过督脉与诸阳经相联系。

带脉横行腰腹之间，能约束诸经，足部的阴阳经脉都受带脉的约束。又由于带脉出自督脉，行于腰腹，腰腹部是冲、任、督三脉脉气所发之处。故脐可通过带脉与足三阴经、足三阳经及冲、督相联系。

冲脉上至头，下至足，贯穿全身，为"十二经之海""五脏六腑之海"，能调节十二经气血，其脉气在头部灌注诸阳，在下肢渗入三阴，并与肾、胃经相并上行。故脐可通过冲脉与十二经脉相通。

总之，任、督、冲一源而三岐，任、督、冲、带四脉脉气相通，共同纵横贯穿于十二经之间，具有调节正经气血的作用，故神阙穴可通过奇经八脉通周身之经气。

脐与五脏及其经脉相通。

脐与心相通，《灵枢·经筋》："手少阴之筋……下系于脐"；《素问·骨空论》：督脉"其少腹直上者，贯脐中央，上贯心"；《会元针灸学》："神阙（脐）者，神之舍也，心藏神，脐为神之舍"；《经穴名の考察》："神阙，神是心灵、生命力，阙是君主居城之门（树中按：心者，君主之官），为生命力居住的地方"。可见，脐与心脏、心经相通。

脐与肝相通，《灵枢·营气》："上行至肝……其支别者，上额，循巅，下项中，循脊入骶是督脉也，络阴器上过毛中，入脐中。"又据解剖学脐下腹膜有丰富的静脉网，连结于门静脉（肝脏）。在胎儿时期，脐静脉直达肝脏。可见脐与肝通。

脐与脾相通，《灵枢·经筋》："足太阴之筋……聚于阴器，上腹结于脐。"冲脉夹脐上行，脾经之公孙穴通于冲脉。又脾为后天之本，而脐为后天之气舍。

脐与肺相通，《灵枢·营气》："故气从太阴出……入脐中，上循腹里，入缺盆，下注肺中，复出太阴"。又肺脉属肺，下络大肠，而《灵枢·肠胃》曰："迴肠当脐"。另据经脉循行，足少阴肾经夹脐上行，入肺中。此外，脐属任脉，而肺经之络穴列缺通于任脉。故脐与肺脏、肺经相通。

脐与肾相通，《灵枢·经别》："足少阴之正……上至肾，当十四椎，出属带脉。"而带脉前平脐部，故肾与肾经可通过带脉通脐。又肾脉夹脐上行，肾为先天之本，脐也为先天之本。《道藏》曰：神阙"为心肾交通之门户"。

脐与六腑及其经脉相通。表里脏腑经脉之间的络属关系，决定了脐与五脏相通，也与六腑相通。

脐与胃相通，脐当胃下口。《灵枢·经脉》："胃足阳明之脉……下夹脐。"《难经·二十七难》："冲脉者，起于气冲，并足阳明之经，夹脐上行，至胸中而散也。"脐属任脉，《奇经八脉考》曰：任脉"会足阳明于中脘"。

脐与胆相通，脐属任脉，任脉会足少阳于阴交；督脉贯脐中央，督脉会足少阳于大椎；带脉过脐，会足少阳于带脉、五枢、维道，且足少阳胆经的足临泣穴通过于带脉。故脐可通过任、督、带脉与胆腑及胆脉相通。

脐与大肠相通，脐之深部直接与大肠连接。《灵枢·肠胃》："回肠当脐。"《幼科大全·论脐》："脐之窍属大肠。"

脐与小肠相通,《灵枢·肠胃》:"小肠后附脊,左环回周迭积,其注于回肠者,外附于脐上"。脐属任脉,《奇经八脉考》曰:任脉"会手太阳于中脘"。督脉"贯脐中央",会手太阳于大椎,且手太阳小肠经的后溪穴通于督脉。故脐与小肠腑、小肠经相通。

脐与三焦相通,《难经·六十六难》:"脐下肾间动气者,人之生命也,十二经之根本,故名曰原。三焦者,原气之别使也,主通行三气,经历于五脏六腑。原者,三焦之尊号也,故所止辄为原"。《难经·三十一难》:"中焦者……其治在脐旁;下焦者……其治在脐下一寸,故名曰三焦。"脐属任脉,《奇经八脉考》曰:任脉"会手少阳于中脘",故脐与三焦腑、三焦经相通。

脐与膀胱相通,《灵枢·经别》:足少阴经别,"别走太阳而合……出属带脉"。带脉过脐,故足太阳膀胱经可通过带脉与脐相通。督脉"贯脐中",《奇经八脉考》曰:督脉"与太阳中络者合少阴上股内廉",故脐可通过督脉与膀胱腑、膀胱经相通。

经络感传证明脐直接与全身经脉相通。

有人针刺经络敏感人神阙穴时发现,针刺神阙穴能引出不少感传路线,其大体可分为三类:一是纵行的主干,呈双向贯注循行任脉通督脉;二是横行双向贯注的环形路线,为沟通神阙穴与命门穴的一条捷径;三是由神阙穴向胸腹壁斜行双向贯注的放射状路线。这些感传路线分布严正,排列规则,分布联系范围广泛。这说明脐与全身经脉相通。

综上所述,脐乃经络的总枢,经气的汇海。

(九)小结——四命门

从前文所述可知,右肾命门说、两肾俱称命门说、动气命门说、肾间命门说(还有徐大椿的冲脉命门说,陈修园等的下窍产门、精关命门说,按中医理论都应属肾),其说虽异,其本则一。目命门与脑命门合一，肚脐命门与脾胃命门合一。故合言人身命门有四：一是脑命门，二是肾间命门，三是包络命门，四是脾胃土命门。这四大命门在《黄帝内经》中称之为四海。《灵枢·海论》说："人有髓海，有血海，有气海，有水谷之海。"这四海与人的生命至关重要，故后世医家称之为命门。四海与四命门的关系是：髓海配脑命门，心包络为血母，故血海配包络命门，肾间有动气，为生气之源，故气海配肾间命门，水谷精微出于胃府，故水谷之海配脾胃土命门。然这四海（即四命门），无一不配有三焦，三焦为乾之象，乾为日，万物生长靠太阳，由此可知三焦的重要性，《中藏经》之赞誉非虚言矣。

众所周知，肾主寒冬，肾生髓，犹如源泉；脑藏髓，犹如大海，故曰脑为髓海。水之源头在源泉，水之气化则在大海。源泉之水，不是来源于泉水，就是来源于冰雪。然而无论是冰雪化水，还是海水化气，都是太阳的作用。没有太阳就没有气化生机，所以无论是肾命门，还是脑命门，其生机全在三焦相火——一轮红日。

四海（即四命门）与佛教倡言的地、水、火、风为四大，有密切关系。佛家认为地、水、火、风四者广大，能够产生出一切事物和道理。水指肾，火指心，地即土指脾，风即气指三焦。脾为坤，三焦为乾，水为坎，火为离，是也未离开乾、坤、坎、离四卦。乾、坤、坎、离，即天、地、日、月，为万物之本源。火水指燥湿言，地风指动静言。孙思邈曾把佛家四大学说吸收到中医学中来。他在《千金要方·诊候》中说："地（土）、水、火、风和合成人。凡人火气不调，举身蒸热。风气不调，全身僵直，诸毛孔闭塞。水气不调，身体浮肿，气满喘粗。土气不调，四肢不举，言无音声。火去则身冷，风止则气绝，水竭则无血，土散则身裂。……凡四气合德，四神安和，一气不调，百一病生。四神动作，四百四病同时俱发。又云一百一病，不治自愈；一百一病，须治而愈；一百一病，虽治难愈；一百一病，真死不治。"西人恩比多立（Empeaocles）据佛教四大说倡四元说，认为水、风（气）、火、土四元素，是构成自然界万事万物的本源。中西汇通派的王宏翰接受四元素说撰《医学原始》，对四元素说大加发挥，其说甚辨。

综前文所述，可知儒、道、佛三家对人体生命之本源的认识是一致的，只是他们的具体做法有异矣。

详考古今命门之说，虽有以上诸说之异，要皆源于易理。只是由于各人从不同的角度看问题，故有以上诸说。如从先天讲曰命门在头，从后天讲曰命门在肾，从气化讲曰动气，从位置讲曰在肾间，从脑命之用讲曰在心包络。但细探幽微，可以发现人体的生命轴线是：脑—心（包络）—脾—肾。其中脑—肾为一体（物质基础是精髓），心（包络）—脾为一体（物质基础是血与津液），统贯二体者是三焦相火（物质基础是气）。贯穿其中的易理是乾、坤、坎、离四卦。乾体破为离，坤体破为坎。乾坤为体，坎离为用。乾、离二卦"同而为日"（引自《周易集解》），所谓太阳是一切生命体的本源也。先天图中，乾为首，脑也。后天图中，乾位西北，属肾也，离位南方，乾离同而为日，离配心也。从此看来，生命线总不离乾卦，无乾则不能生万物，何以称命门？但三焦为乾象，所以生命的主宰者是三焦相火。然而孤阳不生，必配之以阴才能有生机。故曰乾元之"万物资始"与坤元之"万物资生"所构成的太极体系，正是中国古代生命学说的关键所在。所以命门必为阴阳交融之体。

《说卦》曰"坤为黑"，先天图中，坤位北方，黑者肾色，北方肾位，故坤亦配肾。坤为纯阴，是为真水。乾为纯阳，是为真火。乾坤"阴阳之合配日月"，荀爽注："乾舍于离，配日而居，坤舍于坎，配月而居"。荀氏在注《乾·象》时还说："乾起于坎而终于离，坤起于离而终于坎，坎离者，乾坤之家，而阴阳之府。"（引自《周易集解》）这就是讲阴阳交配之义。后天图中，乾居西北降于肾，肾配坎；先天图中，乾居南方离位，故曰"乾起于坎而终于离"。后天图中，坤居西南，升于心，心配离；先天图中，坤居北方坎位，故曰"坤起于离而终于坎"。这就是说，肾精纯阴为坤象，上贮于脑，与乾阳交合则成离，此脑中命门之象。少阳相火纯阳为乾象，下藏于肾，与坤阴—肾精交合则成坎，此肾中命门之象。因离配心，心包络为心之护卫，故有心包络命门之象。离为目，故曰"命门者，目也"。此千古之谜得破矣。于养生家则谓：脑中命门为上丹田，肾间命门为下丹田，心为中丹田。于此可知，"坎离者，乾坤之家，而阴阳之府"，其说深刻内涵，有生化之奥妙。故《周易参同契》开篇之首，即赞誉乾坤坎离四卦为易道之纪纲。

乾坤者，易之门户，众卦之父母，坎离匡郭，运毂正轴。牝牡四卦，以为橐钥，覆冒阴阳之道，犹工御者，准绳墨，执衔辔，正规矩，随轨辙，处中以制外，数在律历纪。……天地设位，而易行乎其中矣。天地者，乾坤之象也，设位者，列阴阳配合之位也。易谓坎离，坎离者，乾坤二用。二用无爻位，周流行六虚，往来既不定，上下亦无常。幽潜沦匿，变化于中，包囊万物，为道纪纲。……坎戊月精，离己日光，日月为易，刚柔相当。土王四季，罗络始终，青赤白黑，各居一方，皆禀中宫，戊己之功。(《周易参同契》)

乾阳往交坤阴而成坎，坎为月，中纳戊土，坤阴往交乾阳而成离，离为日，中纳己土，日光与月精交会于中官，阳阴正好匹配，此讲上、下命门皆赖水谷精微滋养，而精微营养物质生于中宫命门。故朱元育说："乾坤之大用尽于坎离，坎离之妙用归于戊己，一部《参同契》，关键全在此处。"笔者认为，中医学全部的关键也都在于此。

关于命门的现代讨论，我在《中医内伤火病学》一书中列有"命门实质探析"专篇论述，读者可以参阅。

五、石寿棠太极说

清代医家石寿棠着《医原》一书，援用太极、阴阳、八卦、五行等学说，解释脏腑、经络、营卫气血、津液的生理功能与病理变化，以及指导辨证、立法、处方、用药等，其说雄辩，论说独特，引文广博，由博返约，深入浅出，易读易懂，对我启发很大。石氏此著，是医易科学的一个典范，理法方药齐备，引导了医易科学的发展方向，指明了在医易科学引导下，如何使中医学发展创造出新的理论来指导临床。

石氏认为"天地者，太极一气之所化也"（《内伤大要论》），故立专篇《人身一小天地论》阐述"天地与人，同一理也"，认为"人禀天地之气以生，即感天地之气以病，亦必法天地之气以治"。这就是石氏所说的医之原，"因病之原，探医之原，并探其原中之原"，故取书名曰《医原》。

石氏还立专篇《阴阳互根论》，论说人身的太极阴阳。

《易》曰：太极生两仪，两仪生四象，四象生八卦，八卦相错，万物生焉。太极，阴含阳也；仪象，阳分阴也。阳不能自立，必得阴而后立，故阳以阴为基，而阴为阳之母；阴不能自见，必待阳而后见，故阴以阳为统，而阳为阴之父。根阴根阳，天人一理也。（《医原·阴阳互根论》）

石氏以乾为阳为天，配人身之肺金；以坤为阴为地，配人身之脾土。肺为燥气，脾为湿气，因此以"燥湿二气，为百病之纲领"，并立《百病提纲论》专篇阐述之。

夫天地之气，阴阳之气也；阴阳之气，燥湿之气也。乾金为天，天气主燥；坤土为地，地气主湿。乾得坤之阴爻成离，火就燥也；坤得乾之阳爻成坎，水六湿也。乾坤化为坎离，故燥湿为先天之体，水火为后天之用，水火即燥湿所变，而燥湿又因寒热而化也。水气寒，火气热。寒搏则燥生，热烁则燥成；热蒸则湿动，寒郁则湿凝；是寒

热皆能化为燥湿也。(《医原·百病提纲论》)

据此石氏又立《湿气论》和《燥气论》两篇文章，专论燥湿二气的证治，无论外感与内伤，石氏所立理法方药俱从此出。

六、心太极说

宋代大易学家邵雍提出"心为太极"的观点。他所说的"心"有两方面含义：一是作为思维器官的心，即人心；二是指先天之学中的太极，谓"万化万事生乎心"。

明代大医学家张景岳在以《伏羲六十四卦圆图》解说人身："是图虽象乎万有，尤切夫人之一身。故曰先天图者，环中也；环中者，天之象也。六十四卦列于外，昭阴阳交变之理也；太极独运乎其中，象心为一身之主也。"张氏指出，六十四卦圆图的中心是太极，象征心是人身的太极。《素问·六节藏象论》："心者，生之本，神之变也。"《灵枢·邪客》说："心者，五脏六腑之大主也，精神之所舍也。"《素问·解精微论》说："夫心者，五脏之专精也。目者，其窍也。"而《灵枢》有目为命门之说，则可看作心为命门之本。然命门为太极，则心也为太极矣。

有人说，韩国四象医学，按照"太极生两仪，两仪生四象"学说，将心视为太极，心与身为两仪，肝脾肺肾为四象。"心"太极只进入两仪范畴，而未进入四象范畴，也就是说"心"太极在肝脾肺肾四象之上，是统领四脏的主宰，故曰心为太极。

七、《伤寒论》太极说

张仲景《伤寒论》的理论源于《黄帝内经》，这是大家公认的、不争的事实，但要说到《伤寒论》与《周易》有密切关系，就有人反对了。

其实张仲景在《伤寒例》中已经指出《伤寒论》与《周易》的关系了。他论"决病法"用的是后天八卦方位图，论年周期阴阳的升降用的是阳爻升、阴爻降理论等。《伤寒论》的六经顺序来源于《内经》五运六气太阳→阳明→少阳→太阴→少阴→厥阴，而五运六气理论用的就是《周易》的河图、洛书理论。所以近来开始有人用易理研究《伤寒论》了。如孟庆云先生说："《伤寒论》之六经所表述的是六种'象'，而病象的演进乃是对'六爻之动'的模拟，具体来说，是对乾卦初九到上九的模拟。"并进一步以泻心汤证和承气汤证为例，说明《伤寒论》用的是模拟卦的病症模型，即常常把卦象当成人体的生理和病症的模型。并认为《伤寒论》的和法即来源于《周易》的中和观。陈桂苍先生也认为《伤寒论》闪耀着《周易》的光辉。《周易》是用阴爻和阳爻建构起来的宇宙模式，《伤寒论》就用阴阳为辨证大纲。《周易》划分太阳升降出入的轨道为 6 个时空阶段，以乾卦六爻应象。如《象传》乾卦云："大明终始，六位时成，时乘六龙以御天。"《伤寒论》从太阳病到厥阴病的设置与传变规律，同样体现了阴阳邪正盛衰转化的六个位象。并用河图、洛书理论来预测疾病的传变。因此《周易》的核心理论——太极说，也反映在了《伤寒论》中。王梅竹说："《伤寒论》之六经辨证体系的形成，是以仲师的平脉辨证之医疗实践为基础，遵循《内》《难》之医理，深究《周易》之哲理，在《周易》之阴阳的思想指导下创立起来。"刘联群进一步指出："六经是概括人体阴阳气血变化规律的纲领，这个纲领本于《周易》太极阴阳。三阳归属在太极阳端，三阴归属在太极的阴端，但为一个整体，并把人体十二经脉纳入六经之中，构成了一个人体与大气相合的整体循环模式，体现了以阴阳为纲的基本原理。在病理方面，六经是用来观察、分析和认识疾病的说理工具。……从总体讲，太阳是一切阳性疾病的始发期，阳明是一切阳性疾病的最明显期，少阳是一切阳性疾病的衰减期，太阴是一切阴性疾病的始发期，少阴是一切阴性疾病的最深重期，厥阴是一切阴性疾病的衰减期。"

八、田合禄太极说

太极是阴阳两仪的结合点，或曰原点，若从哲学意义上来说，是道；若从数学意义上来说，可视为0。而阴阳两仪则是一对相对立的范畴，各以对方为存在的条件。太极就是两仪的对称轴心，所以单个的脾土——至阴，不能称为太极。同理，单个的心火亦不能称为太极，单个的三焦相火亦不能称为太极。言太极，必含阴阳这一对概念。

我根据前贤各家的论述，摄取各家精华，取其长，弃其短，总结历史经验，并结合太极阴阳五行八卦原理，在《中医外感三部六经说》和《医易启悟》中提出了以四时五脏阴阳为本的新的五脏配太极八卦阴阳五行说（图3-9和图3-10）。

乾为纯阳，配标本皆阳的少阳三焦相火，坤为纯阴，配标本皆阴的太阴脾水，为太极之两仪，合乾坤，火水交济，生化中气是为太极。

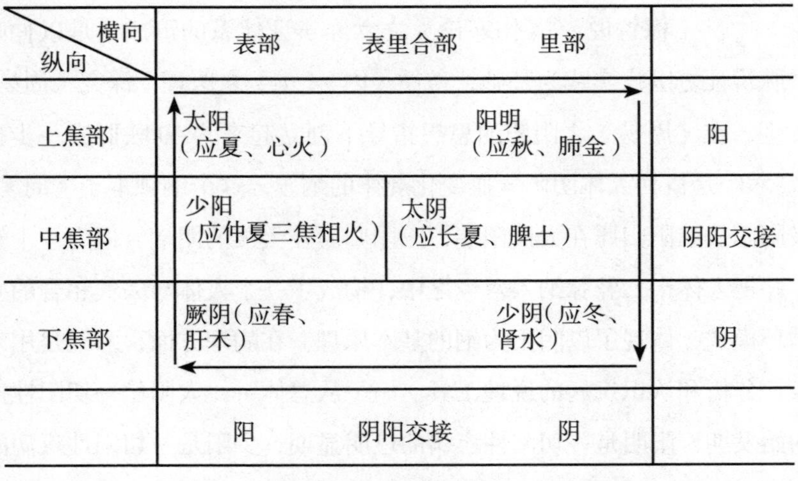

横向 纵向	表部	表里合部	里部
上焦部	太阳 （应夏、心火）	阳明 （应秋、肺金）	阳
中焦部	少阳 （应仲夏三焦相火）	太阴 （应长夏、脾土）	阴阳交接
下焦部	厥阴（应春、肝木）	少阴（应冬、肾水）	阴
	阳	阴阳交接　　　阴	

图3-9　四时五脏阴阳示意图

八卦	坤脾	艮胃	坎肾	巽胆	震肝	离心	兑肺	乾三焦
四象	肺		肾		肝		心	
两仪	脾				三焦			
太极	中气							

图3-10　脏腑配太极八卦图

章虚谷在《医门棒喝二集·卷二·太阳上篇》说："上焦外通太阳、阳明，中焦外通少阳、太阴，下焦外通少阴、厥阴。"即主张少阳和太阴主中焦。少阳三焦之气化生肝心（主阳气，配春夏，肝为阳中之少阳，心为阳中之太阳），太阴脾之气化生肺肾（主阴气，配秋冬，肺为阴中之少阴，肾为阴中之太阴），肝（厥阴）心（太阳）肺（阳明）肾（少阴）为四象。离配心，震配肝，坎配肾，兑配肺，艮坤巽乾位四隅属中，艮坤属太阴土配脾胃，巽乾属少阳相火配三焦胆。

这可从王好古在《此事难知》中记载其师李东垣"不传之秘"的《人消天地图》得到证明。

天地之形如卵，横卧于东、南、西、北者，自然之势也。血气运行，故始于手太阴，终于足厥阴。帝曰：地之为下否乎？岐伯曰：地为人之下，太虚之中也。曰：冯乎？曰：大气举之也。是地如卵黄在其中矣！又曰：地者，所以载生成之形类也。《易》曰：坤厚载物，德合无疆。信乎天之包地，形如卵焉。故人首之上，为天之天，足之下，为地之天。人之浮于地之上，如地之浮于太虚之中也。气之西始于寅，终于丑，血之东根于辛，纳于乙，相随往来不息，独缺于干巽，为天地之门户也。启玄子云：戊土属乾，己土属巽。遁申曰：六戊为天门，六己为地户，此之谓也。《经》云：天地者，万物之上下，左右者，阴阳之道路。气血者，父母也，父母者，天地也。血气周流于十二经，总包六子于其中，六气，五行是也。无形者包有形，而天总包地也。天左行而西气随之，百川并进而东血随之。（《此事难知》）

李东垣为什么说"独缺于乾巽"呢？久久思之，始悟其根据是《黄帝内经》和《伤寒论》。《素问·脉解篇》提出六经与月份及时辰的配合关系，见表3-2。

表3-2　六经配月、时表

六　经	月　份	时　辰
太阳	正月	寅
厥阴	三月	辰
阳明	五月	午
少阴	七月（据《太素》）	申
少阳	九月	戌
太阴	十一月	子

《伤寒例》四时八节，二十四气，七十二候决病法中提出月份与八卦的配合关系，谓"立春正月节斗指艮卦，立夏四月节指巽卦，立秋七月节指坤卦，立冬十月节指乾卦"。准此，太阳在艮卦，厥阴在震卦，阳明在离卦，少阴在坤卦，少阳在兑卦，太阴在坎卦，独缺乾巽二卦为天地之门户也。李东垣言人身一太极，气血为两仪，周流于一身，六经配六卦，乾巽为天门地户（图3-11）。

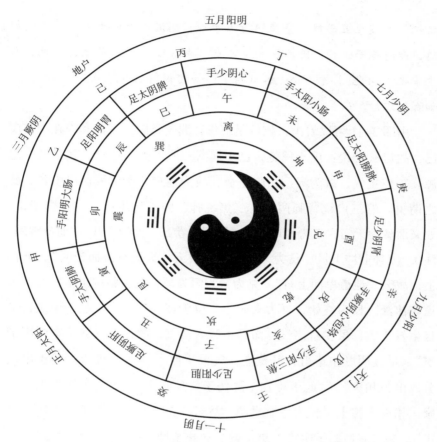

图3-11 人消天地图

　　脾虽寄于坤，实用于巳，从上肺心，从下肾肝，脾中得三数也。如气寄予辛而用于寅，包络三焦寄于丑而用于申也，此人之所以肖天地而生。《易》曰乾为首，坤为腹，震为足，巽为股，坎为耳，离为目，艮为手，兑为口。

　　手之三阳，从手走头，足之三阳，从头走足，是高能接下也。

　　足之三阴，从足走腹，手之三阴，从腹走手，是下能趋上也。

　　故上下升降而为和。《易》曰："天道下济而光明，地道卑而上行。"《易》曰："山泽通气。"故气寄于辛，用于寅，平旦始从中焦注，循天

123

之纪，左旋至丑而终。昼夜通行五十度，周流八百一十丈。夫倡则妇随，血随气而上行，殊不见润下之意。《经》云：气主煦之，升也；血主濡之，润也。《书》云：水曰润下。如何说得从气之血有不行之体，如百川右行，东至于海。

由图3-11可以看出，乾位是三焦，巽位是脾。三焦和脾在中宫戊己，故启玄子说：戊土属乾，己土属巽。所谓天门地户，就是气血之源。三焦主气，故为天门，脾主血，故为地户。所谓气血出中焦，此之谓也。然三焦统肾肺两脏，三焦统肺，肺开窍于鼻，脾开窍于口，故又谓鼻为天门，口为地户（见《脉望》卷三"天门常开""地户常用"注）。谦卦上坤下艮。艮为天为光明，故云"天道下济而光明"；坤在上，故云"地道卑而上行"。兑为云为雨为泽，兑主肺位于辛，通调水道布津液。艮为终始，艮为太阴土，位于寅。三焦之气起于中焦，平旦生发于寅，虽主持诸气，而肺主吸入清气，故云"气寄于辛而用于寅"。足厥阴肝主于丑，肝藏血，气根于血。"土者，坤也，坤土申之分，申为相火"。（《此事难知·夏伤于暑秋必痎疟》）由此知土火为一家。相火生脾土，脾为生血之源，故云"包络、三焦寄于丑而用于申也"。李东垣强调了中宫三焦（乾）和脾（坤）生化气血的重要作用，这是李氏撰写《脾胃论》的宗旨。

肺吸入清气而主一身之气，肝藏血而流于周身。气血者，父母，父母者，天地。气为血帅，血为气母，气血互为体用。

天地互为体用，此肺之体，肝之用。肝主诸血，血者，阴物也，此静体何以自动？盖肺主诸气，为气所鼓舞，故静得动。一者肝之用，一者说肺之体，此天地互为体用，二者俱为当矣。是知肝藏血，自寅至申，行阳二十五度，诸阳用事，气为肝所使；肺主气，自申至寅，行阴二十五度，诸阴用事，血为肺所用。（《此事难知》）

李东垣用手足阳经下降和手足阴经上升，阐述了《易》逆数的原理。

天气下降，地气上升，天地气交，才能化成万物，人乃万物之一也。

又证诸于《秘本伤寒第一书》，该书即以心包络在脾、三焦在胃俱属中宫论之。谓"手少阳三焦者，《难经》谓水谷之道路，气之所终始，缘胃为水谷之海，而实系三焦主之，故属艮土，而为先天震与坎乾之卦""胃者，亦北水也，而三焦寄于内，上存膻中谷气。膻中者，心主之宫城也。盖命门心主，为少阴，而积阴为太阴，为至阴。膻中谷气，为少阳，而积阳为太阳，为至阳，乃万物之纲纪，变化之父母，生杀之本始，神明之府也""心包络者，命门小心之外经，即属命门小心之脉，居中焦，而属于脾土，连于心系，上通膻中，下络于包，而与三焦相表里……属先天坤土而兼巽与离兑，为厥阴之位，合之三焦，同为至贵，手厥阴也""心属先天离火，而居于坤宫，手少阴也""脾本天一所生之水，内藏元阳，为阴阳五行之祖，五脏六腑之本，呼吸之门，精神之舍，气血之根，而为医之心法所起者也""而包络、三焦，根于命门，禀于膻中，分主气血，乃太极之动静而分为阴阳者也"。可见中宫的主要功能是君火、相火的蒸腾腐熟作用，心之君火寄于坤脾，三焦相火寄于胃腑，饮食入胃，在二火的蒸腾腐熟作用下，三焦运其化生之气于周身，脾运其所泌之津液于周身（即心包络代心运血液于周身）。其实这就是李东垣的"不传之秘"，《秘本伤寒第一书》的作者悟之矣，我明之矣，得其真传。故曰包络、三焦分主气血，一为血母，一为气父。相火代君火行事，故李东垣说相火寄于脾土，可知运行周身的阳气，乃相火之一轮红日，普照我身。正如《素问·生气通天论》所说："阳气者，若天与日，失其所，则折寿而不彰。故天运当以日光明，是故阳因而上，卫外者也。"

黄元御言中气——胃气是人体的太极元气，是促进机体生命存在的根本之气，其理论根据是《素问·平人气象论》所说的以"胃气为本"。胃气充周于一身，为生命之根源，《内经》多处谈到胃气的重要性。

平人之常气禀于胃。胃者，平人之常气也。人无胃气曰逆，逆者死。

人以水谷为本，故人绝水谷则死，脉无胃气亦死。……但弦无胃曰死。……但钩无胃曰死。……但代无胃曰死。……但毛无胃曰死。……但石无胃曰死。(《素问·平人气象论》)

五脏者，皆禀气于胃。胃者，五脏之本也。脏气者，不能自至于手太阴，必因于胃气，乃至于手太阴也。故五脏各以其时，自为而至于手太阴也。故邪气胜者，精气衰也。故病甚者，胃气不能与之俱至于手太阴，故真藏之气独见。独见者，病胜脏也，故曰死。(《素问·玉机真脏论》)

食气入胃，散精于肝，淫气于筋。食气入胃，浊气归心，淫精于脉。脉气流经，经气归于肺，肺朝百脉，输精皮毛。毛脉合精，行气于府，府精神明，留于四脏。气归于权衡，权衡以平，气口成寸，以决死生。(《素问·经脉别论》)

气积于胃，以通营卫，各行其道。(《灵枢·刺节真邪篇》)

四肢皆禀气于胃。……四肢不得禀水谷气，气日以衰，脉道不利，筋骨肌肉，皆无气以生，故不用焉。(《素问·太阴阳明论》)

胃者，六腑之海。(《素问·逆调论》)

阳明者，五脏六腑之海。主润宗筋，宗筋主束骨而利机关也。(《素问·痿论》)

所谓阳者，胃脘之阳也。(《素问·阴阳别论》)

调之中府，以定三部。(《素问·离合真邪论》)

胃气主宰人体所需的各种营养物质，滋养人体的五脏六腑、四肢百骸。人的生长壮老死，皆赖以胃气。有胃气则生，无胃气则死。其非人身之元气乎！人身之气，"道在于一"(《素问·玉版论要篇》)；"得一之情，以知死生"(《素问·脉要精微论》)。道生于一，一者太极也。一身性命之根蒂，皆在于胃气（即中气），其非人之太极乎！《道德经》

说："道生一，一生二，二生三，三生万物，万物负阴而抱阳，冲气以为和。"冲，帛书为中。就是"中气以为和"，即中和之气。但这里的胃气，不同于一般人所指的胃之气，而是指由三焦和脾和合成的中和之气，包括营卫气血。

《伤寒第一书》谓"脾本天一所生之水"有没有根据呢？有。脾为坤卦。坤，古作"巛"。如《大戴礼·保傅篇》："易之乾巛。"《后汉书·舆服志》："黄帝尧舜垂衣裳而天下治，盖取诸乾巛。"马王堆帛书《周易》中，坤作"川"。《玉篇·川部》："巛读为川，古坤字。"巛与川向通，巛为坤，甲骨文川为水，则坤亦为水矣。尚秉和《周易尚氏学》就谓坤为水。又坤为地。《春秋考异邮》说："地主月精。"《感精符》说："月者，阴之精，地之理。"知坤有月象，坤为月。《开元占经》，"王子年《拾遗记》曰：'瀛洲水精为月。'范子计然曰：'月者，水也。'《淮南子》：'月者，天之使也。水气之精者为月。'"黎子耀曾说："坤为地为月。"《说卦传》说："坎为月""坎为水"。月与水同类相通。坤既为地为月，而月为水，故坤亦为水，则脾为水明矣。何况脾主湿，湿之质即是水也。

我的人身太极说，是在五运六气和四时五脏阴阳五行理论基础上建立起来的。《内经》谓："少阳之上，相火主之""太阴之上，湿气主之"，少阳、太阴为标，相火、湿气为本，由此可知，少阳标本皆阳，是为纯阳，配纯阳乾卦；太阴标本皆阴，是为纯阴，配纯阴坤卦。乾坤阴阳和合是为一太极。单一脾脏为纯阴，何得为太极？相火归属三焦，故少阳当以三焦为主，可知太极之阳为三焦相火。有的《灵枢·本输》版本谓"三焦者，足少阳太阴之所将"是对的。故学者往往将三焦相火引入命门，如刘完素《素问气机保命集》谓："右肾属火游行三焦，兴衰之道由于此"；张元素《脏腑虚实标本用药式》谓："三焦为相火之用，分布命门原气，主升降出入，游行天地之间，总领五脏六腑、营卫经络、内外上下左右之气";赵献可《医贯》则以命门右旁小窍属三焦,周流先天无形之相火于五脏六腑而不息。张介宾《三焦包络命门辨》谓:"命门为阳气之根,故随三焦相火之脉",总之命门、太极离不开三焦相火。

前文言坤脾为月为水,而乾则为日为火,相火是一轮红日,人身之大宝,知太极、命门含有日月、水火之义。《灵枢·邪客》"天有日月,人有两目",故《灵枢》曰:"命门者目也",如此才能明白王冰注《素问·阴阳离合论》时所说"命门者藏精,光照之所则两目也"的确切含义。三焦相火寓于胆,故胆字从日从月,胆经的募穴名曰"日月"。

再从《伤寒论》少阳病"口苦、咽干、目眩"来看,苦为火味,火上炎则出现"咽干、目眩"的症状。为什么表现于目呢?因为目是太极的窗口。而口、咽为脾胃之窍,可知"口苦、咽干、目眩"乃命门之病。

至于太极的水火之义,诸家论述颇多,也多有精义,读者可参阅。但我建立的太极在中宫,不在肾,要强调的是相火的蒸腾腐熟作用、气化作用,以及脾阴即脾水的作用,而不是肾水的作用。

《灵枢·本输》说:"肺合大肠……肾合膀胱,膀胱者,津液之府也。少阳属肾,肾上连于肺,故将两脏。三焦者,中渎之府也,水道出焉,属膀胱,是孤之府也。"对于"少阳属肾,肾上连肺,故将两脏"一句,历代医家有不同的解释,现分述于下。

第一,肾统率肺与膀胱。皇甫谧《针灸甲乙经》"以少阳作少阴","两脏"指肺与膀胱。

第二,肾统率三焦与肺。张志聪《黄帝内经灵枢集注》云:"一肾配少阳而主火,一肾上连于肺而主水,故肾将两脏也。"

第三,三焦统率肾与肺,见于南京中医学院《内经辑要》。

第四,肾统率三焦与膀胱,见于马莳《灵枢注证发微》、张介宾《类经》。

第五，肾有两脏，见于杨上善《黄帝内经太素》。

为什么会有这么多不同的看法呢？关键在于他们对于"属"字的理解不同，一般多理解为"联属"或"隶属"。我们认为，属通注，乃灌注、倾注之义。《说文通训定声·需部》："属，假借为注。"《仪礼·士昏礼》："酌玄酒，三属于尊。"郑玄注："属，主也。"《周礼·考工记·匠人》："水属不理孙，谓之不行。"郑玄注："属，读为注。"所谓"中渎"，即是中宫（中）的河川（渎）。中宫的水液从三焦水道灌注到肾和膀胱，犹如河水灌注大海，故曰"属肾""属膀胱"。因为三焦是水液从中宫流出的唯一通道，故曰"孤之府"。孤者，独也，唯一的主宰者。古代国王常称孤家寡人。肾为水脏，膀胱为水府，而水之上源在肺，故曰"肾上连肺"。再者，《灵枢·五癃津液别》说："三焦出气，以温分肉，充皮肤，为其津"，说明三焦和肾、肺相联系，故曰三焦"将两脏"。

三焦相火配乾卦，脾土配坤卦，合而为人身之太极。乾为天为日为火，坤为地为月为水。关于乾坤两仪的功能，《周易·彖传》云："大哉乾元，万物资始，乃统天。云行雨施，品物流行，大明终始，六位时成，时乘六龙以御天。乾道变化，各正性命，保合太和，乃利贞。首出庶物，万国咸宁"。"至哉坤元，万物资生，乃顺承天。坤厚载物，德合无疆，含弘光大，品物咸亨。牝马地类，行地无疆，柔顺利贞，君子攸行。先迷失道，后顺得常。西南得朋，乃与类行；东北丧朋，乃终有庆。安贞之吉，应地无疆"《序卦传》云："有天地，然后万物生焉。"《系辞传》云："乾坤其《易》之蕴耶！乾坤成列而《易》立乎其中矣。乾坤毁则无以见《易》，《易》不可见，则乾坤或几乎息矣。"又云："乾坤其《易》之门耶！乾阳物也，坤阴物也，阴阳合德而刚柔有体，以体天地之撰，以通神明之德。"《周易》云："天地相遇，品物咸章也。"《素问·天元纪大论》概括谓"太虚寥廓，肇基化元，万物资始，五运终天，布气真灵，总统坤元，九星悬朗，七曜周旋，曰阴曰阳，曰柔曰刚，幽显既位，寒暑弛张，生生化化，品物咸章。""乾阳物"者，三焦相火也。"坤阴物"者，脾脏湿水也。"阴阳合德"即水火合德，水火合德则万物生，而品物咸章。"章"有二义：一是显露，二是区别。就是说，万物都按地域（别也）而繁茂（显著）生长。这是坤土载物的功能，故脾脏的募穴曰"章门"。

少阳和太阴，一阴一阳，一乾一坤，为人身太极之两仪，合之为太极，分之为四象，其功大矣，是以《内经》独重少阳和太阴之意明矣。

《素问·六节脏象论》指出："凡十一脏取决于胆也。"此乃以春生少阳之气做比喻来表述胆腑的功能。本篇一开始先论"天地之运，阴阳之化"。阐明天地阴阳二气以化生四时六气之理。然阴阳二气有太过不及，"求其至也，皆归始春"（从春天开始），然后以天人相应的观点论述人体具有与天运相应的阴阳二气以化生五脏之气。"天地之运，阴阳之化""皆归始春"，人体阴阳二气之化则取决于胆。因为少阳胆为甲木，外应于春，由春之甲木可以指推三焦相火之用事。此论人体阳气归重少阳。

《素问·玉机真藏论》以"四时之序"（从春开始）论述四时所主的肝、心、肺、肾四脏脉后，论述脾脉曰"然脾脉独何主？岐伯曰：脾脉，土也，孤藏，以灌四旁者也。帝曰：然则脾善恶可得见之乎？岐伯曰：善者不可得见，恶者可见"，说明脏气之源在于脾。《素问·太阴阳明论》曰："脾藏者，常着胃土之精也。土者，生万物而法天地，故上下至头足，不得主时也。"《灵枢·五味》曰："谷不入，半日则气衰，一日则气少矣。"《素问·平人气象论》曰："人以水谷为本，故人绝水谷则死。"脾主运化水谷精微，灌注全身各脏腑组织，促使机体的生长发育，与自然界之土生养万物类似。脾健运，水谷精微源源不断地供给各脏腑组织利用，则人体健康，故"四季脾旺不受邪"（《金匮要略》），说明一年四季人体各脏腑组织每时每刻无不受到脾的滋养。此论人体阴气归重太阴。孙思邈曰："脾者土也，生育万物，回助四傍。

善者不见，死则归之。"(《备急千金方·治病略例》)

"天地之运，阴阳之化"，言四时阴阳之用而不言少阳、太阴者，以少阳、太阴主宰万物而行于四时之中也。故脾脉"善者不可得见"，五行只有一火也。在五运六气学说中，少阳为相火，太阴为湿土，一主仲夏，一主长夏，这时的气候，暑湿交合，是万物生长发育最旺盛的季节。又"土旺于四季"，分寄于春、夏、秋、冬之中，为万物之母，金、水、木、火皆寓于土中。又风、热、燥、寒分主于春、夏、秋、冬四季，"湿以濡之"而布其间，调配了自然界的基本湿度，使万物得以濡养、滋育。"少阳为游部""火游行其间"，有升发温煦的作用，使万物长养，流行于四时，调配了自然界的基本温度。最基本的温度和湿度，是自然界万物，特别是生物的生存长育，是任何时候都不可缺少的条件，由此可见这一阴一阳之水、火二气，是构成一切生命体的两种基本物质与功能。天人相应，说明了少阳和太阴在机体中的重要性。

"少阳为至阳""太阴为至阴"，其中"至"的含义有二：第一，少阳为乾卦，少阳为至阳，即乾为至阳，如《象传》所说"大哉乾元"。太阴为坤卦，太阴为至阴，即坤为至阴，如《象传》所说"至哉坤元"。则至训大、训极，就是大阳、大阴。大，通太，即太阳、太阴，就是日与月。第二，至者，行也，达也。说明少阳太阴的主要生理功能是运行调和阴阳气血。故《素问·离合真邪论》曰："不知三部者，阴阳不别，天地不分……，调之中府，以定三部。"中府，指中宫中焦部。只有调和少阳太阴，才能使阴阳达到"阴平阳秘"的动态平衡，使阴阳不致偏盛偏衰、太过不及。

少阳为相火，太阴为脾土，火能生土，水谷入胃，全凭借少阳相火的熏蒸腐化才能化生成水谷精微，脾才能运输敷布于周身。又胆汁和胰液共同配合消化水谷，所以少阳主生化周身之血气。水土为死阴，得少阳相火之气相助，才能显示出其运化升清的生理功能。相火蒸腐水谷的作用称之为火蒸湿动。

少阳包括三焦胆，太阴指脾，包括胰在内。胆汁和胰液是机体内最重要的消化液。胰液含有三种主要消化食物的酶，即胰淀粉酶、胰脂肪酶及胰蛋白酶，胰液中还含有大量的碳酸氢盐。胆汁中没有消化酶，其中含有与消化有关的胆盐、胆固醇、脂肪酸与卵磷脂等，还含有胆色素。胆汁中的胆盐和胆酸在消化过程中具有较重要的作用：①胆盐、胆固醇、卵磷脂等都可作为脂肪的乳化剂，使之乳化成微滴，以增加其与胰脂肪酶的接触面积；②启动胰脂肪酶；③胆酸可与脂肪酸结合，形成水溶性的复合物，促进脂肪酸的吸收。此外，胆汁对促进脂溶性维生素的吸收也有重要意义。(《基础生理学》)

胆汁和胰液进入十二指肠，流注小肠，与胃液和肠液合作，消化食物，便产生了胃气（中气）(图3-12)。所谓胃气，就是水谷的营养物质。水谷的营养物质在小肠被吸收后，随血液灌注全身，而滋养机体。

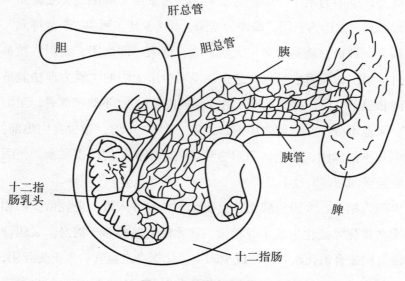

图3-12　胆汁胰液合和示意图

脾统血，三焦统气，气血在机体内周而复始，循环不已。少阳和太阴以气血的循行沟通表里，濡养内外，贯通上下。

少阳乾为天，太阴坤为地，"天食人以五气，地食人以五味。五气入鼻，藏于心肺，上使五色修明，音声能彰。五味入口，藏于肠胃，味有所藏，以养五气。气和而生，津液相成，神乃自生。"（《素问·六节藏象论》）

《素问·六节藏象论》曰："脾脉者，土也，孤藏。"《灵枢·本输》曰："三焦者……孤之腑也。"《中华大字典》载："史记，庄子，皆言南面称孤"，是孤有主宰的意思。南面称君，以主宰天下，故董仲舒《春秋繁露·五行相胜》说："土者，君之官""中央者，君官也。"脾和三焦有主宰机体生命的生理功能。少阳太阴一阴一阳，合之曰太极，在《内经》中谓之中气。黄元御在《四圣心源》中对中气有精辟的阐发，已认识到中气乃一身之主，生命之源。《医易通说》曰："中五者太极也，四方者四象也，中五之极临制四方，五行皆得中五，乃能生成，所谓物物各有一太极也。"

再者，在《内经》所论脏腑中，只有三焦和脾没有记载解剖形态，有名无形，大概是因为三焦为孤腑、脾为孤脏吧。

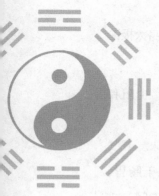

第4章 中医太极医学

一、太极医学

（一）太极升降乃百病之渊薮

天地是一大宇宙，人身是一小宇宙。经曰"天地合气，命之曰人"。《医原》说："人禀天地之气以生，即感天地之气以病，亦必法天地之气以治"。夫天地之气，阴阳之气也，阴阳之气，水火之气也。《素问·阴阳应象大论》说："水为阴，火为阳。"又说："天地者，万物之上下也；阴阳者，血气之男女也；左右者，阴阳之道路也；水火者，阴阳之征兆也。"三焦为乾天，天气主相火；太阴为坤地，地气主湿（湿之质为水）。乾（火）得坤之阴爻成离（火），坤（水）得乾之阳爻成坎（水），同声相应，同气相求也，"本乎天者亲上，本乎地者亲下，则各从其类也"（《文言传》）。虽是同气，也有区别。乾火纯阳而燥，即所谓壮火，没有生气；离火含阴，即所谓少火，是生命之火。坤水纯阴而寒，即《易》所谓的"履霜坚冰至"，没有生气；坎水含阳，即所谓少阴，是生命之水。故曰乾坤为体，坎离为用，然而"水流湿，火就燥"也。乾坤化为坎离，故水火为先天之体，燥湿为后天之用，燥湿即水火所变。水气寒，火气热。寒搏则燥生，热烁则燥成；热蒸则湿动，寒郁则湿凝；是水火寒热皆能化为燥湿而生百病。

美国学者艾兰教授在《水之道与德之端》一书中说："中国的宗教传统不同于古希腊与犹太（基督教），没有假定一个超验存在（transcendent being）或原则，中国也没有诸如《圣经》这样的神圣叙事。……中国早期的思想家无论属于哪一哲学流派，都假定自然界与人类社会有着共同的原则。人们通过体察自然便能洞悉人类。"这就是中国人的思维方法——取象比类，其在中医学中也得到了广泛应用。众所周知，自然界生命存在的两大支柱是太阳和水，没有太阳的光合作用不行，没有水的滋养也不行。人的生命存在也是如此，人体生命依赖的是三焦相火（一轮红日）与太阴脾（坤水）。此即《系辞传》所谓的"一阴一阳谓之道"。相火和脾水失常则百病生焉。

黄元御在《四圣心源》中说："阴阳未判，一气混茫。气含阴阳，则有清浊，清则浮升，浊则沉降……升则为阳，降则为阴"，说明升降运动是阴阳变化的基本形式。《景景室医稿杂存》说："浑沌初开，气分阴阳，天气轻清，地气重凝。人物亦感气而出，三才并主，人类伊始，气化之也。"则进一步说明一切生命的起源，实为阴阳升降的产物。显然升降运动普遍存在于一切生命的活动之中，故《素问·六微旨大论》说："升降出入，无器不有""非出入则无以生长壮老已，非升降则无以生长化收藏"。出入是一切生命体的新陈代谢过程，升降则是一切生命体生命活动的基本形式。升降出入，贯穿于一切生命体生命活动的始终。一切生命不但起源于升降运动，也泯灭于升降运动之中，故有"出入废，则神机化灭；升降息，则气立孤危""死生之机，升降而已"之论。

1. 阴阳升降的枢纽

少阳三焦相火为天，太阴脾水为地。《周易》泰卦《象传》说："天地交而万物通也，上下交而其志同也。"否卦《象传》说："天地不交而万物不通也，上下不交而天下无邦也。"泰卦的下卦是乾天，上卦是坤地，表示天气下降，地气上升，天地气交而万物化生。否卦的下卦是坤地，上卦是乾天，表示天气在上，地气在下，天地二气不交，故不能生化万物。由此可知，万物的化生全依赖天地二气的升降出入运动，所以《素问·六微旨大论》说："气之升降，天地之更用也。……升已而降，降者谓天；降已而升，升者谓地。天气下降，气流于地，地气上升，气腾于天，故高下相召，升降相因，而变作矣。……夫物之生，从于化，物之极，由乎变，变化之相薄，成败之所由也。……出入废则神机化灭，升降息则气立孤危。故非出入则无以生长壮老死，非升降则无以生长化收藏。是以升降出入，无器不有。故器者生化之宇，器散则分之，生化息矣，故无不出入，无不升降。化有大小，期有近远，四者之有，而贵常守，反常则灾害至矣"。因此说"死生之机，升降而已"。周学海在《读医随笔》中说："升降出入者，天地之体用，万物之橐籥，百病之纲领，生死之枢机也。"也就是说，水火的升降出入是"百病之纲领，生死之枢机"。

太阳光热下降，蒸动水液上升，弥漫空中就是湿气，所以说天地之间，六合之内，充满了湿气；湿气上升为云为雨，复降于地，而还为水。由此可知，循环于六合之内的唯水而已。故《老子》第八章将水的这种循环运动称为"几于道"。《吕氏春秋·圜道篇》亦将水与圜道等同划一。这一循环往复运动的水，才是生物生存的活命之水。这种活命之水，在人体就是口中的津液，故活从舌、从氵。

在人体，太阳就是少阳相火，水就是太阴脾土，脾胃为水谷之源，相火蒸腐化为营卫气血，以滋养人体。水升火降，水火者阴阳之征兆，这就是阴阳升降之枢纽，百病之纲要。

《素问·阴阳别论》说："一阳（少阳）发病，少气，善咳，善泄；其传为心掣，其传为隔""三阴（太阴）结谓之水（太阴脾主水）"。

(1) 相火是升降运动的根本 阴阳之气化生万物，人类伊始于气化，升降运动是气化的反映。而阳气则在气化中占主导地位，诚如张景岳说："生化之权，皆由阳气""凡万物之生由乎阳，万物之死亦由乎阳""人之大宝，只此一息真阳"。阳气者，火之化，所以阳气变化之机权，皆在于火，"阳气唯火而已"（《景岳全书》），若非明于医理，哪有此精湛良言！然火分君火相火，而"阳气之流布化生，相火也"。因此，相火是升降运动的根本。明代大医学家赵献可非常重视相火在升降运动中的主导作用，认为相火"如天君无为而治，宰相代天行化，此先天无形之火与后天有形之心火不同"，并举一例来加以说明：比之元宵之鳌山走马灯，拜者、舞者、飞者、走者，无一不具，其中间唯是一火耳。火旺则动速，火微动缓，火熄则寂然不动，而拜者、舞者、飞者、走者，躯壳未尝不存也。其形象而生动地阐明了相火在升降运动中的根本作用。故元代大医学家朱丹溪说："天非此火不能生物，人非此火不能有生。"

君火以血为养，相火以水为养，是以君火与相火为升降运动的原始动力，而血与水则为升降运动的物质基础。生命活动的升降运动，没有动力不行，没有物质基础亦不行，二者缺一即形不成升降运动。比如蒸汽机火车，锅炉之下有火，锅炉之内有水，水在火的作用下，气化为蒸汽，蒸汽推动活塞作升降运动，才能带动火车运行。没有炉下之火，水何以化气？没有锅内之水，蒸汽何生？虽然强调火（阳气）是升降运动的根本，亦不可忘记水（阴气）在升降运动中的重要作用。

相火作用于物质（水），便产生元气。所以张景岳说"相火为元气之本""相火当在命门，元气唯阳为主"（《景岳全书》）。命门（即太极）是相火与水蒸化的场所，"命门为元气之根，为水火之宅，五脏之阴气非此不能滋，五脏之阳气非此不能发""命门有生气，即乾元不息之机也，无生则息矣。……唯动唯升，所以阳得生气"（《景岳全书·命门余义》）；"诸十二经脉者，皆系于生气之原。所谓生气之原者，谓十二经之根本也，……此五脏六腑之本，十二经之根，呼吸之门，三焦之源"（《难经·八难》）。可见命门相火的生理功能，关系到五脏六腑十二经脉的生理活动，是人体生命活动的生化源泉。

今人卢玉起先生说，"人体能源的基础有二：一是相火，一是水谷之精微。这就是说，先天生后天，后天养先天，先天之火与后天水谷之精气相接，方可产生动力。所谓动力就是阳气，阳气之所以遍及脏腑腠理而发挥作用，主要是通过三焦而实现的，因为三焦资始于肾，资生于胃，所以先天之火，必借助三焦的通路与后天的胃气相接，才能布达周身而为用。如气至上焦，则散布精微，熏肤、充身、泽毛，至中焦则腐熟水谷，蒸化精微，化生营血；至下焦则分清泌浊，通利二便。如《灵枢·营卫生会篇》说：'上焦如雾，中焦如沤，下焦如渎'；《难经·六十六难》说：'三焦者，元气之别使，主通行三气，经历于五脏六腑'，都充分说明了三焦总司人体的气化作用。"卢先生阐明了三个问题：第一，相火与物质（水谷精微）相作用便产生动力，一般医书称之为元气。就卢先生原文来看，此元气实际上即是中气。第二，元气（中气）是生命活动的生化源泉，是脏腑生理活动的根本。第三，元气升降运动的通道是三焦。由此可知，相火与物质是生命活动的基础，升降运动离不开物质的存在。物质不仅是升降运动的基础，而且是生物生长发展的根本。如果没有物质，亦就无所谓升降运动，更谈不上事物的生长、发展。一旦物质遭到根本的、毁灭性的破坏，升降运动必会停止，生化终止，生命也就会熄灭。诚如《素问·六微旨大论》所云："器者，生化之宇，器散则分之，生化息矣。"同时，物质的生化又是通过升降运动形式体现出来的，血液的运行、精气的转输、津液的输布、食物的消化、营养的吸收、糟粕的排泄、筋骨的濡润、皮肤的温煦、毛发的光泽、脏腑的调和，多为升降运动的反映，诚如清代医家周学海所云："人之脏腑、皮毛、肌肉、筋膜、骨髓、爪牙至于万物，悉皆有之，乃出入升降道路门户也。……故知人之眼耳鼻舌身意神识能为用者，皆由升降出入之通利也，有所闭塞则不能用也。故目无所见、耳无所闻、鼻不闻香、舌不知味、筋痿、骨痹、爪退、齿腐、毛发堕落、皮肤不仁、肠胃不能渗泄者，悉由热气怫郁，玄府闭塞，而致津液血脉荣卫清浊之气不能升降出入故也，各随怫郁微甚而为病大小焉"。(《读医随笔》)

总之，相火是升降运动的原始动力，水、谷之精微是升降运动的物质基础。而升降运动的过程，既能发挥气血津液的功能，同时又能生化营卫气血津液以涵养君火相火，从而维护机体正常的生理功能，使生命生生息息而不休止，保证人的身体健康。

(2) 太极中气是升降运动的枢纽　金元大医学家朱丹溪说："脾具坤静之德，而有乾健之运。"坤为阴，乾为阳，故高士宗阐发谓"脾为坤土，交会阴阳"，说明中州为阴阳交会之所，乾坤阴阳相合为太极，分而为两仪，故章虚谷《医门棒喝》谓"土为先天太极"。三子之言，堪称振聋发聩之语！乾主少阳三焦相火，坤主太阴脾土（参《中医外感三部六经说》），三焦和脾同主胃府命门，主宰着人体的三大能源基础——相火、水谷精微、生化胃气（亦称中气）。黄元御说："中气者，阴阳升降之枢轴，所谓土也。"一语点出升降运动的根本枢纽是中气，堪称真知灼见，千古绝唱！

乾为天，天食人以五气（即五方之气）；坤为地，地食人以五味（即五方之味）。《素问·六节藏象论》载："五气入鼻，藏于心肺，上使五色修明，音声能彰；五味入口，藏于肠胃，味有所藏，以养五气。气和而生，津液相成，神乃自生。"食，音义同饲，以食与人也。修明，即色泽明润的意思。彰，显著也。张景岳注："五气入鼻，由喉而藏于心肺，以达五脏，心气充则五色修明，肺气充则声音彰著，盖心主血，其华在面，肺主气，故发于声。五味入口，由咽而藏于肠胃，胃藏五味，以养五脏气，而化生津液以成精，精气充而神自生，人生之道，止于此耳。"所以，乾坤合，气得味养，阴阳互根而相生，阴升阳降，水火既济，生生化化，品物咸彰矣。

金代大医学家李东垣敦敏性灵，精于岐黄之术，毕生精力注重于研究升降理论及其临床运用，认为"若不达升降浮沉之理，而一概施治，其愈者幸也"(《脾胃论》)，治病必本四时五脏阴阳升降浮沉之理。李东垣论升降，突出少阳在升降运动中所占的枢纽地位。他说，"《六节藏象论》云：脾、胃、大肠、小肠、三焦、膀胱者、仓廪之本，营之居也，名曰器，能化糟粕，转味而入出者也。其华在唇四白，其充在肌，其味甘，其色黄，此至阴之类，通于土气。凡十一脏皆取决于胆也。胆者，少阳春升之气，春气升则万化安。故胆气春升，则余脏从之。胆气不升，则飧泄、肠澼不一而起矣。"(《脾胃论》)这一段话阐述了三个问题；第一，说明水谷的消化吸收及升清降浊的生理功能，全赖于少阳相火的蒸化作用。太阴脾土和少阳三焦胆主持着升降运动，而少阳占统治地位。第二，说明升降出入主持着生命体的新陈代谢过程。第三，说明少阳三焦胆和太阴脾是脏腑升降运动的枢纽。

根据第一个问题，东垣认为"脾胃不足之源，乃阳气不足""太抵脾胃虚弱，阳气不能生长，是春夏之令不行，五脏之气不生"(《脾胃论》)。不足之阳气指少阳生发之气。少阳同经相通，胆与三焦同气，阳气不足，主要是相火衰弱。相火主于三焦，而寄于肝胆，胆肝主于春夏，春夏阳气生发，故借用少阳胆来说明三焦相火的作用。其后医家对此有不同的发挥。如朱丹溪在《丹溪心法》中说："脾具坤静之德，而有乾健之运，故能使心肺之阳降，肝肾之阴升，而成天地交之泰"，说明升降运动的关键在于"乾健之运"。清·吴达更加明确地指出："少阳……为中气之枢纽，枢轴运动，中气得以运行。"

根据第二个问题，东垣提出了升降出入失常出现新陈代谢方面的病变，如九窍不通，或饮食不下、膈咽不通，或饮食无味，或无汗，或自汗，或小便频数，或小便癃闭、浮肿，或大便泄泻，或大便秘结、腹胀、胸痛等。

根据第三个问题，东垣认为"地气者人之脾胃也，脾主五脏之气，肾主五脏之精，皆上奉于天，两者俱主生化以奉升浮，是知春生夏长皆从胃中出也"。"春生夏长"之气，即是胃气。《脾胃论》："胃气者，谷气也、营气也、运气也、生气也、清气也、卫气也、阳气也；又天气、人气、地气，乃三焦之气，分而言之则异，其实一也，不当作异名异论而观之"，由此可知胃气就是少阳三焦元气。胃气，亦名中气，是脏腑升降运动的枢纽，是生命活动的根本，有胃气则生，无胃气则死。就脏腑升降运动而言，虽有"脾主五脏之气"和"肾主五脏之精"之分，但两者皆禀命于少阳生发之气。后世医家准此，发展成为脾胃升降说和心肾升降说两种学术流派，大大丰富了中医学理论。

关于中气为升降运动的枢纽作用，《素问》曾有精湛的论述。如《素问·天元纪大论》说："夫五运阴阳者，天地之道也，万物之纲纪，变化之父母，生杀之本始，神明之府也。"阴阳统于太极，天阳为乾，地阴为坤，乾为父，坤为母。阳生于天，阴生于地。阳降于地，阴升于天，阴阳交泰，万物化生。诚如《周易·象传》所谓："大哉乾元，万物资始，乃统天""至哉坤元，万物资生，乃顺承天"。所以，太极阴阳掌握着宇宙的升降运动规律及生命体的生命活动。《素问·天元纪大论》又说："天地者，万物之上下也。左右者，阴阳之道路也。水火者，阴阳之征兆也。金木者，生成之终始也。"这说明五行是阴阳升降运动的产物。升降运动实际上反映了阴阳五行学说的实质。这一观点对后世影响很大。如《医易通说》说："中五者太极也，西方者四象也，中五之极临制四方，五行皆得中五，乃能生成。"五为脾土之数，"中五立极"，故章虚谷《医门棒喝》说："土为先天太极之廓，为后天万物之母，故通贯四气而主于中也"。黄元御《四圣心源》说："土为四象之母，实生四象""水、火、金、木，是名四象，四象即阴阳之升降"。《医碥》说："脾脏居中，为上下升降之枢纽。"汪绮石说得更具体生动，谓"人之一身，心上肾下，肺右肝左，唯脾胃独居于中"，如"中央旌帜一建，而五方失位之师，各就其列……其节制如将令之不可违"。以上诸医家都突出了中土脾胃在升降运动中的重要作用，那么其升降运动如何呢？《素问·六微旨大论》说："气之升降，天地之更用也。……升已而降，降者谓天。降已而升，升者谓地。天气下降，气流于地。地气上升，气腾于天。故高下相召，升降相因，而变作矣。"天气下降，然由升而降，其所降之气，是上升之地气。地气上升，然由降而升，其所升之气，是下降之天气。故《素问·阴阳应象大论》说："清阳为天，浊阴为地。地气上为云，天气下为雨。雨出地气，云出天气。故清阳出上窍，浊阴出下窍。清阳发腠理，浊阴走五脏。清阳实四肢，浊阴归六腑。"人体阴阳气血的升降与天地阴阳二气升降息息相应。清升浊降，营卫气血通行，脏腑得养，既保持着机体内的阴平阳秘，又能调节机体与外界环境的动态平衡。

水谷入胃，脾水以浸濡之，少阳相火以蒸腾之，才能发挥其升清降浊的功能。如何柏斋说："脾胃能化物与否，实由于水火二气，非脾胃之能也"，堪称论脾胃之妙语耳！土无水火则不能生物，故《冯氏锦囊》说："补火者，生土也；滋水者，滋土也"，堪称有得之言。湿者，水之质，湿即是水。王肯堂说："医家所以谓脾为太阴湿土，'湿'之一字，分明全赖水为用也。"故《易林》有坤为水之逸象。一般医家只知肾主水，不知脾主水，失之大矣。坤水乾火同会胃府，故能腐熟水谷，生化中气（胃气）。肾水在脾土之下，是没有此功能的。从现代医学知识讲，就是少阳胆排泄胆汁注入肠胃和太阴脾（包括胰）、排泄胰液注入肠胃，两者会合于肠胃以消化饮食物。一般医家皆把运化水湿的功能归功于脾，非也，其实是少阳三焦相火的作用。诚如赵献可说："饮食入胃，犹水谷在釜中，非火不熟，脾能化食，全借少阳相火之无形者"（《医贯》），堪称慧眼卓识，不同凡流。与赵氏同时代的大医学家张景岳在《景岳全书》中曰："脾胃以中州之土，非火不能生。然必春气始于下，则三阳从地起而万物得以生化。"少阳相火起于脾土之中，堪称金石之言。可谓英雄所见略同也。明·缪希雍亦非常重视少阳相火在生化中的重要作用。他说："夫脾胃受组水谷，必借肾间真阳之气熏蒸鼓动，然后能腐熟消化之。肾脏一虚，阳火不应，此火乃先天之真气，丹溪所谓人非此火不能有生者也。"（《先醒斋医学广笔记·泄泻》）真阳和阳火，即指少阳相火言。然此言相火在肾，不如罗东逸言相火在胃中肯。罗氏说，"相火者，在天则生巳午，其官为火，正奉行天职以立暑令，不得同于君火，故谓之相火。相火虽烈，实为万物成长之气。若无相火，是在天之六化废其长令也。于人亦然。……经曰：阳明者，午也。盖以阳明当相火夏令"，故相火有"为阳明胃腐熟水谷之功"。相火主于少阳三焦，所以"三焦之所主，即阳明胃之所施，其气为腐熟水谷之用。……故焦者以熟物为义。上焦如雾者，壮阳明化物之升气也；中焦如沤者，状化时沃溢之象也；下焦如渎者，状济泌分别流水之象也。是以名为三焦者，特为两阳合明之胃，与相火之所职言之耳。其为后天谷神，出化之本，以出营卫，以奉生身。使肾之气上升于肺，下输膀胱，后天之能事毕矣。"（《内经博议》）《本草纲目·脏腑虚实标本用药式》"三焦为相火之用"，分布胃府命门元气（胃气），即中气。三焦腑即人体肌肉间之腠理，为气血充养之所、通会元真之处，为中气升降出入之道路。故《中藏经》说："三焦者，人之三元之气也。号曰中清之腑，总领五脏之腑，荣卫经络，内外左右上下之气也。三焦通，则内外、左右、上下皆通也。其于周身灌体，和内调外，荣左养右，导上宣下，莫大于此者也。三焦之气和则内外和，逆则内外逆。"华氏论三焦主升降出入的功能，道出了三焦之真谛。华氏十分强调三焦相火的功能，因为"相火布于三焦，火化而上行为气。火衰则元气虚，火逆则元气损"（《血证论》）。三焦相火主要有三大功能，即蒸水、熟谷、运气，所谓人之三元之气也。《素问·灵兰秘典论》说："三焦者，决渎之官，水道出焉"，说明了三焦相火的蒸水气化作用。气化的功能是使水中之清者上升，滋润机体，水中之浊者下降，变成尿排出体外。《难经·三十一难》说："三焦者，水谷之道路，气之所终始也"，说明三焦相火腐熟饮食的生化作用。生化的功能是使水谷中的精微上升于心肺，水谷中的糟粕下传肠道排出体外。《难经·六十六难》说："三焦者，原气之别使也，主通行三气，经历于五脏六腑"；《难经·三十八难》："主持诸气"，说明三焦有升降元气的作用。"凡周身表里上下，阴阳升降，气血流行，莫不由三焦转输"（《医门棒喝》），在相火的作用下，三焦运行水谷、疏通水道、散布阳气的三大功能，是人体健康祛病延年的重要保证。

相火寄于胆木，胆汁的分泌亦有赖于相火之蒸腾。胆泌精汁于胃肠，以助胃肠饮食物的消化吸收，而滋养五脏六腑，四肢百骸。如《医轨》说："胆汁为人身五脏精、血、津液所结晶……六腑无此胆汁，则六腑失其传化之能，五脏无此胆汁，则五脏失去接济之力。""六腑失其传化之能"，则胃不降浊，"五脏失去接济之力"，则脾不升清。说明胆汁注入胃肠，帮助消化，有助于脾胃之升降。胆助脾胃升清降浊，有燮理五脏六腑生理的功能。如李东垣《脾胃论》说："胆者，少阳春升之气，春升则万物化安。故胆气春升，则余脏从之。"春天万物萌生，生机勃勃，春气通于肝胆，故以春天之物候取象类比以喻胆之功能。张景岳《类经》亦说："五脏六腑，共为十一，禀赋不同，情志亦异，必资胆气，庶得各成其因，故皆取决于胆也""奇恒之府，所以能通达阴阳，而十一藏皆取乎此也"。一取决于胆中相火之蒸腾，一取决于胆汁分泌以助消化，充形养神，不离于此。因此寇华胜先生在《中医升降学》中说，"脾升胃降，有赖胆之升发转枢，阳降阴升，有赖胆之升发枢转而清升浊降。诚如马莳所言：'非枢则无所立。'（《黄帝内经注证发微》）""少阳相火升腾布化，温煦周身，形依其充，神赖此涵，形神合一，生命延续"。

少阳相火化生阳气，故阳虚者应温补相火。明末医学家汪绮石认为，阳虚"三夺""悉统于脾"，在治疗上以补脾益气之法而统之，就是从太阴脾土和少阳三焦相火合和于中州立论的，实脱胎于东垣脾胃学说。人身之阳气，皆源于此，故治阳虚悉本于此。益气即是补无形之相火。太阴坤静之德，全赖少阳乾健之运，脾阳即指少阳之气。故汪绮石《理虚元鉴·阳虚三夺统一脾》说："盖阳虚之症，虽有夺精、夺气、夺火之别，而以中气不守为最险，故阳之治虽有填精、益气、补火之各别，而以急救中气为最先。有形之精血不能速生，无形之真气，所宜急固。此益气之所以切于填精也。回衰甚之火者，有相激之危，续清纯之气者，有冲和之美，此益气之所以妙于益火也。夫气之重于精与火也如此，而脾气又为诸火之原，安得不以脾为统哉。"慧眼卓识，良言贯耳，顿开茅塞。气即无形之相火。少阳相火化生脾气，"脾气又为诸火之原"者，即指少阳无形之相火为诸火之原也。前贤素有"补肾不若补脾""补脾不若补肾"之争，竟成千古疑案，若明少阳相火为脾土化生和肾水化气之主，其争可以休矣。

在少阳相火的作用下，脾得以升清，胃得以降浊，中气得以燮理五脏六腑。一般医家就此脾升胃降的生理表现，归纳发展成了脾主升清、胃主降浊的脾胃学说。然而却无意识的抽掉了升降理论的精髓——少阳相火为升降运动的根本这一基本原理，大大违背了李东垣脾胃学说的真意。呜呼，医理不明，生灵涂炭，岂不悲哉！悯苍生死于无辜，乃自披览前贤著述，拂尘识宝，复其光明，凡论脾胃能尊少阳相火为其根本者，悉表彰之，以期引起学者之重视。

2.脐腹—气交—太极

《素问·六微旨大论》讲到升降出入之用说："言天者求之本，言地者求之位，言人者求之气交。"那么气交在哪里呢？《灵枢·阴阳系日月》说："腰以上为天，腰以下为地，故天为阳，地为阴。"《素问·六微旨大论》说："上下之位，气交之中，人之居也。故曰天枢之上，天气主之；天枢之下，地气主之；气交之分，人气从之，万物由之，此之谓也。"张景岳注："枢，枢机也。居阴阳升降之中是为天枢。"物之中点称枢，天枢就是天地相交的中点，也就是所谓气交之分。那么天枢在哪里呢？肚脐（神阙穴）旁二寸有天枢穴。肚脐是胎儿与母体连接之处，母体通过脐带供应胎儿营养物质，也就是生人之处。故王大有称"脐带是人的命门"，即所谓"天地合气，命之曰人"之处。《会元针灸学》说："神阙者，神之所舍其中也。上则天部，下则地部，中则人部，两旁有气穴、肓俞，上有水分、下脘，下有胞门、横户，脐居正中，如门之阙，神通先天。父母相交而成胎时，先天脐带形如荷茎，系于母之命门。天一生水而生肾，状如未敷莲花，顺五行以相生，赖母气以相转，十月胎满，则神注于脐中成人，故名神阙。"

李东垣《脾胃论》说："夫胃病其脉缓，脾病其脉迟，且其人当脐有动气，按之牢若痛""脾胃病，则当脐有动气，按之牢若痛，有是者乃脾胃虚，无是则非也""《难经》云脾病'当脐有动气，按之牢若痛'，动气筑筑然坚牢，如有积而硬，若似痛也，甚则亦大痛，有是则脾虚病也，无则非也。更有一辨食入则困倦，精神昏冒而欲睡者，脾亏弱也"。这就是说，脐腹是脾胃诊区，而少阳与太阴脾土合为太极，当也是少阳诊区。《难经·三十一难》说："上焦者……其治在膻中；中焦者……其治在脐旁；下焦者……其治在脐下一寸，故名曰三焦。"故王大有说："脱离母体的新生儿长大以后，肚脐区为'气海'，是生长人体最精微的生命始原物质（精气）的地方。”

其实，脐腹就是两肾之间的区域，也就是肾间动气命门之处。“脐有动气”，可能就是《难经》说的“肾间动气，人之生命”。这样看来，中宫太极诊区就与肾间命门合为一处了。看来古人坤脾为水之说是有来历的。《黄庭经》对此有精辟的阐发。

《黄庭外景经·老子章》说：“上有黄庭下关元，后有幽阙前命门。呼吸庐间入丹田，玉池清水灌灵根，审能修之可长存。黄庭中人衣赤衣，关门壮籥合两扉，幽阙侠之高巍巍，丹田之中精气微。”《黄庭内景经·上有章》说：“上有魂灵下关元，左为少阳右太阴，后有密户前生门，出日入月呼吸存。”陈撄宁说：欲读《黄庭经》，必先知‘黄庭’二字作何解说。黄乃土色，土位中央；庭乃阶前空地。名为‘黄庭’，即表中空之义。吾人一身，自脐以上为上半段，如植物之干，生机向上；自脐以下为下半段，如植物之根，生机向下。其生理之总机关，具足上下之原动力者，植物则在根干分界处，人身则在脐。婴儿处胎，鼻无呼吸，以脐带代行呼吸之功用，及出胎后，脐之功用立止，而鼻窍开矣。神仙口诀，重在胎息，胎息者何？息息归根之谓。根者何？脐内空处是也。脐内空处，即‘黄庭’也。”其实黄庭指脾胃黄土宫。“魂灵”是什么？是脾胃。《黄庭内景经》心神章第八说脾神字叫“魂停”，脾长章第十五说脾是中部老君字叫“灵元”，由此可知“魂灵”就是脾土。“上有黄庭”，指脐上有脾胃土。梁丘子说：“关元，脐也，脐为受命之宫。”又说：“关元，脐下穴名，在少腹之间，不必拘于分寸，即丹书所谓之气穴。”关元穴在脐下三寸，为小肠募穴，一名丹田、大中极。脐下一寸五分为气海穴。脐下二寸为石门穴，是三焦募穴，一名丹田、命门。可知关元是泛指关元、石门部位说的。密户、幽阙指肾。生门、命门指脐，为人始生之门户。廖蝉辉所谓“前对脐轮后对肾，中央有个真金鼎”，即是此意。黄为太阴脾色，赤为少阳相火色。少阳火气左升，太阴水气右降。少阳乾为日，太阴坤为月。这里有升降出入，乃呼吸之门。相火蒸腾水液之气，即"丹田之中精气"，也就是"灌灵根"的"玉池清水"，说明脐腹部位才是生生化化的根本。有人说此丹田在脐内一寸三分处，总之丹田在脐后肾前的部位，请参看黄庭示意图（图4-1）。张伯端《金丹四百字》说："此窍非凡物，乾坤共合成，名为神气穴，内有坎离精。"乾为少阳三焦相火，坤为脾水。坤水从脐上向下流，乾火从脐下向上蒸，水火会合于黄庭丹田，生成无限生机的元气，运行于周身。养生家说的守中、抱一就指此处。

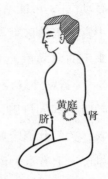

图4-1　黄庭示意图

（二）否泰说

《素问·方盛衰论》说："至阴虚，天气绝；至阳盛，地气不足；阴阳并交，至人之所行；阴阳并交者，阳气先至，阴气后至。"《内经》曰："少阳为至阳""太阴为至阴"。所谓"至阴虚"，指太阴脾虚，地气升者为天，水湿地气不能上升于天，故曰"天气绝"。所谓"至阳盛"，指少阳相火旺而伤水液，故曰"地气不足"。所谓"阴阳并交"，指阴阳相济而无偏盛偏衰之害。这只有《素问·上古天真论》所说的"真人""至人""圣人""贤人"能做到。

上古有真人者，提挈天地，把握阴阳，呼吸精气，独立守神，肌肉若一；故能寿敝天地，无有终时，此其道生。

中古之时，有至人者，淳德全道，和于阴阳，调于四时，去世离俗，积精全神，游行天地之间，视听八达之外；此盖益其寿命而强者也，亦归于真人。

其次有圣人者，处天地之和，从八风之理，适嗜欲于世俗之间，无恚嗔之心，行不欲离于世，被服章，举不欲观于俗，外不劳形于事，内无思想之患，以恬愉为务，以自得为功；形体不敝，精神不散，亦可以百数。

其次有贤人者，法则天地，象似日月，辩列星辰，逆从阴阳，分别四时；将从上古，合同于道，亦可使益寿而有极时。(《素问·上古天真论》)

所谓"阳气先至，阴气后至"，就是"阴平阳秘"之意，以阳气为主导。其意为阳生阴长、阳降阴藏、夫唱妇随。

"阴阳并交"就是水火既济，就是天气上升、地气下降之泰。反之，阴阳不交，就是未济，就是天气不降、地气不升之否。

什么是气交呢？气交就是天地的气交、阴阳的气交、水火的气交、脏腑的气交。《素问·五藏别论》说："夫胃、大肠、小肠、三焦、膀胱，此五者天气之所生也。"天气下降，气流于地，而生此五腑，所以除胃腑外，大肠募穴天枢、小肠募穴关元、三焦募穴石门、膀胱募穴中极皆在脐以下部位。地气上升，气腾于天，而生五脏，所以五脏及其募穴皆在脐以上部位。由此可知，脏腑气交就在脐腹部位。乾天坤地，天地气交，就是乾天之气下降，坤地之气上升，天降地升，即气交；乾阳坤阴，阴阳气交，就是乾阳之气下降，坤阴之气上升，阳降阴升，即气交；乾火坤水，水火气交，就是火气下降，水气上升，火降水升，亦即气交。《序卦传》说："有天地然后有万物，有万物然后有男女。有男女然后有夫妇，有夫妇然后有父子。"说明气交后就有了万物的化生，就有了人的诞生，故曰"人以天地之气生"，而脐为生门。那么天地气交是什么格局呢？《周易》里记载乾下坤上就是泰卦的格局。天地气交也好，阴阳气交也好，水火气交也好，天人气交也好，该气交的过程总要有一个通道，那么这个通道在哪里呢？在三焦腑（气街）。有诸内必形诸外，《灵枢·本藏》说其外应在"腠理毫毛"，由腠理可观察到三焦腑（气街）的粗密、缓急、通闭等情况。怎样做到气交呢？

如《素问·上古天真论》说："提挈天地，把握阴阳，呼吸精气，独立守神""和于阴阳，调于四时，去世离俗，积精全神""外不劳形于事，内无思想之患，以恬愉为务，以自得为功"。特别强调要"守神""全神"，那么如何"守神""全神"呢？就是要守肚脐丹田。肚脐就是神阙穴，是神生存的地方。《黄庭内景经》上睹章第十六说："神生腹中衔玉玲，灵注幽阙那得丧。"神生腹中什么地方呢？即脐腹部位。这是脾水（津液）灌注于肾的地方。津液相成，神乃自生。津液又是血液的组成部分，故《灵枢·营卫生会》说："血者，神气也。"心主血，血藏于脉，故《灵枢·本神》说："心藏脉，脉舍神。"《灵枢·邪客》说："心者，五脏六腑之大主也，精神之所舍也。"《素问·灵兰秘典论》说："心者，君主之官也，神明出焉。"这是狭义的神，指心所主的神志，即一个人的精神、意识、思维活动。还有广义的神，指整个人体生命活动的外在表现，如整个人体的形象、面色、眼神、色泽、言语、反应、灵活程度等，也就是人们常说的"神气"，如《素问·移精变气论》说："得神者昌，失神者亡。"从神可以看出一个人的健康状况。气交好的人，有神气，人就有了健康，就能长寿。气交不好的人，天地之气不生，四时之法不成，没有了神气，我们从哪里去找健康，又从哪里去找长寿？没有基础，没有根基，从哪里获得健康和长寿？

《鹖冠子·泰鸿》说："中央者，太一之位，百神抑制焉，故调以宫。道以为先，举载神明；华天上扬，本出黄钟。"又说："是故有道，南面执政，以卫神明。左右前后，静侍中央。"太一，就是太极。太极主一身之神气，太极主宰着左右前后上下。这应该是对太极重要作用的最好说明。

《鹖冠子·度万》说："天者，神也。地者，形也。地湿而火生焉，天燥而水生焉……神湿则天不生水……形燥则地不生火。水火不生，则阴阳无以成气，度量无以成制，五胜无以成势，万物无以成类，百业俱绝，万生皆困。"少阳三焦相火之气上升，遇燥金（燥本清凉，热气遇之则凝化）则生成天一之水。太阴脾湿之气下降，遇寒水则生成地二之火（严冬则泉水温）。此乃自然变化，物极则反。神湿是天不清凉，故不生水。地燥是地无寒水，故不生火。水火不生，则不能化生阴阳二气，何以化生万物？

1. 火痞证

张仲景在《金匮要略》中说："夫人禀五常，因风气而生长，风气虽能生万物，亦能害万物。如水能浮舟，亦能覆舟。"水火虽然是一切生命生存必不可少的物质基础，但水火又是最具破坏性的自然力量，是导致生命死亡的祸根。俗话说水火无情，就是对其灾害性的描述，如火灾或旱灾、洪水泛滥等。《周易·系辞传》说："天地氤氲，万物化醇。男女构精，万物化生。"天地为什么要氤氲，男女为什么要构精？其实就是气交的问题，气交就是泰的状态。如果人没有了气交，不能化生精微，就不能"积精全神"，失去了神，就会生病。如果天地不能气交，就不能化生万物。父母构精，才能生育子女。如果父母离婚了，没法构精了，怎么能生育子女。天地不交，男女不构精，就是否。要想发展，要想繁衍万物，就必须转否为泰。由否转泰的具体方法就是让天气下降、地气上升，即火气下降、水气上升。但否泰只是升降的问题，那么出入问题呢，因为"升降息"只是"气立孤危""无以生长化收藏"，而"出入废"才"神机化灭""无以生长壮老已"。《伤寒论》对此有具体阐述，如太阳篇中的痞证，这个"痞"其实就是上述"否"的状态在人身上的具体表现。所谓"心下痞"的"心下"是指剑突以下、脐腹以上的区域，不是指心脏之下。为什么要把此区域称为痞证区呢？因为此地在脐腹之上的天气部位，天气不下降则成否。天气为阳为火，心火乘于脾胃而不下降，心火要下降而被痞塞不能下降，故《伤寒论》用大黄黄连、附子、半夏、甘草、生姜等五个泻心汤，泻心火以治痞，泻非补泻，泻者言其降也。故泻心者，决其壅阻，通其闭塞，使火下降也。火气下降，天气流于地，地气也就上升了，自然转否为泰矣。因此，泻心汤实际上是转否成泰之方，是治火痞证的方子。方中用黄连、黄芩苦降心火，半夏、姜辛开其闭，人参、甘草、大枣甘温益气护三焦。只有少阳相火得升，心火才能下降，相火不升，心火不降。

其实陷胸汤、栀子豉汤等都是治天气不降的方子，就不一一叙述了，举一反三知之矣。

李东垣《脾胃论》从阴阳升降失调论痞证最详，并于《兰室秘藏》和《东垣试效方》中都列痞病门，其中有消痞丸、枳实消痞丸、黄连消痞丸、木香消痞丸（或名消痞汤、木香化滞汤）。

朱丹溪概括内伤致痞说："痞与否同，不通泰也。由阴伏阳蓄气血不运而成，与胀满有别，唯内觉痞闷，而外无胀急之形也。有中气久虚，不能运化精微而为痞者；有过服消克，不能输化饮食而为痞者；有湿热痰气，上逆阳位而为痞者。"

2. 水痞证

上面我们只是讲了天气不下降导致痞证，还有地气不上升亦可导致痞证，那就是五苓散证了，有学者称之为"水痞证"。如《伤寒论》第 156 条说："本以下之，故心下痞，与泻心汤。痞不解，其人渴而口燥烦，小便不利者，五苓散主之。"此乃地气之水（膀胱水腑之水），少阳三焦相火气化失职，不能蒸化其水，地气不升而致痞。有人称之为"水逆证"或"蓄水证"。

《伤寒论》第 71 条：太阳病，发汗后，大汗出，胃中干，烦躁不得眠，欲得饮水者，少少与饮之，令胃气和则愈。若脉浮，小便不利，微热消渴者，五苓散主之。

《伤寒论》第 72 条：发汗已，脉浮数，烦渴者，五苓散主之。

《伤寒论》第 74 条：中风发热，六七日不解而烦，有表里证，渴欲饮水，水入则吐者，名曰水逆，五苓散主之。

《伤寒论》第 73 条：伤寒汗出而渴者，五苓散主之；不渴者，茯苓甘草汤主之。

《伤寒论》第 127 条：太阳病，小便利者，以饮水多，必心下悸；小便少者，必苦里急也。

五苓散由桂枝、泽泻、猪苓、茯苓、白术五味组成，以桂枝辛甘温为君温补少阳三焦相火，通阳化水生气，使地气上升，津液上腾，痞通而渴自止。《医宗金鉴》说："用桂之辛温，宣通阳气，蒸化三焦以行水也。泽泻得二苓下降，利水之功倍，则小便利，而水不蓄矣。白术借桂上升，通阳之效捷，则气腾津化，渴自止也。"但其白米饮之功不可磨灭，其实真武汤也为此设。

3. 太极枢纽证

火痞证是天气不降，水痞证是地气不升，那么太极枢纽少阳太阴阴阳不和是什么证呢？是建中汤证、理中丸证、柴胡汤证。

(1)小建中汤证　《伤寒论》第 102 条说："伤寒二三日，心中悸而烦者，小建中汤主之。"《金匮要略》说："虚劳里急，悸，衄，腹中痛，梦失精，四肢酸疼，手足烦热，咽干口燥，小建中汤主之""妇人腹中痛，小建中汤主之"。

小建中汤由桂枝、芍药、生姜、炙甘草、大枣、胶饴组成，甘温补益中气，调补气血。取名建中者，有甘温建立中气之意。桂枝、炙甘草、生姜、胶饴辛甘温化合而生阳，以补益三焦之气。芍药之酸与胶饴、大枣、炙甘草之甘，酸甘合化而生阴，以补益脾阴。由此可知，建中者太极阴阳双补也。《伤寒论条辨》说："饴糖者，甘以润之，土润则万物生也。"《慎斋遗书·古方解》说："加白芍则补脾阴，泻土中之木。"《蒲辅周医疗经验》说："脾阴虚，手足烦热，口干不欲饮，烦满，不思食。"《灵枢·始终》说："阴阳俱不足，补阳则阴竭，泻阴则阳脱，如是者可将以甘药。"此即本证治法的依据。

(2) 黄芪建中汤证 《金匮要略》说："虚劳里急，诸不足，黄芪建中汤主之。"

黄芪建中汤由小建中汤加黄芪组成，加甘温之黄芪，以增强少阳三焦之气也。

(3) 大建中汤证 《金匮要略》说："心胸中大寒痛，呕不能饮食，腹中痛，上冲皮起，出见有头足，上下痛而不可触近，大建中汤主之。"

大建中汤由蜀椒、干姜、人参、胶饴四味组成，全方辛甘热，补阳散寒，治三焦相火之衰，但有胶饴护阴。

(4) 桂枝人参汤证 《伤寒论》第 163 条："太阳病，外证未除，而数下之，遂协热而利，利下不止，心下痞硬，表里不解者，桂枝人参汤主之。"

桂枝人参汤由桂枝、炙甘草、白术、人参、干姜五味组成，是治"心下痞"的方剂，全方辛甘热之力稍逊于大建中汤，但没有护阴的胶饴，却用白术健脾化湿。

(5) 理中丸（又名人参汤）证《伤寒论》第 386 条："霍乱头痛，发热身疼痛，热多欲饮水者，五苓散主之；寒多不用水者，理中丸主之。"

《伤寒论》第 396 条："太阳病瘥后，喜唾，久不了了，胸上有寒，当以丸药温之，宜理中丸。"

《伤寒论》第 159 条："伤寒，服药后，下利不止，心下痞硬，服泻心汤已，复以他药下之，利不止，医以理中与之。利益甚，理中者，理中焦，此利在下焦。"

《金匮要略》："胸痹，心中痞气，气结在胸，胸满，胁下逆抢心……人参汤亦主之。"

五苓散是治水痞证的主方，已如上述。理中丸由人参、干姜、炙甘草、白术组成，人称温补中土第一方，其实是治疗太阴阴盛、少阳阳衰的方剂。理中丸方后加减八法，也无寒药，足见其为扶阳抑阴的方剂。

按：小建中汤和理中汤虽然都治太极病，但从用药特点上看，小建中汤重用甘味药，偏于甘润；理中汤重用温阳药，偏于温燥。其病机特点，小建中汤偏重于治脾阴不足，证候偏热象；理中汤偏重于治脾阴有余，证候偏寒象。

(6) 炙甘草汤证　从上述"中"的方证看，均偏重于阳虚，或阳虚阴盛，或阴阳俱虚。那么，有没有偏于太阴坤水阴虚的方证呢？有，那就是炙甘草汤证。《伤寒论》第 177 条："伤寒，脉结代，心动悸，炙甘草汤主之。"炙甘草汤，一名复脉汤。何谓脉？《素问·脉要精微论》说："脉者，血之府也。"《灵枢·决气》说："壅遏营气，令无所避，是谓脉。"说明脉是血液运行的通道，脉道的通利与否，其因有三：第一，血液者，水也，无水则流断。《灵枢·营卫生会》说："人受气于谷，谷入于胃，以传与肺，五脏六腑，皆以受气。其清者为营，浊者为卫，营在脉中，卫在脉外，营周不休，五十而复大会，阴阳相贯，如环无端。……中焦亦并胃中，出上焦之后，此所受气者，泌糟粕，蒸津液，化其精微，上注肺脉，乃化而为血，以奉生身，莫贵于此，故独得行于经隧，命曰营气。"第二，脉道瘀阻，有障碍；第三，宗气虚，无气推动血液流通。《灵枢·邪客》说："五谷入于胃也，其糟粕、津液、宗气分为三隧。故宗气积于胸中，出于喉咙，以贯心脉，而行呼吸焉。"《素问·平人气象论》说："胃之大络，名曰虚里，贯鬲络肺，出于左乳下，其动应衣，脉宗气也。"上述告诉我们，血液来源于水谷，来源于中宫的腐熟蒸化。如果坤水不足，则脉道无水（营血津液），则脉流结代。

炙甘草汤由炙甘草、生姜、人参、生地黄、桂枝、阿胶、麦冬、麻仁、大枣、清酒组成，方以甘为主，意在中焦。方以养阴为主，补养坤水。方中以生地黄、麻仁、麦冬、阿胶甘寒为主滋养脾土坤水，以炙甘草、人参、大枣甘温补宗气，复以桂枝、生姜、清酒辛温药，辛以通之，温以化之，有宣阳化阴之功。

(7) 小柴胡汤证　由上述可知，偏于内伤阴阳虚者用建中之类的方剂，而偏重于外感及有火者则用柴胡汤。

《伤寒论》第 97 条："血弱气尽，腠理开，邪气因入，与正气相搏，结于胁下，正邪分争，往来寒热，休作有时，嘿嘿不欲饮食，脏腑相连，其痛必下，邪高痛下，故使呕也，小柴胡汤主之。服柴胡汤已，渴者属阳明，以法治之。"

按：本条指出，小柴胡汤证的主病位在胁下脏腑相连处。胁下之脏腑，左边有脾胃，右边有肝胆。"脏腑相连"，尤在泾认为是"胆寄于肝"，黄坤载认为是"脾脏胃府以膜相连"。虽都有道理，但都片面不妥当。统括肝胆和脾胃来说，它们都位于胁下，外连膜原。张隐庵说："太阴在内主膜原。"少阳也主膜原，故膜原由少阳太阴共同所主，膜原受邪，必内干肝胆脾胃。所以可以得出这样的结论：小柴胡汤证的主病位在胁下膜原，病及肝胆脾胃。这一结论对不对呢？再看下面的分析。

《伤寒论》第 96 条："伤寒五六日，中风，往来寒热，胸胁苦满，嘿嘿不欲饮食，心烦喜呕。或胸中烦而不呕，或渴，或腹中痛，或胁下痞硬，或心下悸、小便不利，或不渴、身有微热，或咳者，小柴胡汤主之。"

按：往来寒热、胸胁苦满是肝胆的病理变化，嘿嘿不欲饮食和呕是脾胃的病理变化。从这些症状看，上面的结论是对的。这些症状就是小柴胡汤的主症，简称柴胡证。所以不能单单说小柴胡汤是少阳病的主方，应该说小柴胡汤是少阳太阴合为太极的主方。那么它治什么病呢？条文中谓"或渴""或不渴""或心下悸，小便不利""胸胁苦满""呕""胁下痞硬"可以知道有水存在。从"心烦""胸中烦""渴"，可以知道有火热存在，说明病邪是湿热。

《伤寒论》第 100 条："伤寒，阳脉涩，阴脉弦，法当腹中急痛，先与小建中汤，不差者，与小柴胡汤主之。"

《伤寒论》第 99 条："伤寒四五日，身热恶风，颈项强，胁下满，手足温而渴者，小柴胡汤主之。"

《伤寒论》第 266 条："本太阳病，不解，转入少阳者，胁下硬满，干呕不能食，往来寒热，尚未吐下，脉沉紧者，与小柴胡汤。"

《伤寒论》第 229 条："阳明病，发潮热，大便溏，小便自可，胸胁满不去者，与小柴胡汤。"

《伤寒论》第 230 条："阳明病，胁下硬满，不大便，而呕，舌上白胎者，可与小柴胡汤，上焦得通，津液得下，胃气因和，身濈然汗出而解。"

《伤寒论》第 231 条："阳明中风，脉弦浮大而短气，腹都满，胁下及心痛，久按之气不通，鼻干，不得汗，嗜卧，一身及目悉黄，小便难，有潮热，时时哕，耳前后肿，刺之小差。外不解，病过十日，脉续浮者，与小柴胡汤。"

按：从第 229 条至第 231 条看，小柴胡汤证有大便溏、小便难、一身及目悉黄、舌上白胎气、潮热等症状，这些都是湿热病的表现，由此可知第 96 条的火热和水湿也是湿热病。于此我们可以得出这样的结论：小柴胡汤是治湿热盘踞膜原的主方。张琴松、王挚峰都报道小柴胡汤有利小便以祛湿的作用。利小便是治湿的一大法门，治湿不利小便，非其治也。但湿热之邪，具有阴阳两性，既可伤阳，也可伤阴，故其传入途径，我认为也有两种：一是温邪，伤阴，从口鼻而入，直趋太阴而盘踞膜原；二是伤寒，伤阳，从太阳入少阳而盘踞膜原。

湿热之邪盘踞膜原，则导致少阳三焦失司，太阴脾失职。湿热阻滞，三焦不畅，气机不利，气化不行，脾气木运，湿聚饮停，水液代谢障碍，则诸病遂生。《沈氏尊生书·海藏》指出："上焦如雾，雾不散则为喘满……中焦如沤，沤不利则留饮不散，久为中满……下焦如渎，渎不利则为肿满……"如是则清不升，浊不降，留中为患，凝聚为水湿痰饮。

湿热之邪盘踞膜原，阻滞少阳肝胆则见胸胁苦满，结滞脾胃则嗳嘿不欲饮食，湿热相争则寒热往来，湿热熏蒸则心烦喜呕。湿热之邪盘踞膜原，或内，或外，或上，或下，而无定体，故张仲景于小柴胡汤方后明列或见八证，以发凡例，总示人以规矩，以说明主症兼有传变之症的治疗变化规律。其传变虽千变万化，而源则一。故用一主方，随传变之症加减之。对于这种病理传变，何以候之，如何治疗？《伤寒论》第394条："脉浮者，以汗解之；脉沉实者，以下解之。"张仲景做了原则提示，并举例加以说明。如《伤寒论》第231条"脉续浮者，与小柴胡汤"；第104条"先宜服小柴胡汤以解外"，是从战汗而解。第37条与小柴胡汤后，邪离膜原，湿退于表，"脉但浮者，与麻黄汤"，都是从汗解。第104条"潮热者，实也"，治以小柴胡加芒硝汤；第103条"与大柴胡汤下之则愈"，则是从下解。

《伤寒论》第148条："伤寒五六日，头汗出，微恶寒，手足冷，心下满，口不欲食，大便硬，脉细者，此为阳微结，必有表，复有里也。脉沉，亦在里也，汗出为阳微，假令纯阴结，不得复有外证，悉入在里，此为半在里半在外也。脉虽沉紧，不得为少阴病。所以然者，阴不得有汗，今头汗出，故知非少阴也。可与小柴胡汤，设不了了者，得屎而解。"

《伤寒论》第101条："伤寒中风，有柴胡证，但见一证便是，不必悉具。凡柴胡汤病证而下之，若柴胡证不罢者，复与柴胡汤，必蒸蒸而振，却复发热汗出而解。"

《伤寒论》第98条："得病六七日，脉迟浮弱，恶风寒，手足温，医二三下之，不能食，而胁下满痛，面目及身黄，颈项强，小便难者，与柴胡汤，后必下重。本渴饮水而呕者，柴胡不中与也，食谷者哕。"

(8) 大柴胡汤证 《伤寒论》第103条："太阳病，过经十余日，反二三下之，后四五日，柴胡证仍在者，先与小柴胡；呕不止，心下急，郁郁微烦者，为未解也，与大柴胡汤下之则愈。"《伤寒论》第165条：

"伤寒发热，汗出不解，心中痞硬，呕吐而下利者，大柴胡汤主之。"《金匮要略》："按之心下满痛者，此为实也，当下之，宜大柴胡汤。"

大柴胡汤由柴胡、黄芩、半夏、生姜、大枣、枳实、大黄、芍药组成，即小柴胡汤去人参、炙甘草，加芍药、枳实、大黄，增强其清热功能。

(9) 柴胡加芒硝汤证　《伤寒论》第 104 条："伤寒十三日不解，胸胁满而呕，日晡所发潮热，已而微利。此本柴胡证，下之以不得利，今反利者，知医以丸药下之，此非其治也。潮热者，实也。先宜服小柴胡汤以解外，后以柴胡加芒硝汤主之。"

柴胡加芒硝汤由小柴胡汤加芒硝组成，芒硝咸寒以治火热。

从以上的叙述来看，建中证、理中证是以内伤及太极阳虚为主，或兼阴虚，或兼阴盛。而柴胡证则以外感及阳虚不升有火为主。医者当细察之，辨而用之。

前文从病因、病理、证候、病位方面分析了柴胡证是湿热病，那么小柴胡汤的药物是否能治湿热病呢？下面根据《神农本草经》对小柴胡汤七味药的记载加以分析。

柴胡，气味苦平，无毒，主心腹肠胃中结气，饮食积聚，寒热邪气，推陈致新，明目益精。

黄芩，气味苦寒，无毒，主诸热黄疸，肠澼泄痢，逐水，下血闭，恶疮疽蚀，火疡。

半夏，气味辛平，主伤寒，寒热，心下坚，胸胀，咳逆，头眩，咽喉肿痛，肠鸣下气，止汗。

姜，干姜气味辛温，无毒，主胸满，咳逆上气，温中，止血，出汗，逐风湿痹，肠澼下痢。生者尤良，久服去臭气，通神明。

人参，气味甘温，无毒，主利五脏，安精神，定魂魄，止惊悸，除邪气，明目，开心益智。

甘草，气味甘平，无毒，主五脏六腑寒热邪气，坚筋骨，长肌肉，倍气力，金疮肿，解毒。

大枣，气味甘平，无毒，主心腹邪气，安中养脾，助十二经，平胃气，通九窍，补少气少津液，身中不足，大惊，四肢重，和百药。

根据以上记载，小柴胡汤的组成药物可分为以下三类。

第一类：苦味药，由柴胡、黄芩组成。苦能降，泄满以去实，可以疏散心腹肠胃中的结气积聚及盘踞膜原的湿热；苦能燥湿，寒能清热，除陈腐，于是寒热停，肠胃不和者和。所谓"心腹肠胃中"，即是指膜原而言，因为膜原在心腹和肠胃之中间。柴胡气香，能化浊，味淡能渗泄。《名医别录》载柴胡治"水胀及湿痹拘挛"，说明柴胡有治水湿的功能，故柴胡为治膜原病的主药。仲景治疟疾也用它。甄权说黄芩治"肠胃不利"和"五淋"。张元素说黄芩治"脾经诸湿"。何秀山说"柴胡疏达膜原之气机，黄芩苦泄膜原之郁火"。

第二类：辛温药，由半夏、生姜组成。这类药物"辛以润之，开腠理，致津液，通气也"。辛以散邪。半夏收于夏秋之际，正是少阳太阴主时的季节，为四时之中。半夏麻辣辛窜能散坚祛饮，燥湿化痰；生姜祛臭气化秽浊。两辛味药配合两苦味药能祛膜原之浊邪，使肝胆疏利，脾胃健旺，则胸腹满闷消，喜食而不呕。张仲景用半夏和生姜组成小半夏汤和生姜半夏汤，用以治疗呕而不渴，心下支饮，胸中似喘不喘，似呕不呕，似哕不哕，彻心愦愦然无奈者及诸呕吐、谷不得下者。这两味药能解除膜原障碍，疏通水道，使尿利、痰饮下行，输津液、通气，故能治胸胀满，心烦呕逆，食欲不振等症。

第三类：甘温药，由人参、炙甘草、大枣组成。这类药善于生津液，补脾胃坤水，以化生气血，补养元气，扶正固本，并能调和苦味药和辛味药之燥性。

第一、二类药物苦辛开泄，斩荆辟棘，搜除膜原病邪，开通气液道路。甘类药扶正固本，以助上两类药物祛邪气，达到扶正祛邪的目的。所以邪踞膜原，可用小柴胡汤苦辛开泄，甘以补益脾胃的方法，冀其战汗透邪。甘类药物大补脾胃，扶正使邪宜于传化。补津液为战汗之材料。令邪与汗并，正胜热达腠理开，邪从汗出。这就是小柴胡汤原非发汗之剂，但服汤而汗出病解的道理。服小柴胡汤，所以汗出而解，全借人参之力托邪外出，这与桂枝汤啜稀粥助药发汗，寓有同理。

陆渊雷说："服汤而汗出病解，乃所谓瞑眩也。"正因为小柴胡汤能扶正祛邪，所以病解后正也不虚，身体也恢复健康。本来"血弱气尽"的身体，不扶正，邪何以能祛？只靠药物祛邪，正不得复，则邪虽暂祛，必复又受邪。

吴又可用达原饮一派苦燥伤津液之药治盘踞膜原的湿热类瘟疫病，病虽去而正亦伤。体强患者尚可一试，体弱患者万万不可轻用。因为瘟疫病本伤津液，岂可再加药伤。所以吴又可又创立了"解后宜养阴"的救治之法。而不如小柴胡汤的一举二善之法。吴又可用药养阴，多取补血活血和苦寒滋阴之品，不如仲景用甘类药品大能益气生津液为上策。

柳宝诒说："治湿热两感之病，必先通利气机，俾气水两畅，则湿从水化，庶几湿热无所凝结。"此言乃为深得仲景之真谛，而入仲景之堂矣。这是对"上焦得通，津液得下，胃气因和，身濈然汗出而解"的最好注解。道出了小柴胡汤真正的功用。"上焦得通"则肺气宣，外能汗出表解，内能宣通水道，气宣湿化，水湿顺流而下，从小便而出，"气水两畅"则热清湿祛，身体复康。

既然小柴胡汤是治疗膜原湿热初起的主方，那么后世临床有无应用呢？有。如《济阴纲目》用小柴胡汤治湿热盘踞膜原的瘟疫病有验。《得效方》用以治疗岭南瘴气。王三尊在《医权初编》中说："小柴胡汤为疫症要药，非伤寒要药也。"《寿世保元》用本方加大黄、枳壳，直名谓之驱瘴汤等，就是很好的证明。

柴胡药味苦降，医家何称其性升发？全在其"推陈出新"，驱逐"心腹肠胃结气，饮食积聚，寒热邪气"，气水之道通，升降职司，才是柴胡升发的要道。

出入失常，也会导致升降错乱。《读医随笔》说："升降出入者，天地之体用，万物之橐籥，百病之纲领，生死之枢机也。……其在病机，则内伤之病，多病于升降，以升降主里也；外感之病，多病于出入，以出入主外也。……气之开阖，必有其枢。无升降则无以为出入，无出入则无以为升降，升降出入，互为其枢者也。……窃思《内经》之论阴阳也，不止言升降，而必言出入。升降直而出入横，气不能有升降而无出入，出入废则升降亦必息矣。"所以论升降否泰，不可不论出入闭塞。外邪袭表，腠理闭塞，出入废矣，故有麻黄汤、葛根汤、大小青龙汤等解表开闭。大小便不通，闭塞也，故有承气汤等通大便，五苓散、猪苓汤等利小便。

升降出入有矣，也不可忽视升降出入之通道，若痰、瘀血、水液壅塞通道，则升降出入亦废，能遗之乎！故张仲景《金匮要略》有痰饮、水气、瘀血等篇，十分醒目。朱丹溪越鞠丸为此设焉，王清任诸逐瘀汤为此立也。

《伤寒论》中方后设加减者有理中丸、小柴胡汤、小青龙汤、真武汤、四逆散、通脉四逆汤六个方剂，就是为太极阴阳升降出入而设。因为升降出入变化多端，故设加减法以辨治。

李东垣在《脾胃论》中讲，则善用黄芪建中汤。气虚用四君子汤，湿胜用平胃散。另于四物汤或五苓散中摘一二味加正药中。他说："予平昔调理脾胃虚弱，于此五药中加减，如五脏证中互显一二证，各对证加药无不验。"他自己又自制补中益气汤和补脾胃泻阴火升阳汤来调理中府太极阴阳。

太极病首先表现于亚健康人群。《中国中医药报》2005 年 4 月 18 日报道，北京市科委的科研课题"亚健康人群中医几本证后流行病学调查"4

月 14 日通过了专家验收。该课题由中国中医研究院牵头，组织北京地区 4 家三甲医院的医疗、临床流行病学及中国人民大学的数理统计方面的专家近百名，经过 3 年多的努力工作，对 11000 人进行筛查，完成了问卷调查 3624 例。通过归纳整理，经现代统计学方法分析，初步揭示了亚健康人群的临床表现、症状群、证候要素与基本证候。研究发现，北京地区亚健康人群的主要表现有疲劳，头昏沉，眼睛干涩、酸胀，性生活满意度低，疼痛，入睡困难，早醒，睡眠质量差，烦躁易怒，精神不集中等 21 种。该课题组认为，这主要是由于脏腑功能失调，导致虚、郁、湿、瘀、痰等所致。其基本证候有心脾两虚、肝郁脾虚、脾虚湿困、脾气虚等 11 种。其实，这主要是太极病的证候，即少阳、太阴失调所致。

内伤、外感都必须以太极中气为本。如营、卫、气、血皆生于中气，外感的病理变化是外邪侵袭，营卫不和，而营卫虚衰则责之于中气虚，甚则导致"血弱气尽"，一般多以六经辨证。中气阳不足，易患风寒及水饮类疾病；中气阴不足，易患风热及内热类疾病，一般多以营卫气血辨证（视中气阴阳气液损伤的程度而定）及三焦辨证（视病势轻重而定）。我们将之概括为三部六经辨证。

（三）太极养生乃长寿之渊源

太极养生之法是最根本的养生方法，是行之有效的养生方法，故特向大家推荐。

1. 外静内动养生法——腹式呼吸

腹式呼吸就是在脐腹部位的呼吸，有增强升降出入之功，散布津液滋养百骸，生神益精，祛病延年。此乃从丹家胎息悟出，而安全易行。行呼吸是内丹养生的关键所在，有正呼吸、逆呼吸之分。收心止念开始时用正呼吸，即肺自然呼吸，呼气时小腹内缩，吸气时小腹外突，称为调息，目的是为入静。到通任督小周天之前，应逐步转入逆呼吸，即呼气时小腹外突，吸气时小腹内缩，丹家称为橐籥（风箱）功夫，称为胎息，吸由督脉进升，呼由任脉下降，非逆呼吸已成习惯，不能运转河车。

2. 外动内静养生法——腹部按摩

众所周知，先天之本和后天之本都在腹部，是人立命之本，特别是脐腹部位更为重要，因此古人创立了多种以按摩脐腹部位为主的养生健身方法。其中以新安老人方开所传《延年九转法》最好，现转引于下，以供读者习练（图 4-2 至图 4-11）。

余幼年，好武喜操练，凡有益于筋骨气血者，无不习之。虽为躯壳起见，然年已七十有一，耳目手足，卒无衰老之状。每一思之，快然自足日。此无病之福也。向非加意保身，安能有此乐哉！唯于四十九岁，官树村汛时，奔走劳心太甚，致患失眠，迄今二十余年。遍访医方调治，竟未能愈。兹得朴之冉公所藏方仙延年法，朝夕定心闭目，调息守中，如法课之，作为性命之工，未及两月，患已若失，每晚课毕，竟能彻夜酣睡，次日精神爽朗，行数十里，脚力更觉轻健，

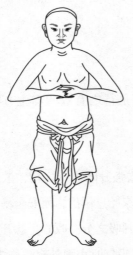 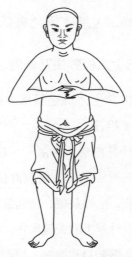

图 4-2　以两手中三指按心窝，由左顺摩圆转二十一次　　图 4-3　以两手中三指，由心窝顺摩而下，且摩且走，摩至脐下高骨为度

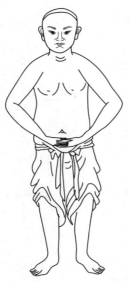

图 4-4　以两手中三指，由高骨处向两边
分摩而上，且摩且走，摩至心窝，两手交
接为度

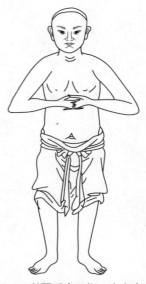

图 4-5　以两手中三指，由心窝向
下，直推至高骨二十一次

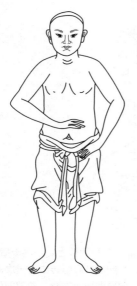

图 4-6　以右手由左绕摩脐腹
二十一次

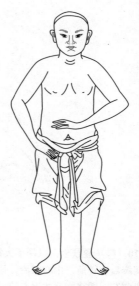

图 4-7　以左手由右绕摩脐腹
二十一次

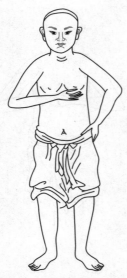

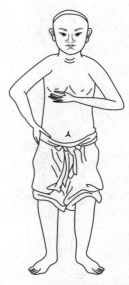

图 4-8　以左手将左边软胁下腰肾处，大指向前，四指托后，轻捏定；用右手中三指，自左乳下直推至腿夹二十一次

图 4-9　以右手将右边软胁下腰肾处，大指向前，四指托后，轻捏定；用左手中三指，自右乳下直推至腿夹二十一次

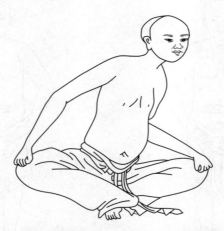

图 4-10　推毕遂趺坐，以两手大指押子纹，四指拳屈，分按两膝上。两足十指亦稍钩曲，将胸自左转前，由右归后，摇转二十一次。毕。又照前自右摇转二十一次。前法，如摇身向左，即将胸肩摇出左膝，向前即摇伏膝上，向右即摇出右膝，向前即弓腰后撤，总以摇转满足为妙。不可急摇，休使著力

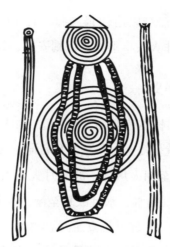

图 4-11　全图则理备，生化之微，更易见也

天地本乎阴阳，阴阳主乎动静，人身一阴阳也，阴阳一动静也，动静合宜，气血和畅，百病不生，乃得尽其天年。如为情欲所牵，永违动静。过动伤阴，阳必偏胜；过静伤阳，阴必偏胜。且阴伤而阳无所成，阳亦伤也；阳伤而阴无所生，阴亦伤也。既伤矣，生生变化之机已塞，非用法以导之，则生化之源无由启也。摩腹之法，以动化静，以静运动，合乎阴阳，顺乎五行，发其生机，神其变化。故能通和上下，分理阴阳，去旧生新，充实五脏，祛外感之诸邪，消内生之百症。补不足，泻有余，消长之道，妙应无穷，何须借药烧丹，自有祛病延年之实效耳。凡摩腹时，须凝神静虑于矮枕，平席正身，仰卧齐足。手指轻摩缓动，将八图挨次做完，为一度。每逢做时，连做七度，毕，遂起坐，摇转二十一次。照此，清晨睡醒时做，为早课；午中做，为午课；晚来临睡做，为晚课。日三课为常，倘遇有事，早晚两课必不可少。初做时，一课三度；三日后，一课五度；再三日后，一课七度。无论冗忙，不可间断

于是将此法命子缃抄录数册，传与素识之患虚痨及停饮者，无不愈。由是索取者日繁，笔墨难于应付，即将原本重为缮写详校付梓，以广其传。俾壮老无病者，获此可以延年；有病者，即可速愈，举斯世共享延年无病之福，岂非大快事耶？（道光辛丑夏四月金台韩德元跋）

　　按：此法最具太极阴阳动静之理。众所周知，腹部有肝脾肾三脏和六腑，饮食的消化吸收及排泄都在这里，人的消化吸收好了，全身得到了滋养，排泄正常，糟粕毒物不伤身体，就会有一个健康的身体。心窝有巨阙穴，是心的募穴，由此而下行，有导心火下行之功。图4-4摩腹上行，有导肾水上行之功。绕脐腹左右按摩，有导水火交济之功。

从乳下下推则降气。摇身以通任督二脉，有小周天之功。常用此法，不药而延年益寿，岂非大快事耶？利民则安国，其事大矣哉！

（四）至阳至阴要义

《内经》说，少阳标本皆阳为"至阳"，太阴标本皆阴为"至阴"，其实"至阳""至阴"就是夏至、冬至的互名词。《淮南子·天文训》："日冬至则水从之，日夏至则火从之，故五月火正而水漏，十一月水正而阴胜。阳气为火，阴气为水，水胜故夏至湿，火胜故冬至燥。"因为少阳为夏天五月的主气，五月就是夏至月，也就是午月。而太阴主冬天十一月，十一月就是冬至月，也就是子月。这样的时空环境有什么特征呢？《伤寒论·辨脉法第一》说："五月之时，阳气在表，胃中虚冷，以阳气内微，不能胜冷，故欲著复衣；十一月之时，阳气在里，胃中烦热，以阴气内弱，不能胜热，故欲裸其身。"又说："问曰凡病欲知何时得？何时愈？答曰假令夜半得病者，明日日中愈；日中得病者，夜半愈。何以言之？日中得病，夜半愈者，以阳得阴则解也。夜半得病，明日日中愈者，以阴得阳则解也。"

《伤寒例》又说："冬至以后，一阳爻升，一阴爻降也；夏至以后，一阳气下，一阴气上也。"一年中的五月夏至，就是一天中的日中；一年中的十一月冬至，就是一天中的夜半。张仲景在这里说："五月之时，阳气在表，胃中虚冷"，此时正是盛夏季节，为什么会怕冷而"欲著复衣"呢？因为夏五月之时，盛阳向上、向外，一方面阳气消耗而虚，一方面盛极则反，而一阴生于内。天人相应，善言天者，必有验于人，故在人则"阳气在表，胃中虚冷"。如《素问·金匮真言论》说："长夏善病洞泄寒中"，到了冬天十一月，正是隆冬封藏的季节，盛寒在外，阳气潜藏于内，即所谓一阳生于内，故在人则表现出"阳气在里，胃中烦热"。《伤寒论》第30条曰："更饮甘草干姜汤，夜半阳气还，两足当温。"为什么"夜半阳气还"呢？因为夜半是少阳三焦、胆所主时区，也就是相火所主时区，故曰"夜半阳气还"。故冬善病"痹厥、飧泄、汗出"。俗语说"冬吃萝卜夏吃姜，不找医生开药方"就是这个道理。因为萝卜是凉性的，姜是温性的。夏天一阴生于内，"胃中虚冷"，所以要吃姜来温暖脾胃。端午吃粽子也是这个道理，黍米、糯米、大枣都是甘温的，甘温治"胃中虚冷"。冬天一阳生于内，"胃中烦热"，所以要吃萝卜来清除胃中烦热。这一现象就在我们的生活中，不过百姓日用而不知罢了，如夏五月的井水是清凉的，严冬的井水是温的。就一日而言，就是日中和夜半，日中得病"胃中虚冷"，等到夜半阳藏胃中，病就好了。反之，夜半得病"胃中烦热"，等到日中阴起胃中，病就好了。就一月而言，就是晦朔月和满月。《素问·阴阳类论》说："冬三月之病，病合于阳者，至春正月脉有死征，皆归出春。冬三月之病，在理已尽，草与柳叶皆杀，春阴阳皆绝，期在孟春。……夏三月之病，至阴不过十日。"冬三月，脾胃内热，如再受热邪（病合于阳），伤损脾胃之阴，到了春夏之交阳盛阴衰之时，便会有死亡的危险。夏三月，脾胃内寒，如再受寒邪，重寒伤脾，心腹满，下利不止，则脾病可能出现死征，死期不过十日。

《素问·方盛衰论》说："至阴虚，天气绝；至阳盛，地气不足。阴阳并交，至人之所行；阴阳并交者，阳气先至，阴气后至。"至阴者，太阴脾水，水不足不能上升于天，故曰"天气绝"。至阳者，少阳三焦火，火有余则旱，无雨下降于地，故曰"地气不足"。能使阴气上升阳气下降，阴阳交通，这是有修养的人才能做到的事。

那么在临床中，张仲景是如何处理这种特征的呢？《伤寒论》第176条：伤寒，脉浮滑，此表有热，里有寒，白虎汤主之。

按：所有的伤寒注家，都认为"里有寒"显然有误，应作"里有热"。真是天大的误会，梦呓之语。其实此处"表有热，里有寒"，正是对

"五月之时，阳气在表，胃中虚冷"的表述。这在《内经》里也有表述，如少阳司天之政，曰"风热参布，云物沸腾，太阴横流，寒乃时至，凉雨并起。民病寒中，外发疮疡，内为泄满"。白虎汤由知母、石膏、炙甘草、粳米四味组成，张仲景用知母、石膏清热，用炙甘草、粳米甘温温中。既然有人说白虎汤证是表里俱热，为什么张仲景不用甘寒生津养胃，反用炙甘草、粳米甘温药呢？真是误人子弟呀！

白虎汤是治少阳相火的主方，相火刑克肺金，病位在阳明燥金。

《伤寒论》第219条："三阳合病，腹满身重，难以转侧，口不仁，面垢，谵语，遗尿，发汗则谵语，下之则额上生汗，手足厥冷，若自汗出者，白虎汤主之。"

按：腹满身重是太阴病，是太阴藏寒，当温里。脾开窍于口，所以"口不仁"也是太阴病。脾主髓，所以"难以转侧"。手足厥冷，当用四逆辈，也是太阴病。三阳合病，是阳在表。阳热在表，里有寒，故用白虎汤主之。

《伤寒论》第350条："伤寒，脉滑而厥者，里有热，白虎汤主之。"

按："里有热"的"里"，是指厥阴肝木，相火所寄也，与在表的太阳对言，与"里有寒"的"里"不在同一层次上。就拿阴阳来说，背为阳，腹为阴。阳中之阳，心也；阳中之阴，肺也。阴中之阳，肝也；阴中之阴，肾也；阴中之至阴，脾也。阴阳之中又有阴阳，不明此理，动手便错。

《伤寒论》第169条："伤寒，无大热，口燥渴，心烦，背微恶寒者，白虎加人参汤主之。"

按：背微恶寒，是里有寒加重，故增加甘温之人参以增强温里的作用。

《伤寒论》第170条："伤寒，脉浮，发热无汗，其表不解，不可与白虎汤；渴欲饮水，无表证者，白虎加人参汤主之。"

按：伤寒，脉浮，发热无汗，是麻黄汤证，故不能用白虎汤。无表证，是指无麻黄汤证。

《伤寒论》第 168 条："伤寒，若吐若下后，七八日不解，热结在里，表里俱热，时时恶风，大渴，舌上干燥而烦，欲饮水数升者，白虎加人参汤主之。"

《伤寒论》第 222 条："若渴欲饮水，口干舌燥者，白虎加人参汤主之。"

按：热结在里，表里俱热，指三阳合病，必有太阴里寒，故用白虎加人参汤主之。请注意"时时恶风"，乃恶寒之互词，表示有太阴病存在。脾开窍于口，脾寒不化，故口干舌燥。

又如《伤寒论》第 310 条："少阴病，下利，咽痛，胸满，心烦，猪肤汤主之。"

按：猪肤汤由猪肤、白蜜、白粉三味组成，张仲景用咸寒之猪肤治少阴君火，用白粉、白蜜温中。

《伤寒论》第 303 条："少阴病，得之二三日以上，心中烦，不得卧，黄连阿胶汤主之。"

按：黄连阿胶汤由黄连、黄芩、芍药、鸡子黄、阿胶五味组成，张仲景则用鸡子黄、阿胶温中。

《伤寒论》第 390 条："吐已下断，汗出而厥，四肢拘急不解，脉微欲绝者，通脉四逆加猪胆汤主之。"

按：通脉四逆汤是四逆汤重用干姜而成，再加猪胆汁就是通脉四逆加猪胆汤。四逆辈是治太阴藏寒的主方，寒极一阳来复，会出现"胃中烦热"，故用苦寒猪胆汁治之。《素问·六元正纪大论》说："太阴雨化，施于太阳。"于是当太阳司天之政时寒盛，"民病寒，反热中"。

《伤寒论》第 315 条："少阴病，下利，脉微者，与白通汤。利不止，厥逆无脉，干呕烦者，白通加猪胆汁汤主之。服汤后暴出者死，虚续者生。"

按：白通加猪胆汁汤由葱白、干姜、附子、人尿、猪胆汁组成，张仲景用咸寒之人尿和苦寒之猪胆汁治胃中烦热导致的"干呕烦"。

这就是张仲景对至阳、至阴的治方，明此则思过半矣。

关于至阳、至阴之说，起源很早，《庄子·田子方》中记载孔子向老子问道，老子说："至阴肃肃，至阳赫赫；肃肃出乎天，赫赫发乎地；两者交通成和而物生焉"。此处至阳、至阴就是指天地。意思是纯阴之气冷飕飕地从地下升上天，纯阳之气暖烘烘地从天上降于地，阴阳二气交媾结合，便生成了万物。

脉是气血的通道，这在《内经》中有明确的表述。如《素问·脉要精微论》说："脉者，血之府也。"《灵枢·决气》说："壅遏营气，令无所避，是谓脉。"脉的运动有两个条件，一是要有血液，二是要有气的推动，所以在《伤寒论》中，张仲景论治脉有两大法门，一是滋养血液为主，如炙甘草汤；二是养气为主，如通脉四逆加猪胆汤。两者都从中宫太极论治，一治阴为主，一治阳为主。阴虚脉结代，阳虚脉微。

李东垣所说的肾之脾胃虚病就是此病，方用神圣复气汤。治复气乘冬足太阳寒水、足少阴肾水之旺，子能令母实，手太阴肺实，反来侮土，火木受邪（按：即水胜克火，金实克木）。腰背胸膈闭塞疼痛，善嚏，口中涎，目中泣，鼻流浊涕不止，或息肉不闻香臭，咳嗽痰沫。上热如火，下寒如冰，头作阵痛，目中流火，视物䀮䀮，耳鸣耳聋，头并口鼻或恶风寒，喜日晴暖，夜卧不安，常觉痰塞，咽膈不通，口不知味，两胁缩急而痛，牙齿动摇不能嚼物。脐腹之间及尻臀足膝不时寒冷（按：《脾胃论》及《内外伤辨》无此句），前阴冷而多汗。行步欹侧，起居艰难（《内外伤辨》此处有"掌中热"，《脾胃论》作"掌中寒"），麻木风痹，小便数（《内外伤辨》此处有"而昼多夜频，而欠"），气短喘喝，少气不足以息，遗失无度。妇人白带，阴户中大痛牵心，面色黧黑。男子控睾，痛牵心腹（《内外伤辨》和《脾胃论》此处有"阴阳而痛"），或面色如赭。食少，大小便不调，烦心，霍乱，逆气里急

（《内外伤辨》此下有"而腹痛，皮色白，后出余气"），腹不能努，或肠鸣，膝下筋急，肩胛大痛，此皆寒水来复，火土之仇也。

干姜炮、黑附子（炮）各三分；防风、人参、郁李仁（另研）各五分，当归身（酒洗）六分，半夏（汤洗）、升麻各七分，藁本、甘草各八分，柴胡、羌活各一钱，白葵花（去心剪碎）五朵。

上件都作一服，水五大盏，煎至二盏，入黄芪一钱、橘红五分、草豆蔻仁一钱（面裹煨熟去皮一钱），同煎至一盏。

再入黄柏（酒浸）三分，黄连（酒浸）三分，枳壳三分，生地黄（酒浸）三分。此四味预一日另用新水浸，又以华细辛二分，川芎（细末）三分，蔓荆子三分。作二处浸此三味，并黄柏等。煎正药作一大盏，不去渣，入此所浸之药，再上火同煎至一大盏，去渣，热服，空心。

又能治啮颊、啮唇舌，舌根强硬等症。忌肉汤，宜食肉，不助经络中火邪也。大抵肾元与膀胱经中有寒气不足者，并宜服之。于月生月满时食，隔三五日一服，如病急不拘时候。

李东垣所说的"喜日晴暖，夜卧不安"，就是外寒而"阳气在里，胃中烦热"的症候。所谓"于月生月满时食"，对应的就是一年中的夏五月和冬十一月，以及一日中的日中和夜半。

关于广义的热中、寒中，李东垣有专论。《脾胃论·饮食劳倦所伤始为热中论》说，"脾胃之证，始得则热中（多心火乘于脾土）……末传为寒中……今详《内经》《针经》热中、寒中之证列于左（下）。《调经论》云：'血并于阳，气并于阴，乃为炅中。血并于上，气并于下，心烦惋善怒。'又云：'其生于阴者，得之饮食居处，阴阳喜怒。'又云：'有所劳倦，形气衰少，谷气不盛，上焦不行，下脘不通，胃气热，热气熏胸中，故曰内热。'"又言："阴盛生内寒，厥气上逆，寒气积于胸中而不泻，不泻则温气去，寒独留，寒独留则血凝泣，血凝泣则脉不通，其脉盛大以涩，故曰寒中。"其治疗方法，《脾胃论》有之。

从中我们也可以看出张仲景治疗至阳、至阴的奥妙，即用白虎汤治疗至阳时，必须用甘温之品护卫脾土，以免寒气伤之；用四逆辈治疗至阴时，必须用血肉有情之品护卫心火，以免其飞越。经曰：相火之下，水气承之；君火之下，阴精承之。这就是说，治相火要用水气，治君火必须用阴精（血肉之品）。切记切记！

再者，治疗太极病，少阳要用辛凉辛寒药为主，太阴要用辛温辛热药为主，又不可不知。那么，治疗太极病为什么要用辛味药呢？这要从"辛"字的含义说起。"辛"义有二：一是生阴，如《说文》，"辛，秋时万物成而熟。金刚味辛，辛痛即泣出。"秋天为什么万物成熟呢？阳气收敛而阴气生也。《白虎通义·五行》，"辛者，阴始成。"二是生阳，如《释名·释天》，"辛，新也。物初新者皆收成也"；毕沅疏证，"《律志》曰悉新于辛"；郑注，"《月令》曰辛之言新也"；《史记·律书》，"辛者，言万物之辛生，故曰辛"；段玉裁《说文解字注·斤部》，"新，引申为凡始基之偁"。曰"万物之辛生"，曰"始基"，即言物之新生始生，只有阳生，万物才能新生始生。《故训汇纂》："辛之为言自新絜也。"生阴生阳，不正是太极的功能吗？

（五）孤腑孤脏

《素问·六节藏象论》说："脾脉者，土也，孤脏。"《灵枢·本输》说："三焦者……孤之腑也。"《中华大字典》载："《史记》《庄子》，皆言南面称孤。"孤家是帝王的称呼。南面称王，以主宰天下，是孤有主宰的意思。《内经》曰"相火以位"，《系辞传》曰"圣人之大宝曰位"，即俗谓皇帝的宝座。则位也有主宰之意。说明太阴脾和少阳三焦有主宰人体生命的生理功能，太阴少阳，一阴一阳，合之曰太极，在《内经》中谓之中气。黄元御在《四圣心源》中对中气有精辟的阐发，已认识到中气乃一身之主，生命之源。《医易通说》曰："中五者太极也，四方者四象也，中五之极临制四方，五行皆得中五，乃能生成，所谓物物各有一太极也。"太极之两仪，又以少阳为主导，所谓"大哉乾元，万物资始，乃统天"。即统领天下之意。故《中藏经》说"三焦者，……总领五脏、六腑、荣（即营字）卫、经络、内外左右上下之气也。"

中气即胃气，故《内经》曰有胃气则生，无胃气则死，这就是孤的主宰之义。

二、《黄庭经》精义

《黄庭经》是一部养生经典之作，关于取义"黄庭"之名，注家多有说明。如梁丘子在《上清黄庭内景经》的注解中说："黄者，中央之色也；庭者，四方之中也。外指事，即天中、人中、地中；内指事，即脑中、心中、脾中；故曰黄庭。"务成子在《太上黄庭外景经》注解中说："黄者，二仪之正色；庭者，四方之中庭。近取诸身则以脾为主，远取诸象则天理自会。"董德宁在《黄庭经发微》中说："黄乃土之色，庭乃家之中，是三才各有之中宫也。"《养生秘录·金丹问答》说："黄庭正在何处？答曰在膀胱上，脾之下，肾之前，肝之左，肺之右。"《重阳真人金关玉锁诀》说："至脐中一寸三分，方圆一寸，左青右白，前赤后黑，中黄戊己，名为丹田。田内一座宫，宫中名曰黄庭宫。"黄庭应该在脐腹内的部位。周楣声在《黄庭经医疏》中说："黄者，乃太和之气凝聚之色也；庭者，朝廷颁布章典之处。故'黄庭'者，乃人身太和之气传输、运转与调度之中心也。可见'黄庭'的部位是有名而无其处，有其处而无其位，有其位而无其形。在外则是天中、地中与云霞之上，在内则是脑中、心中与肝脾之间，是天地人三才的聚合，是精气神三宝的泉源。"

《黄庭经》的精义在中宫"黄庭"中的太极阴阳二气，即少阳阳气和太阴阴气，即脾与胆及三焦。故《黄庭经》专列《阴阳章》《中和章》

《胆部章》《脾长章》《脾部章》等阐述"阴阳太和气"。太和气，即太极一元之气。这与李东垣的《脾胃论》有异曲同工之妙，因此我说，李东垣的《脾胃论》是外治《脾胃论》，而《黄庭经》则是内治《脾胃论》，这是我阐述《中医太极医学》的重点。内治者，以存思黄庭，炼养丹田，积精蓄气为宗旨，持行不怠为要诀。以"阴阳太和气"上下升降，滋养五脏六腑及躯体，达到健身长寿的目的。

《黄庭内景经》开篇第一上清章就指出其核心内容是少阳三焦、胆和太阴脾。

上清紫霞虚皇前，太上大道玉宸君，闲居蕊宫作七言，散化五行变万神，是为《黄庭》曰内篇。

琴心三叠舞胎仙，九气映明出霄间，神盖童子生紫烟，是曰玉书可精研。

咏之万遍升三天，千灾以消百病痊，不惮虎狼之凶残，亦以却老年永延。(《黄庭内景经·上清章》)

紫霞，指映日的云霞，有日有云，云为水气，所以紫霞宫是乾日和坤水居住的地方。《中藏经》说："三焦者……号曰中清之腑"，即清净虚无之境地。因为三焦有名无形，故曰虚无。《灵枢·本输》说："胆为中精之府。"《太平经》说："积清成精，故胆为六府之精也。"《难经·三十五难》说："胆者，清净之府也。"《黄庭经医疏》说："精，指其处乃六府中至清至净之地。"《六十六难》说："脐下肾间动气，人之生命也，十二经之根本也，故名曰原。三焦者，原气之别使也，主通行三气，经历于五脏六腑。原者，三焦之尊号也，故所止辄为原。五脏六腑之有病者，皆取其原也。"《八难》说："谓肾间动气也，此五脏六腑之本，十二经脉之根，呼吸之门，三焦之源，一名守邪之神。"脐下动气，就是太极命门之气，就是少阳太阴之和气，就是黄庭之和气。原气，即原始之气。"三气"，就是三元之气，在道家称为三清之

气，号曰三清境界，即上清、太清、玉清，亦名三天。《素问》称此为
"寿命之本"。《素问·生气通天论》说："夫自古通天者，生之本，本于
阴阳。天地之间，六合之内，其气九州，九窍、五藏、十二节，皆通
乎天气，其生五，其气三，数犯此者，则邪气伤人，此寿命之本也。"

　　琴心，是《黄庭经》的别名。梁丘子注："胎仙，即胎灵大神，亦
曰胎真，居明堂中。"周楣声说："是指中部之明堂也。故胎仙一名胎
灵，脾也。"三叠，即三焦。叠同疊。《说文》："疊，扬雄说以为，古
理官决罪，三日得其宜，乃行之。从晶，从宜。亡新以为，疊从三日
太盛，改为三田。"一训疊为明。其实从三日才是本字，三焦为乾日，
上中下三焦有三日。若以三焦有上中下三丹田，谓其从三田，也说得
过去。舞，鼓舞也，振奋也。《系辞传》说："鼓之舞之以尽神。"所
谓"琴心三叠舞胎仙"，就是说《黄庭经》讲的就是三焦相火蒸腾脾水
的功能。九气，即《素问·六节藏象论》所谓"三而成天，三而成地，
三而成人"是也。"其气五"，故曰"五形"。所谓"神盖童子生紫烟"，
童子指目，目为命门的外在表现，故有紫光神气。最后告诉你，《黄庭
经》是一部消百病和延年益寿的书。

　　紧接着第二上有章就说明"黄庭"在人身的位置。

　　上有魂灵下关元，左为少阳右太阴，后有密户前生门，出日入月
呼吸存。

　　元气所合列宿分，紫烟上下三素云。灌溉五华植灵根，七液洞流
冲庐间，回紫抱黄入丹田，幽室内明照阳门。（《黄庭内景经·上有章》）

　　"魂灵"是什么？是脾胃。《黄庭内景经》第八心神章说脾神字叫
"魂停"，第十五脾长章说脾是中部老君字叫"灵元"，由此可知"魂灵"
就是脾土。所谓上下、前后、左右，即是"六合之内"，黄庭命门即在
其中心。第十九若得章"日月飞行六合间"，可为此注解。《素问·阴阳
应象大论》说："天地者，万物之上下也；阴阳者，血气之男女也；左

右者，阴阳之道路也；水火者，阴阳之征兆也；阴阳者，万物之能始也。"天地就是上下，就是少阳和太阴，就是阴阳。阳从左升，阴从右降，故曰"左少阳右太阴""左右者阴阳之道路也"。乾阳下降与坤阴合而成坎，坎为水；坤阴上升与乾阳合而成离，离为火，故曰"水火者，阴阳之征兆也"。天地二气交通则万物生，故曰"阴阳者，万物之能始也"。人为万物之灵，故曰"阴阳者，血气之男女也"。《黄庭经医疏》说："左为少阳右太阴者，是言人身之阴阳升降，是以左右之太阴少阳为其道路，乃能升降相因也。"《灵枢·阴阳系日月》说："天为阳，地为阴，日为阳，月为阴。"乾为天、为三焦、为日，坤为地、为脾、为月，一升一降，一出一入。一曰呼气为日，吸气为月；一曰两目为日月。《难经》言三焦为"呼吸之门"，故曰"呼吸存"。

所谓"元气所合列宿分"，与第十七灵台章、第三十二经历章，都是以天象描述元气的运行规律。《灵枢·卫气行》说，"黄帝问于岐伯曰：愿闻卫气之行，出入之合，何如？岐伯曰：岁有十二月，日有十二辰，子午为经，卯酉为纬。天周二十八宿，而一面七星，四七二十八星。房昴为纬，虚张为经。是故房至毕为阳，昴至心为纬。阳主昼，阴主夜。故卫气之行，一日一夜五十周于身，昼日行于阳二十五周，夜行于阴二十五周，周于五藏。是故平旦阴尽，阳气出于目，目张则气上行于头，循项下足太阳，循背下至小指之端。其散者，别于目锐眦，下手太阳，下至手小指之端外侧。其散者，别于目锐眦，下足少阳，注小指次指之间。以上循手少阳之分，下至小指次指之间。别者以上至耳前，合于颔脉，注足阳明，以下行至跗上，入五指之间。其散者，从耳下下手阳明，入大指之间，入掌中，其至于足也，入足心，出内踝下，行阴分，复合于目，故为一周。是故日行一舍，人气行于身一周与十分身之八；日行二舍，人气行于身三周与十分身之六；日行三舍，人气行于身五周与十分身之四；日行四舍，人气行于身七周与十分身之二；日行五舍，人气行于身九周；日行六舍，人气行于身十周与十分身之八；日行七舍，人气行于身十二周与十分身之六；日行十四舍，人气二十五周于身有奇分与十分身之二，阳尽于阴，阴受气矣。其始入于阴，常从足少阴注于肾，肾注于心，心注于肺，肺注于肝，肝注于脾，脾复注于肾为周。是故夜行一舍，人气行于阴脏一阴与十分脏之八，亦如阳行之二十五周，而复合于目。"这是最好的注解。紫烟，指目光。因为元气出入于目。三素，指三天，谓元气行于阳。灌溉五华，谓元气行于阴之五脏。植，《中华大字典》："倚也"。灵，脾也。就是以脾水为本。七液，概指一身之阴液。洞流，畅流无阻。庐间，指身躯。所谓"回紫抱黄入丹田，幽室内明照阳门"，是说元气的以上功能，全是太极命门三焦相火和脾水的蒸腾作用。

　　紧接着是第三口为章，专讲水（津液）的重要作用。脾开窍于口，就是说脾主口。《脾胃论·五脏之气交变论》说："三焦之窍开于喉，出于鼻，鼻乃肺之窍。"又说："一说声者天之阳，……在人为喉之窍，在口乃三焦之用。……三焦于肺为用。"三焦为水注之道，所以口为脾水和三焦相火所主，内含津液。又心火开窍于舌，齿为肾水之余，所以口含心肾水火之交。朱靖句《黄庭内景经笺注》说："口为玉池，舌下元膺穴与心经相通，津液之所由生也，漱而咽之，引火下行，润洗五脏，如是则内不伤，外不感，时令不正之气不能干，故曰太和宫也。"《外景·玉池》说："玉池清水上生肥，灵台盘固永不衰。"陶隐居《养性延命录》引《老君尹氏内解》说："唾者凑为醴泉，聚为玉浆流为华池，中为醴泉，漱而咽之，灌藏润身，流利百脉，化养万神，肢节毛发，宗之而生也。"《悟真篇》说："华池咽罢月澄辉。"夏宗禹注："金丹之术百数，其要在神水华池。盖华池者炼丹之池，中有神水，混混不辍，昼夜流通，苟得此而咽之，则月凝辉矣。"养生家其所以特别重视咽唾液的原因，是认为"人身以滋液为本，在皮则为汗，在肉则为血，在肾则为精，在口为津，在脾为痰，在眼为泪。曰血，曰汗，曰泪，既出则皆不可回，唯津唾则独可回，回则生意又继续矣。故滋津者吾身之宝也"。你不是想活命吗？如何活命呢？就在一个"活"字上。活，从水从舌。形符为水，声符为舌，就是舌水，老百姓称之为口水，这就是人活命的根本。由此可知，养生之宝有二：一是三焦相火，二是脾水（津液）。

隐藏华盖看天舍，朝拜太阳乐相呼。明神八威正辟邪，脾神还归是胃家。溉养灵根不复枯，闭塞命门保玉都。万寿方酢寿有余，是为脾健在中宫。五脏六腑神明王，上合天门入明堂。守雌存雄顶三光，外方内圆神在中，通利血脉五藏丰，骨青筋赤髓如霜。脾救七窍去不祥，日月列布设阴阳，两人相合化玉浆。淡然无味天人粮，子丹进馔肴正黄，乃曰琅膏及玉霜。太上隐环八素琼，溉益八液肾受精。伏于太阴见我形，阳风三玄出始青。恍惚之间至清灵，戏于飚台见赤生，逸域熙真养华荣，内眄沉默炼五形。三气徘徊得神明，隐龙遁芝云琅英，可以充饥使万灵，上盖玄玄下虎章。（《黄庭内景经·隐藏章》）

隐藏什么呢？藏神气。所谓"隐龙"，就是"潜龙"，潜藏于水中的龙。乾为龙，为日（太阳），为少阳三焦相火。坤为太阴水，李道纯《中和集·金丹问答》载，"或问坎为太阴，如何喻婴儿？曰：坎本坤之体，故曰太阴。因受乾阳而成坎，为少阳，故喻为婴儿。谓负阴抱阳也。"乾为天、为日、为阳、为三焦。坤为地、为月、为阴、为脾。在黄庭（中宫明堂）有日月列布，天地阴阳相交，即少阳三焦和太阴脾的蒸腾交合，而化生津液，津液成则神自生。若以男女喻之，就是"两人相合化玉浆"。周楣声注："玉浆，水也。两人相合化玉浆者，以水之字形言，乃两人在旁，一从中出之象也。以男女之会合言，阴阳会和则玉浆乃出也。俞正燮《积精篇》引《太平御览》曰'水之为言演也，阴化淖濡，流施潜行，故其字两人交，一从中出为水。……一者数之始，两人譬男女，言阴阳相交，物以一起'。"重津液也。"外方内圆"的真正含义是天圆地方，《系辞》说："天地之大德曰生"；又说："天地氤氲，万物化醇，男女媾精，万物化生"。这样，"外方内圆"所体现的天与地相通、相连、相融、相合的精神和情感内涵，正体现为所谓"男女媾精""万物化醇""万物化生"的生化现象。天男地女，男女交合，"外方内圆"喻阳物（阴茎）插入阴道之中。《灵枢·本神》说："两精相搏谓之神"，故曰神在中，神随阴阳交合而生。所谓"阳风三玄出始青"，阳风指少阳之风，三玄指三天，即三清天之上清、太清、玉清。出始青指少阳春升之气，即人身的元气。此气行于天舍二十八宿，应人周行于一身。虽行于周身而不可见，故曰"恍惚"。《道德经》说："无状之状，无物之象，是谓恍惚。"又说："道之为物，为恍为惚，恍兮惚兮，其中有象，恍兮惚兮，其中有物。"《悟真篇》说："恍惚之中寻有象，杳冥之中觅真经。"《白虎通·情性》说："精者太阴施化之气，神者恍惚太阳之气。"《灵宝内观经》说："一气初浮，识自己之阴阳，五行既分，交自己之水火，火中有水，水中有火。火上负阴，恍恍惚惚，其物为真一之水；水上抱阳，杳杳冥冥，其精为正阳之气。二气交媾，结成内药。养就金丹，可为陆地神仙者也。"《道门功课》说："上药三品，神与气、精，恍恍惚惚，杳杳冥冥，存无守有，顷刻而成。回风混合，百日功灵，神依形生，精依气盈，七窍相通，窍窍光明，其聚则有，其散则虚。"这就是神气精三气，往来运行于一身，呈现出一个人的神气。诊在色脉，经曰：色为日，脉为月。天制气，天制色，气色属阳属天。地制脉，地制味，味脉属阴属地。《素问·六节藏象论》说："天食人以五气，地食人以五味，五气入鼻，藏于心肺，上使五色修明，音声能彰；五味入口，藏于肠胃，味有所藏，以养五气，气和而生，津液相成，神乃自生。"

那么，如何通神明呢？就是善言变化。如《素问·气交变大论》

说："余闻之，善言天者，必应于人；善言古者，必验于今；善言气者，必彰于物；善言应者，同天地之化；善言化言变者，通神明之理。"这个变化，就是天地的变化，阴阳的变化，气的变化，人的变化。

一部《黄庭经》讲少阳三焦胆和太阴脾的地方最多，六腑何以独讲少阳胆与三焦，这正是医家所说的十一脏皆取决于胆也，故又专设胆部章。而脾则为后天之本，故专设脾部章、脾长章、隐藏章。强调水火土三姓为一家，称之为"三老"。由此而提出呼吸、津液、五脏，并设有呼吸章及五脏各章。识得少阳和太阴，就抓住了《黄庭经》的纲领，事半功成矣。

三、《脾胃论》精义

自《黄帝内经》之后，李东垣是将《周易》原理全面地运用到中医药学中，开创中医新理论的第一人。李东垣用太极、两仪、四象、八卦及阴阳五行学说的天人相应理论，创建了中医太极医学，用之阐发脏腑、经络、气血、津液的生理功能与病理变化，以及指导辨证、立法、处方、用药等。但是，在评价李东垣的学术思想时，却很少有人涉及李氏对医易做出的伟大贡献。

王好古从师于李东垣，并把李东垣的医学论述加以编辑，《此事难知》就是其中的一种。王氏在《此事难知》序言中说，此书记载了其师"不传之秘"。那么，李氏的"不传之秘"是什么呢？即中医太极医学。

（一）用乾火坤水创立太极医学

李东垣非常重视天人合一理论，我在"太极说"一节已经谈了李氏"人消天地"的理论。他认为，"万物之中，人一也。呼吸升降，效象天地，准绳阴阳。"（《脾胃论·天地阴阳生杀之理在升降浮沉之间论》)于是李东垣秉承《黄庭经》六合之内唯有少阳火和太阴水升降浮沉之说，创立了中医太极医学。

　　天地之间，六合之内，唯水与火耳！火者阳也，升浮之象也，在天为体，在地为用；水者阴也，降沉之象也，在地为体，在天为殒杀收藏之用也。其气上下交，则以成八卦矣。以医书言之，则是升浮降沉，温凉寒热四时也，以应八卦。若天火在上，地水在下，则是天地不交，阴阳不相辅也，是万物之道，大《易》之理绝灭矣，故《经》言独阳不生，独阴不长，天地阴阳何交会矣？故曰阳本根于阴，阴本根于阳，若不明根源，是不明道。故六阳之气生于地，则曰阳本根于阴。以人身言之，是六腑之气，生发长散于胃土之中也。既阳气鼓舞万象有形质之物于天，为浮散者也，物极必反，阳极变阴，既六阳升浮之力在天，其力尽，是阳道终矣，所以鼓舞六阴有形之阴水在天，在外也。上六无位，必归于下，此老阳变阴之象也，是五脏之源在于天者也。天者，人之肺以应之，故曰阴本源于阳，水出高源者是也。入之五脏，其源在肺，肺者背也，背在天也，故足太阳膀胱寒生长，其源在申，故阴寒自此而降，以成秋收气寒之渐也。降至于地下，以成冬藏，伏诸六阳在九泉之下者也。故五脏之气生于天，以人身（言之），是五脏之气，收降藏沉之源出于肺气之上，其流下行，既阴气下行沉坠，万物有形质之物皆收藏于地，为降沉者也，物极必反，阴极变阳，既六阴降沉之力在地，其力既尽，是阴道终矣，是老阴变阳，乃初九无位，是一岁四时之气，终而复始，为上下者也，莫知其纪，如环无端。(《内外伤辨·重明木郁则达之之理》)

　　所谓"六阳"，是指六爻乾卦。所谓"六阴"，是指六爻坤卦。乾为少阳火，坤为太阴水。乾坤合之为太极，分之为两仪。两仪者，阴阳也。阴阳者，一太极也。水火者，阴阳之征兆也。所以说"天地之间，六合之内，唯水与火耳"。火阳升浮，水阴沉降。"若天火在上，地水在下，则是天地不交，阴阳不相辅也，是万物之道，大《易》之理绝灭矣"。交则"六阳之气生于地""五脏之气生于天"，以人身言之，六腑募穴在脐以下，五脏募穴在脐以上。阳根于阴，阴根于阳，阴阳升降，"是一岁四时之气，终而复始，为上下者也，莫知其纪，如环无端"。以人身言之也如此。

（二）论两仪、四象

李东垣不仅阐述了太极，对两仪、四象也有论述。

人乃万物中一也，独阳不生，独阴不长，须禀"两仪"之气而生化也。（《东垣试效方》）

《易》曰：两仪生四象，乃天地气交，八卦是也。在人则清浊之气皆从脾胃出，营气营养周身，乃水谷之气味化之也。清阳为天（原注：清阳成天，地气上为云，天气下为雨，水谷之精气也，气海也，七神也，元气也，父也）。清中清者，清肺以助天真。清阳出上窍（原注：耳、目、鼻、口之七窍是也）。清中浊者，荣华腠理，清阳发腠理（原注：毛窍也），清阳实四肢（原注：真气充实四肢）。浊阴为地（原注：垒阴成地，云出天气，雨出地气，五谷五味之精是五味之化也，血荣也，维持神明也，血之将会也，母也）。浊中清者，营养于神（原注：降至中脘而为血，故曰心主血，心藏神）。浊阴出下窍（原注：前阴膀胱之窍也）。浊中浊者，坚强骨髓。浊阴走五脏（原注：散于五脏之血也，养血脉，润皮肤，肌肥肉筋者是也，血生肉者此也）。浊阴归六腑（原注：谓毛脉合精，经气归于腑者是也）。（《脾胃论》）

此言"脾胃为血、气、阴、阳之根蒂"（《兰室秘藏》），脾胃在中宫化生水谷精微，水谷精微化生清浊二气为两仪。清浊者，阴阳；阴阳者，气血；气血者，父母；父母者，天地；天地者，两仪。清中清者，清中浊者，浊中清者，浊中浊者，为四象。清中清者，清养肺气，

184

宣通气道，通利七窍。清中浊者，润肌肤，充腠理，实四肢。浊中清者，化赤为血，养心神。浊中浊者，充实骨髓，营养五脏。糟粕和过剩的水液则排出体外。如果少阳太阴升降失调，"浊气在上，则生䐜胀"，而纳呆；"清气在下，则生飧泄"，而不化。天气下降，地气上升，天地气交，才能化成万物，人乃万物之一也。

肺吸入清气而主一身之气，肝藏血而流于周身。气血者，父母；父母者，天地。气为血帅，血为气母，气血互为体用。

天地互为体用，此肺之体，肝之用。肝主诸血，血者，阴物也，此静体何以自动？盖肺主诸气，为气所鼓舞，故静得动。一者说肝之用，一者说肺之体，此天地互为体用，二者俱为当矣。是知肝藏血，自寅至申，行阳二十五度，诸阳用事，气为肝所使；肺主气，自申至寅，行阴二十五度，诸阴用事，血为肺所用。(《此事难知》)

请注意，李东垣在此以寅申分阴阳，阴血行阳二十五度，气阳行阴二十五度，始起于寅肺，与《灵枢·卫气行》以卯酉分阴阳不同，《灵枢·卫气行》是以元气昼行阳二十五度，夜行阴二十五度，平旦始起于目。

（三）脾胃虚弱皆是少阳不足

李东垣认为，脾胃虚弱皆是少阳阳气不足所致。

大抵脾胃虚弱，阳气不能生长，是春夏之令不行，五脏之气不生。

是以检讨《素问》《难经》及《黄帝针经》中说，脾胃不足之源，乃阳气不足，阴气有余。

夫脾胃不足，皆是血病，是阳气不足，阴气有余，故九窍不通，诸阳气根于阴血中，阴血受火邪则阳盛，阴盛则上乘阳分，而阳道不行，无生发升腾之生也。(《脾胃论》)

何为春夏生发升腾之气呢？

震者，动也，人感之生足少阳甲胆也；甲胆者风也，生化万物之根蒂也。《左传》云："履端于始，序则不愆。"人之饮食入胃，营气上行，即少阳甲胆之气也；其手少阳三焦经，人之元气也，手足经同法，便是少阳元气生发也。谷气者，升腾之气也，乃足少阳胆，手少阳元气始发生长，万化之别名也。(《内外伤辨》)

甲胆风也，温也，主生化周身之血气。

三焦者，乃下焦元气，生发之根蒂。

《六节藏象论》云："凡十一脏皆取决于胆也。"胆者，少阳春升之气，春气升则万化安，故胆气春升，则余脏从之。(《脾胃论》)

原来李东垣谓少阳之气为春夏生发升腾之气。脾胃病为杂病，出自少阳，皆是血病。

胃气者，谷气也，营气也，运气也，生气也，清气也，卫气也，阳气也，又天气、人气、地气，乃三焦之气。分而言之则异，其实一也，不当作异名异论而观之。(《脾胃论》)

诸名之气，皆少阳三焦所化生，故云皆三焦之气。反之，诸气又能滋养三焦元气，可以互相作用。

李东垣指出，病从脾胃生者有四端。

今举经中言病从脾胃所生及养生当实元气者，条陈之。

《生气通天论》云："苍天之气清净则志意治，顺之则阳气固，虽有贼邪，弗能害也。此因时之序，传精神，服天气而通神明，失之，内闭九窍，外壅肌肉，卫气散解，此谓自伤，气之削也。"又说："阳气者，烦劳则张，精绝，辟积于夏，使人煎厥，目盲，耳闭，溃溃乎若坏都。"故苍天之气贵清净，阳气恶烦劳，病从脾胃生者一也。

《五常政大论》云："阴精所奉其人寿，阳精所降其人夭。"阴精所奉，谓脾胃既和，谷气上升，春夏令行，故其人寿，阳精所降，谓脾胃不和，谷气下流，收藏令行，故其人夭。病从脾胃生者二也。

《六节藏象论》云："脾、胃、大肠、小肠、三焦、膀胱者，仓廪之本，营之居也，名曰器，能化糟粕，转味而入出者也。其化在唇四白，其充在肌，其味甘，其色黄，此至阴之类，通于土气。凡十一脏皆取决于胆也。"胆者，少阳春升之气，春气升则万化安。故胆气春升，则余脏从之。胆气不升，则飧泄，肠澼不一而起矣。病从脾胃生者三也。

《经》云："天食人以五气，地食人以五味，五气入鼻，藏于心肺，上使五色修明，音声能彰；五味入口，藏于肠胃，味有所藏，以养五气；气和而生，津液相成，神乃自生。"此谓之气者，"上焦开发，宣五谷味，熏肤，充身，泽毛，若雾露之溉。"气或乖错，人何以生？病从脾胃生者四也。（《脾胃论》）

此病从脾胃生者四端，即烦劳伤阳，失于清净之常；收藏令行，谷气下流；少阳春气不升，万物无从生化；上焦之气不能开发，五气五味不能养气养神等，皆是损伤少阳三焦阳气所致。损伤少阳三焦阳气，脾胃不能化生营卫气血滋养机体，故云百病皆从脾胃生。

营卫出于中焦，卫气不足，卫外不固，外邪易犯机体，发生外感，必然内闭九窍而不通利，外壅肌肉而身疼痛，无汗恶寒或汗出恶风，或发热。

少阳之气条达通畅，各脏腑机能自然沿着正常的生理规律发展变化。反之少阳之气失去升发的生理作用，不能温脾，脾胃清气下陷，谷气下流，便会发生食物不化、肠鸣泻痢等症状。

营卫气血不足，不能滋养五脏六腑、四肢百骸，以及各组织机构的需要，机体抗病能力减弱，外邪易犯，必致多病。

营卫气血不足，机体得不到营养，气滞血瘀，不能充营精神，则神衰多病。营血不能上奉涵养心火，则心火偏胜。

总之，脾胃的生理病理变化，取决于少阳之气的盛衰。脾为坤，坤为纯阴，无生机。三焦为乾，乾为纯阳，万物资始。坤脾得乾阳三焦之气才能生化万物。

（四）火与元气不两立

人身之火有君火、相火之分，关于君火、相火的生理病理及治疗原则，请看后面《太极阳仪——少阳相火》一节。

关于什么是元气，李东垣的观点是三焦。他说："三焦者，乃下焦元气，生发之根蒂。"而三焦又与胃气相通，《脾胃论·脾胃虚则九窍不通论》曰："胃气者，谷气也、营气也、运气也、生气也、清气也、卫气也、阳气也；又天气、人气、地气，乃三焦之气，分而言之则异，其实一也，不当作异名异论而观之"。《内外伤辨》载："谷气者，升腾之气也，乃足少阳胆，手少阳元气始发生长，万化之别名也""其手少阳三焦经，人之元气也，手足经同法，便是少阳元气生发也"。

李东垣说："所谓清气、营气、运气、卫气、春升之气，皆胃气之别称也。"（《脾胃论·饮食劳倦所伤始为热中论》）春升之气，就是少阳之气。

从上述来看，所谓有胃气则生、无胃气则死，应该是有少阳元气则生，无少阳元气则死。少阳元气的盛衰才是诸病发生的根本原因。但独阳不生，孤阴不长，《脾胃论·脾胃虚实传变论》曰："元气之充足，皆由脾胃之气无所伤，而后能滋养元气。若胃气之本弱，饮食自倍，则脾胃之气既伤，而元气亦不能充，而诸病之所由生也"。

李东垣说："若元气愈不足，治在腹上诸腑之募穴。若传在五脏，为九窍不通，随各窍之病治其各脏之募穴于腹。故曰：五脏不平，乃六腑元气闭塞之所生也。又曰：五脏不和，九窍不通，皆阳气不足，阴气有余，故曰阳不胜其阴。凡治腹之募，皆为元气不足，从阴引阳勿误也。"（《脾胃论·阴病治阳、阳病治阴》）六腑募穴，除奇恒之腑胆募日月穴和水谷之海胃募中脘穴在脐上外，其余腑募穴皆在脐以下；五脏募穴皆在脐以上。阳下阴上，交泰之象也。阳腑降于脐下阴位，所以六腑阳有病，从脐下阴位治之，就是"从阴引阳"。

李东垣又说："阳病在阴者，病从阴引阳，是水谷之寒热，感则害人六腑。又曰饮食失节及劳役形质，阴火乘于坤土之中，致谷气、营气、清气、胃气、元气不得上升滋于六腑之阳气，是五阳之气先绝于外。外者天也，下流伏于坤土阴火之中，皆先由喜、怒、悲、忧、恐为五贼所伤，而后胃气不行，劳役、饮食不节继之，则元气乃伤。当从胃合三里穴中推而扬之以伸元气。故曰从阴引阳。"（《脾胃论·阴病治阳、阳病治阴》）阴火为什么"乘于坤土之中"？是由于元气不足。于是李东垣提出了"火与元气不两立"的命题。这里的"火"指心火，即君火。李东垣从饮食伤胃和劳倦伤脾两方面进行论述。

饮食不节则胃病。胃病则气短、精神少而生大热，有时而显火上行独燎其面。《黄帝针经》云：面热者足阳明病。胃既病，则脾无所禀受。脾为死阴，不主时也，故亦从而病焉。（《脾胃论》）

这一段文字，具体地说明了胃病及脾病的病理转化过程。饮食不节则伤胃，胃伤则不能生化营卫气血，气虚则气短、精神少；血亏则不能滋养心火，心火亢盛则炎上、灼胃，而见身热、面如火燎。坤为纯阴，纯阴不能生物，故云"脾为死阴"。脾土之所以能生养万物，全借三焦阳气的温煦。在先天八卦图中，坤与乾对，形成了阴阳既对立又交合的统一体。在后天八卦图中，乾、坤、艮、巽四隅皆属土，可见坤脾无乾阳则不能生矣。脾替胃输布津液，如胃病，脾无所事而亦病矣。

夫脾者行胃津液，磨胃中之谷，主五味也。胃既伤，则饮食不化，口不知味，四肢困倦，心腹痞满，兀兀欲吐而恶食，或为飧，或为肠澼，此胃伤脾亦伤，明矣。大抵伤饮、伤食，其治不同。伤饮者，无形之气也，宜发汗利小便以导其湿；伤食者，有形之物也，轻则消化，或损其谷，重则方可吐下。（《脾胃论》）

由此可知，节制饮食对保养胃气有十分重要的意义。李东垣分别从"饮食自倍肠胃乃伤分而治之""论酒客病""脾胃损在调饮食适寒温"三个方面加以叙述。

夫喜怒不节，起居不时，有所劳倦，皆损其气。气衰则火旺，火旺则乘其脾土，脾主四肢，故内热、无气以动，懒于语言，动则喘乏，表热自汗，心烦不安。……皆因妄作劳役，形气俱伤，而胃中元气散解，不能滋荣百脉，灌溉脏腑，护卫周身之所致也。(《兰宝秘藏·劳倦所伤论》)

李东垣的劳倦伤脾学说是在《素问·调经论》"有所劳倦，形气衰少，谷气不盛，上焦不行，下脱不通，胃气热，热气熏胸中，故内热"和《素问·举痛论》"劳则喘息汗出，外内皆越，故气耗"的理论基础上发展起来的。劳倦伤脾除以上症状表现之外，李东垣在《脾胃论》中还指出：脾证始得，则气高而喘，身热而烦，其脉洪大而头痛，或渴不止，其皮肤不任风寒而生寒热。

这些症状是因为少阳三焦阳气不足，胃气亏损，脾不能行营卫气血充于身，外不能护卫体表，内不能滋养心火所致。

心火乘脾，乃血受火邪而不能升发阳气复于地中，地者人之脾也。

脾虚，缘心火亢甚而乘其土地；其次，肺气受邪，为热所伤。

脾胃既虚，不能升浮，为阴火伤其生发之气，营血大亏，营气伏于地中，阴火炽盛，日渐煎熬，血气亏少；且心包与心主血，血减则心无所养，致使心乱而烦，病名曰悗。悗者，心惑而烦闷不安也。是清气不升，浊气不降，清浊相干，乱于胸中，使周身气血逆行而乱。

饮食失节及劳役形质，阴火乘于坤土之中，致谷气、营气、清气、胃气、元气不得上升滋于六腑之阳气，是五阳之气先绝于外，外者天也，下流伏于坤土阴火之中，皆先喜、怒、悲、忧、恐为五贼所伤，而后胃气不行，劳役、饮食不节继之，则元气乃伤。(《脾胃论》)

不论是体力劳动，或是脑力劳动，都要有节制。如果没有节制，烦劳过度，汗泄过多则津液耗伤，忧思过度则心血耗伤，汗泄而卫阳散解，忧思而气滞，皆可导致少阳三焦元气受伤，胃不生化，脾不输布水谷精微，而造成心火亢盛。由此，李东垣提出了著名的内伤劳倦伤脾的"火与元气不两立"的病理命题。

既脾胃气衰，元气不足，而心火独盛。心火者，阴火也，起于下焦，其系系于心。心不主令，相火代之。相火，下焦、包络之火，元气之贼也。火与元气不两立，一胜则一负。脾胃气虚，则下流于肾，阴火得以乘其土位。（《脾胃论》）

有人说这一段文字写得支离无伦，我认为写得言简意赅，结构紧密，是《脾胃论》的精华。李氏在这里论述了阴火（心火）的病因病理。这段文章的内容，阐明了五层意思。从"既脾胃气衰"至"其系系于心"是第一层。"起于下焦"的介词"于"的作用，是介进动作发生的原因，不是介进动作发生的处所。这层的意思是：脾胃之气衰弱，三焦元气不足之后，可导致心火独盛。说明不涉及相火。亢盛的心火就是阴火，由于三焦元气不足而起。三焦言腑，下焦言部位。《脾胃论》"三焦者，乃下焦元气生发之根蒂"，这是李东垣对"起于下焦"的自注性文章。这一层肯定了阴火就是亢盛的心火，不包括相火，更不是相火，而产生阴火的原因是位于下焦的三焦元气升发不足。李东垣说："胃气者，谷气也、营气也、运气也、生气也、清气也、卫气也、阳气也，又天气、人气、地气乃三焦之气。分而言之则异，其实一也，不当作异名异论而观之"，这是李氏对《难经·三十八难》所说三焦"主持诸气"的发挥。

"心不主令，相火代之"是第二层。这一层的意思是：心为君火，主血。相火为三焦和心包络的代名词。三焦主气，心包络主脉。脉为血之腑，血行于脉中。心血陈洒于五脏六腑、四肢百骸，而滋养机体。但心君主静喜安，血不能自至于五脏六腑、四肢百骸，必赖相火所化生元气的推动，循行脉道之内才能运血于五脏六腑、四肢百骸。气为血帅，此即所谓相火代心君以行事。从生理功能上区别了君火和相火的作用及其相互关系，而不是说阴火可以由相火代替，更不是说相火就是阴火。

从"相火"至"元气之贼也"是第三层。下焦指三焦言。这一层的意思是：相火是三焦和包络之火，是元气之贼。这是从病理上说明相火衰弱是三焦元气不足的根源。为什么说这是相火衰弱而不是相火亢盛呢？因为相火化生元气，相火衰弱而元气不足，是由于相火不能蒸化水液，无火化气。治疗当以补火升阳化气为主。若相火亢盛而耗伤元气，是由于相火煎熬，肾水枯竭，无液化气，唯火独存。相火其性燎原，暴悍酷烈，治疗当以补水敛火为主，绝不能用升散温燥的药物治疗。而李东垣却用升阳温燥之品治阴火，说明阴火并不是相火亢盛。李东垣又说："夫阴火之炽盛，由心生凝滞，七情不安故也。心脉者，神之舍，心君不宁，化而为火，火者，六神之贼也。"（《脾胃论》）指出了心火（阴火）是"七神之贼"（《难经·三十四难》五脏有七神），与相火是"元气之贼"相对言。《内外伤辨》："血者，神气也""阴火炽盛，是血中伏火"，煎熬营血，血液不能濡养五脏，故使五脏之七神逐渐损伤。相火走气分，化生元气，相火衰弱则元气不足。

"火与元气不两立，一胜则一负"是第四层，这是中心议题。意思是说：阴火与三焦元气势不两立。三焦元气不足，阳不生，阴不长，阴精不能上奉，则心火亢盛，《脾胃论》曰"清气不生，阳道不行，乃阴血伏火"。三焦元气旺盛则心火安静，"阳旺则能生阴血"，血旺则安心火。这是用阴阳升降浮沉的理论论述"火与元气不两立"的病机。

最后三句是第五层，归纳了阴火发热病的三个方面：其一，脾胃气虚；其二，阴火热中；其三，水湿聚肾。

对这一段文义可用图4-12加以说明。

李氏在《脾胃论》中反复强调的学术思想，都概括在这一段文章

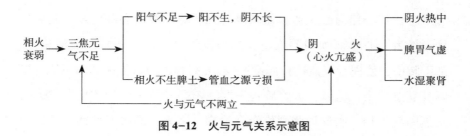

图 4-12　火与元气关系示意图

中了。李氏所举《内经》"病从脾胃生"四条，总虑阳气受伤。他说："检讨《素问》《难经》及《黄帝针经》中说，脾胃不足之源，乃阳气不足，阴气有余。当从元气不足升降浮沉法，随证用药治之。"又说："脾胃不足，皆是血病。"李氏强调阳气不足、阴火有余与脾胃气衰的密切联系，并认为阳气不足及脾胃气衰导致阴精不能上奉，是产生阴火的必要条件。又进一步强调了相火衰弱是元气不足、阳气不足、脾胃气衰的必要条件。层层推论，最后归结到相火化生元气这一根本理论上。一共七十九个字的文章写得何等精湛啊！

由上文可知，阴火的概念特点是阳虚有火。阴火是相对阳火而言的。相火亢盛叫阳火，阳火的概念特点是阴虚有火。心为脏属阴，主血，心火以血为养，故血亏所致的心火亢盛叫阴火，阴火伏于血分。相火属三焦，三焦为腑属阳，主诸气，相火以水为养，故水亏所致的相火亢盛叫阳火，阳火腾于气分。心火走血分而行于阴，心火亢盛，皆是血病。相火走气分而行于阳，水化为气，相火亢盛，皆是水病。

李氏从三个方面叙述了阴火脾胃气虚病的主要临床表现：第一，脾病则怠惰、气短神疲、嗜卧、四肢不收、大便泄泻。当脐有动气，按之牢若痛，食入则困倦，精神昏冒而欲睡，体重节痛。第二，阴火热中、上炎则气高而喘、身热心烦、头痛、烦渴、面热、口燥咽干、胃中灼热、脉洪大。如《脾胃论》说："脾胃既虚，不能升浮，为阴火伤其升发之气，营血大亏，营气伏于地中，阴火炽盛，日渐煎熬，血气亏少；且心包与心主血，血减则心无所养，致使心乱而烦，病名曰悗。悗者，心惑而烦闷不安也。是清气不升，浊气不降，清浊相干，乱于胸中，使周身气血逆行而乱""心火乘脾，乃血受火邪而不能升发阳气复于地中，地者，人之脾也""始病热中""末传为寒中"。第三，三焦阳气不足，水湿聚肾则作涎及清涕、唾多，溺多而恶寒。甚则足不任身，足下痛不能践地，骨乏无力，喜唾，两丸冷，腹中隐隐而痛，腰、脊、背、胛皆痛。如《脾胃论》说："脾病则下流乘肾，……则骨乏无力，是为骨痿。令人骨髓空虚，足不能履地，是阴气重迭（脾为太阴，肾也为太阴，故曰阴气重迭），此阴盛阳虚之症""夫脾胃虚，则湿土之气溜于脐下，肾与膀胱受邪。膀胱主寒，肾为阴火，两者俱弱，润泽之气不行。大肠者庚也，燥气也，主津；小肠者丙也，热气也，主液；此皆属胃。胃虚则无所受气而亦虚，津液不濡，睡觉口燥咽干而皮毛不泽也。甲胆风也，温也，主生化周身之血气。丙小肠热也，主长养周身之阳气，亦皆禀气于胃，则能浮散也，升发也。胃虚则胆及小肠温热生长之气俱不足，伏留于有形血脉之中，为热病，为中风，其为病不可胜纪。青、赤、黄、白、黑五腑皆滞。三焦者乃下焦元气生发之根蒂，为火乘之，是六腑之气俱衰也""饮食劳倦所伤，自汗、小便数，阴火乘土位，清气不生，阳道不行，乃阴血伏火。况阳明胃土右燥左热（右燥指大肠，左热指小肠），故化燥火而津液不能停，且小便与汗皆亡津液。津液至中宫变化为血也。脉者，血之腑也。血亡则七神何依？百脉皆从此中变来也""脾胃既为阴火所乘，谷气闭塞而下流，即清气不升，九窍为之不利，胃之一腑病，则十二经元气皆不足也。气少则津液不行，津液不行则血亏，故筋骨皮肉血脉皆弱，是气血羸弱矣""病甚，则传肾肝为痿、厥。厥者，四肢如在火中为热厥，四肢寒冷者为寒厥。寒厥则腹中有寒，热厥则腹中有热，为脾主四肢故也。若肌肉濡渍，痹而不仁，传为肉痿证，证中皆有肺疾，用药之人，当以此调之。气上冲胸，皆厥证也。痿者，四肢痿软无力也，其心烦冤不止。厥者，气逆也，甚则大逆，故曰厥逆。其厥、痿多相须也""或热厥而阴虚，或寒厥而气虚"（李东垣内伤病有三大主要证候：其一，心火乘土为热中；其二，心火上炎克肺金；其三，水湿下流传肾肝）。

本病元气不足不能上升则上气不足，而心肺失去滋养。水湿流下则肠胃有余，而肝肾受水湿之侵害，筋骨受病。正如《灵枢·大惑论》所说："上气不足，下气有余，肠胃实而心肺虚。"阳气不足则有虚寒证，水湿聚下则有下实证，阴火上炎则火炽血热，阴火煎熬营血则耗血，元气不足则气化、生化失常。寒热实虚俱有，阴阳气血俱病，病证十分复杂。如审证不细心、不周到，就会有顾此失彼的现象，造成治疗上的错误。

李东垣根据阴火（心火）与元气的矛盾，确定甘温除大热的治疗原则，如《内外伤辨》云："唯当以甘温之剂，补其中，升其阳，甘寒以泻其火则愈。《内经》曰劳者温之、损者温之。盖温能除大热，大忌苦寒之药泻胃土耳"。甘温何以能除大热呢？李氏《内外伤辨》说："脾胃气虚，不能升浮，为阴火伤其生发之气，荣血大亏，荣气不营，阴火炽盛，是血中伏火日渐煎熬，血气日减，心包与心主血，血减则心无所养，致使心乱而烦……，辛甘微温之剂生阳气，阳生则阴长。或曰甘温何能生血？曰仲景之法，血虚以人参补之，阳旺则生阴血，更以当归和之。"原来"甘温"所除之"大热"是因营血亏损不养心火，心火亢盛所生之。而心火亢盛是由于三焦相火衰弱，元气不足所致。治病必求其本与求其所属，从根本上来说，辛甘温之剂升补三焦元气，阳生则阴长，阴长则营血旺，血旺能养心火，使心火安静，此甘温除大热之由也。

李东垣的甘温除热学说，主要有当归补血汤的血虚发热证、补中益气汤的气虚发热证和神圣复气汤的阳虚发热证三种类型。其实这三种情况，只是三焦元气衰弱轻重程度不同。李东垣所谓"证象白虎，唯脉不长实"的"血虚发热"证最轻，至"心火亢甚，而乘其土位""始得则热中"的气虚发热证较重，到"上热如火，下寒如冰"的"末传寒中"的阳虚发热证最重。血虚发热病，病位在心系，故用当归补养血脉，并以当归名方，然气能生血，气足则血旺，所以李氏重用甘温益气的黄芪为君。《本草秘录》说："黄芪乃补气之圣药，如何补血独效？盖气无形，血虽有形，不能独生，必得无形之气以生之。黄芪用之于当归之中，自能助之以生血也。"《汤液本草》载："黄芪气温，味甘，纯阳。甘微温，性平，无毒入手少阳、足太阴经、足少阴命门。"手少阳，三焦也。少阳三焦，标本皆阳，是为纯阳，故纯阳之黄芪为"补三焦"（《汤液本草》）元气之神品。三焦与脾合（参见《中医外感三部六经说》《五运六气临床应用大观》），寄于肾命门，故谓"入手少阳、足太阴经、足少阴命门"。气虚发热病，心火乘于脾土，病变重心在脾系，除心火乘土及心火上炎的身热、烦渴、头痛、面热目赤、咳喘、胃中热、脉大等火症状外，尚有脾胃虚弱中气下陷的气短、神疲肢倦、嗜卧、大便泄泻等症状，一般医家称之为脾虚阴火证。所以，李东垣创制补中益气汤，既有当归、黄芪，又增入人参、白术、炙甘草大补脾胃元气，强化气血生化之源，脾胃元气充足，气血生化有源矣。气血虽生，必赖柴胡、升麻的升发作用，才能升清上奉于心而充养心血，使心火自平。何况升麻、柴胡还有清火解毒之功用（参见《神农本草经》《名医别录》《千金翼方》等书）。若心火亢甚，当从权用升阳散火汤以升散脾胃中之郁火，或用朱砂安神丸以泻心火。至于阳虚发热病，一般医家称之为肾虚阴火证，病变重心在肾系。火为病之标，或火发于外，而见身热、手足躁扰、脉浮大等症状；或火炎于上，而见面赤、渴欲冷饮。干呕、咽痛、口疮等症状。阳虚内寒为病之本，而见四肢厥冷（或但足冷）、下利清谷、脉沉微细欲绝等症状。治以温补肾脾之阳为主，辅以泻心火，佐以升清降浊斡旋中州。万友生教授说："本证也可以说是肾虚阴火证，与上述脾虚阴火证既有区别，又有联系。脾虚阴火证是因气虚，始为热中，末传寒中，以致寒水来复火土之仇，症见上热如火，下寒如冰，即其明证。"《伤寒论》所谓"四逆辈"，包括四逆汤、通脉四逆汤、白通汤、白通加猪胆汁汤等方。人尿、猪胆汁能泻心火。李东垣神圣复气汤亦其类方也。

　　盖少阳三焦相火，下寓于肾，中合于脾，上代心君以行事，故少阳三焦相火衰弱，病涉心、脾、肾三脏。三焦相火衰弱，轻者为气虚，重者为阳虚（图 4-13）。

　　自从李东垣提出"甘温除大热"的概念后，其后的医家虽皆赞誉之，然他们对"甘温除大热"的认识却失东垣之本意，认为"大热"是指脾气衰弱而虚阳亢奋所致，或谓肾阴盛极，肾阳虚极不能潜藏，而反浮越，以致虚阳亢奋。真是无稽之谈！本来是三焦元气虚导致的心火偏盛而发热，偏要造说是虚阳亢奋，失实之甚，令人痛心！气不足便是寒，阳不足更有寒，何能发热呢？既是"虚阳"，何能"亢奋"？

　　李东垣还根据致心火亢盛的病因，提出了摄养的方法。《兰室秘藏》说："当病之时，宜安心静坐以养其气。"又《脾胃论》说："安于淡薄，少思寡欲，省语以养气，不妄作劳以养形，虚心以维神，寿夭得失安之于数，得丧既轻，血气自然谐和，邪无所容，病安增剧""气乃神之祖，精乃气之子，气者精神之根蒂也，大矣哉。积气以成精，积精以

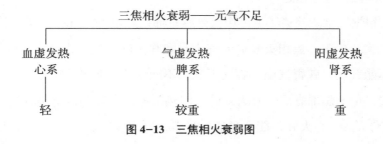

图 4-13　三焦相火衰弱图

全神，必清必静，御之以道，可以为天人矣"。积气以充元气，因气虚所致，气虚是病证之本，治宜以炙甘草配参、芪、术等补中益气汤方的甘温益气除热法；肾虚阴火证是因阳虚所致，阳虚是病证之本，治宜以炙甘草配附子、干姜等通脉四逆汤方的甘温回阳除热法。两证虽有轻重缓急不同，但因太阴脾是后天之本，少阴肾属先天之本，先天抚育后天，后天供养先天，关系极为密切。肾命（火）衰弱，脾阳必弱（母病及子），脾阳虚久，必损肾命（子盗母气）。故少阴阴盛阳衰证中多包含着太阴虚寒，作为温壮少阴肾阳的主方四逆汤，也能温壮太阴脾阳，如《伤寒论》就曾明确指出："自利不渴者，属太阴，以其脏有寒故也，当温之，宜服四逆辈"。而太阴阴盛阳衰证向前发展，也就势所必然地传变成为少阴阴盛阳衰证了。由此可知，脾虚阴火证是可以进一步发展成为肾虚阴火证的。所以李东垣有不妄作劳则不伤元气，加之安心息火，血气自然谐和，百脉调畅，何病之有！

李东垣不但系统地阐发了心火偏盛的理论，亦简要阐述了治相火的理论。他按照"两肾有水火之异"，相火亢盛则"以味补肾真阴之虚，而泻其火邪"，即滋肾水以养相火，方如六味地黄丸、三才封髓丹；相火衰弱则补"相火阳精不足，宜用辛温之剂"，即甘温助阳以除大热，方如离珠丹、八味丸（见《医学发明·损其肾者益其精》）。

至此，读者务必分清，相火衰弱元气不足所致的心火偏盛证和相火亢盛上炎所致的心火亢盛证有天地之别，万万不可混淆。临证不别，祸不旋踵，慎之慎之！

根据三部六经说（见《中医外感三部六经说》《五运六气临床应用大观》），少阳三焦相火衰弱元气不足和脾土湿盛是中焦有病，少阳之气不能升发，脾胃气虚，谷气下流，不能滋养心肺及心火刑肺则气高而喘，是上焦部有病；心火乘脾，湿热下流而乘肾肝是下焦有病。《脾胃论》言："心火旺，能令母实。母者，肝木也。肝木旺，则挟火势，无所畏惧而妄行"，是表部有病；心火刑肺，水源受伤，肾水日减，母病及子，肺病及肾，是里部有病；或肾水先亏不养相火，相火炎上伤肺，子病及母，肾病及肺，也是里部有病。这就是李东垣论述中医内伤的三部六经说。由此看来，三部六经说是中医外感内伤理论的总纲领，可使内外热病统于一，应该推广普及之。

正因为少阳三焦有如此重要的作用，所以李东垣用《三焦元气衰旺》一节作为《脾胃论》上卷、中卷的结尾节，总结前论各证的核心问题是少阳三焦和太阴脾土的相互影响。

《黄帝针经》(《灵枢·口问》)云："上气不足，脑为之不满，耳为之苦鸣，头为之(苦)倾，目为之瞑(眩)。中气不足，溲便为之变，肠为之苦鸣。下气不足，则(乃)为痿厥心悗。补足外踝下留之。"

此三元真气衰急，皆由脾胃先虚，而气不上行之所致也。加之以喜、怒、悲、忧、恐，危亡速矣。

由三焦相火对水谷的蒸腐作用才能产生脾胃之气，脾胃之气亦能涵养三焦相火，脾水盛则三焦相火衰，脾水衰则三焦相火旺。太极水火是相互影响的。

李东垣根据妄作劳役的病因，提出了摄养方法。

当病之时，宜安心静坐以养其气。(《兰宝秘藏·劳倦所伤论》)

安于淡薄，少思寡欲，省语以养气，不妄作劳以养形，虚心以维神，寿夭得失，安之于数，得丧既轻，血气自然谐和，邪无所容，病安增剧。(《脾胃论·远欲》)

气乃神之祖，精乃气之子，气者精神之根蒂也，大矣哉。积气以成精，积精以全神，必清必静，御之以道，可以为天人矣，有道者能之，予何人哉，切宜省言而已。(《脾胃论·省言箴》)

对于如何养气，李东垣又提出了"日用"练功的方法，以《此事难知》中"日用"诗一首为证。

　　　　复临泰壮夬乾垢，遁否观剥坤二六。

　　　　青白正分开与辟，赤黑往来通道路。

　　　　泰即居艮否居坤，乾作天门巽地户。

　　　　气终于丑始于寅，血谛辛阴从下去。

　　　　丙潜壬内却从高，顺至乙穴还上注。

　　　　妇随夫唱几曾停，万派千流无暂住。

　　　　血气包含六子中，昼夜行流五十度。

　　　　食时骸理敬修行，玄府身周匀闭拒。

　　　　排山倒海毒非常，撩鼻燃髭心不怖。

　　　　天长地久太虚持，不亏八一元来数。

　　　　休说乘虚谩履空，赢取康宁三六足。

　　　　知之非难行之难，造次颠沛宜常虑。

　　复临泰壮夬乾垢，遁否观剥坤二六。此为十二消息卦卦名。《周易参同契》用十二消息卦卦象的特点来说明大周天的火候，讲乾坤交而结丹。十二卦应十二月，或应十二时。十二消息卦之卦序，通过乾坤六阳爻、六阴爻、阴阳爻之增减，形象地反映了事物内部阴阳消长变化的完整周期。消为消减，息为增长。自复卦至乾卦，阳增阴减，为息卦。自垢卦至坤卦，阳减阴增，为消卦。息卦为进阳火之候，消卦为退阴符之候。

　　青白正分开与辟，赤黑往来通道路。青为东方之色，在体应肝，在卦应震；白为西方之色，在体应肺，在卦应兑。肝主阳升，故谓开，肺主阳退肃降，故谓辟。赤为南方之色，在体应心，在卦应离；黑为北方之色，在体应肾，在卦应坎。心肾相交接，即坎离交媾。左阳升，右阴降，经曰"左右者，阴阳之道路也"，故称往来通道路。含坎离交媾和龙虎交媾之义。

　　泰即居艮否居坤，乾作天门巽地户。泰，天地气交，万物繁茂。

艮，为终为始，万物生于艮而旺于泰。否，天地气塞而不交，万物凋谢。坤，位西南方，阴之始，万物衰于坤而谢于否。所以泰生于艮，否生于坤。故在六十四卦方图与后天八卦方位图应时，"泰即居艮否居坤"。启玄子说："戊土属乾，己土属巽。"坤艮亦属土，是乾坤巽艮皆属土，为气血之源。有和合四象之义。乾主三焦，主气；坤主脾，主血。故乾为天门，巽为地户，巽坤同居也。

由上两句可知，李东垣用后天八卦方位图的模型来说明人体的阴阳消长升降及气血的流注。

气终于丑始于寅，血谛辛阴从下去。气始于中焦。气于寅时流入手太阴肺经，卯时流入手阳明大肠经，辰时流入足阳明胃经，巳时流入足太阴脾经，午时流入手少阴心经，未时流入手太阳小肠经，申时流入足太阳膀胱经，酉时流入足少阴肾经，戌时流入手厥阴心包经，亥时流入手少阳三焦经，子时流入足少阳胆经，丑时流入足厥阴肝经，寅时复注于肺中，故云"气终于丑始于寅"。此讲大周天功。

谛，音帝，真实、真谛，引申为根。辛主肺，肺主气。故"气寄于辛而用于寅"。血随肺气而行，即"血之东根于辛，纳于乙，相随往来不息"（《此事难知·人肖天地》）之意。乙主肝，肝藏血，是血纳于乙。从，随也。"血谛辛阴从下去"，即谓血从气行之意。

丙潜壬内却从高，顺至乙穴还上注。丙指心火，壬指肾水。"丙潜壬内却从高"，指心火下交于肾水。乙指肝木，肝木通于肾水，肝藏血，故曰"顺至乙穴远上注"，此讲心离、肾坎，坎离交之事。

清者，体之上也，阳也，火也。离中之阴降，午后一阴生，即心之生血，故曰清气为荣。

浊者，体之下也，阴也，水也。坎中之阳升，子后一阳生，即肾阳举而使之，故曰浊气为卫。

地之浊不升，地之清能升，为阳举而使之上也；天上清不降，天

之浊能降，为六阴驱而使之下也。经曰：地气之为云，天气下为雨，雨出地气，云出天气。此之谓欤！（《此事难知》）

这就把坎离相交，水火既济讲清楚了，此讲小周天。

妇随夫唱几曾停，万派千流无暂住。妇指血，夫指气。血为气母，气为血帅。气血相随往来不息也。

血气包含六子中，昼夜行流五十度。乾坤为父母，震巽坎离艮兑为六子。六子配六脏六腑。

气血者，父母也；父母者，天地也。（《此事难知·人肖天地》）

血气周流于十二经，总包六子于其中。

《易》曰："山泽通气。"故气寄于辛，用于寅，平旦始从中焦注，循天之纪，左旋至丑而终。昼夜通行五十度，周流八百一十丈。夫倡则妇随，血随气而上行，殊不见润下之意。（《此事难知·经脉终始》）

艮卦为山，兑卦为泽，艮为土主脾，兑为金主肺。在后天八卦图中，艮居东北方向，夏天太阳从此升起，在时为寅，此讲艮土中焦之气从寅时注肺中。循天运的规律，昼夜通行周流于一身五十度。

食时骸理敬修行，玄府身周匀闭拒。食：其一，音蚀，殖也，所以自生殖也，见《释名释饮食》；其二，音寺，养也，这里借指练功。骸，音谐。手足首身也。理，指文理。敬：训勤，或训慎。玄府，指汗孔。意思是说：在修身练功时要小心谨慎，使周身玄府关闭，避免外邪侵袭。

排山倒海毒非常，撩鼻燃髭心不怖。毒，指邪气。《说文解字》："燃，理之也。"髭，胡须。怖，训惶。意思是说：腠理密闭，大风苛毒虽然来势凶猛，莫之能害，能泰然理燃胡须，心不惶恐。

天长地久太虚持，不亏八一元来数。太虚，指太极，这里借指丹田。持，训守。《国语·越语》："有持盈。"乾的卦序为一，坤的卦序为八。乾坤为太极之两仪，乾坤合则为太极。意思是说：天天练功意守丹田，元气自然渐渐充盈而不亏。

休说乘虚谩履空，赢取康宁三六足。谩，训欺。履，通屡，训数。赢，训获胜。离的卦序为三，坎的卦序为六。意思是说：坎离相交，水火既济，可获得身体健康，使邪气无虚可乘，不得侵犯机体。

知之非难行之难，造次颠沛宜常虑。造次，训仓卒，或急遽。颠沛，训倾覆、仆倒，形容人事困顿。《论语·里仁》："……造次必于是，颠沛必于是。"这里指疾病困身。意思是说：了解这种内丹功法并不难，但要实施修身练功却不是一件容易的事。在邪气突然犯身疾病缠身的时候，宜常常考虑修身练功除邪强身之事。

为什么要起"日用"这个名字呢？它来自易学。《系辞传》说："一阴一阳之谓道。继之者善也，成之者性也。仁者见之谓之仁，智者见之谓之智，百姓日用而不知，故君子之道鲜矣。"就是说，这是个极普通的事情，每天都可以见到的事情，反而不太留意，不知道它。所以李东垣提出让大家重视它，用它健身强体。

（五）从卦象论内外伤

从卦象分析伤寒与杂病，唯有李东垣一家而已。

汉守（张仲景）所言从乎天也，自艮而之巽；晋令（王叔和）所言从乎地也，自乾而之坤，是以乾坤之用备矣！言天道者，从外而之内也；言地道者，从内而之外也。从外之内者，伤寒也；从内之外者，杂病也。

伤寒从气而入，故仲景以弦脉为阴，自艮而之内，从外入，先太阳也，位在东北。

杂病从血而出，故叔和以弦脉为阳，自巽而之外，从内出，先少阳也，位在东南。（《此事难知》）

由此可知，李东垣论内伤杂病皆由少阳三焦元气不足所致，李氏曾再三致意其中妙用，奈何后人不察，言脾胃之病而遗乎少阳三焦之源！

（六）脏气法时

李东垣重视太极阴阳升降浮沉的天人合一理论，因此强调脏气法时。

若火乘土位，其脉洪缓，更有身热、心中不便之证。此阳气衰弱不能生发，不当于五脏中用药法治之，当从《藏气法时论》中升降浮沉补泻法用药耳。（《脾胃论·脾胃胜衰论》）

万物之中，人一也，呼吸升降，效象天地，准绳阴阳。盖胃为水谷之海，饮食入胃，而精气先输脾归肺，上行春夏之令以滋养周身，乃清气为天者也。升已而下输膀胱，行秋冬之令，为传化糟粕转味而出，乃浊阴为地者也。（《脾胃论·天地阴阳生杀之理在升降浮沉之间论》）

人禀天地之气而生，人体与自然界相通应。如春气温升，夏气热浮，秋气凉降，冬气寒沉。应春升温和之气而肝气条达，应夏浮热气而心气蕃滋，应秋凉之气而肺气清肃下降，应冬沉降寒冷之气而肾气密藏。这升降浮沉的生理活动，必赖中宫太极阴阳升降为中心枢纽。中宫太极清阳之气上滋心肺，浊阴之气下达肝肾。若中宫太极阴阳错乱，就会有胜复之变。

常欲四时均平而无偏胜则安。不然损伤脾（胃），真气下溜，或下泄而久不能升，是有秋冬而无春夏，乃生长之用陷于殒杀之气，而百病皆起，或久升而不降亦病焉。（《脾胃论·天地阴阳生杀之理在升降浮沉之间论》）

脾胃不足之源，乃阳气不足，阴气有余。当从元气不足升降浮沉法，随证用药治之。盖脾胃不足，不同余脏，无定体故也。其治肝、心、肺、肾有余不足，或补或泻，唯益脾胃之药为切。（《脾胃论·脾胃胜衰论》）

由于中宫太极阴阳的错乱胜复而导致心、肝、肺、肾四脏发病，治疗大法必须调理中宫太极阴阳。李东垣并依据后天八卦方位图绘有脏气法时升降浮沉补泻之图（图 4-14），用来说明八卦与脏气法时的关系。

（七）药物法象

李东垣既然重视脏气法时阴阳升降浮沉，所以在治疗时就重视药物的阴阳升降浮沉之法象。

天有阴阳，风、寒、暑、湿、燥、火，三阴三阳上奉之。温、凉、寒、热四气是也。温热者，天之阳也；凉寒者，天之阴也。此天之阴阳也。

地有阴阳，金、木、水、火、土，生长化收藏下应之。辛、甘、淡、酸、苦、咸，五味是也。辛、甘、淡者，地之阳也；酸、苦、咸者，地之阴也。此地之阴阳也。（《汤液本草·东垣先生药类法象》）

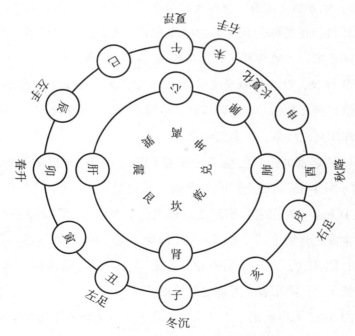

图 4-14　脏气法时升降浮沉补泻图

李东垣据此还绘有药类法象图，详细内容见"中药有太极"一节。

凡药之所用，皆以气味为主，补泻在味，随时换气。气薄者为阳中之阴，气厚者为阳中之阳，味薄者为阴中之阳，味厚者为阴中之阴。

辛、甘、淡中热者，为阳中之阳；辛、甘、淡中寒者，为阳中之阴；酸、苦、咸之寒者，为阴中之阴；酸、苦、咸之热者，为阴中之阳。夫辛、甘、淡、酸、苦、咸，乃味之阴阳，又为地之阴阳也；温、凉、寒、热，乃气之阴阳，又为天之阴阳也。气味生成，而阴阳造化之机存焉。一物之内，气味兼有，一药之中，理性具焉。主对治疗，由是而出。

……凡治病服药，必知时禁、经禁、病禁、药禁。夫时禁者，必本四时升降之理，汗、下、吐、利之宜。大法：春宜吐，象万物之发生，耕、耨、科、斫，使阳气之郁者易达也。夏宜汗，象万物之浮而有余也。秋宜下，象万物之收成，推陈致新，而使阳气易收也。冬周（固）密，象万物之闭藏，使阳气不动也。夫四时阴阳者，与万物浮沉于生长之门，逆其根，伐其本，坏其真矣。又云：用温远温，用热远热，用凉远凉，用寒远寒，无翼其胜也。故冬不用白虎，夏不用青龙，春夏不服桂枝，秋冬不服麻黄，不失气宜，如春夏而下，秋冬而汗，是失天信，伐天和也。有病则从权，过则更之。(《脾胃论》)

此即用药之法象，医者当明之。

这就是李东垣医学的精义，现用《内经》中的两段话作为总结，并绘图（图4-15）说明于下。《素问·天元纪大论》说："然天地者，万物之上下也；左右者，阴阳之道路也；水火者，阴阳之征兆也；金木者，生成之终始也。"《素问·阴阳应象大论》说："天地者，万物之上下也；阴阳者，血气之男女也；左右者，阴阳之道路也；水火者，阴阳之征兆也；阴阳者，万物之能始也。"

由图4-15可以看出，天地为万物之上下。天地阴阳相交生成了水火坎离，是阴阳之征兆。左春震右秋兑，为阴阳升降之道路及生成之

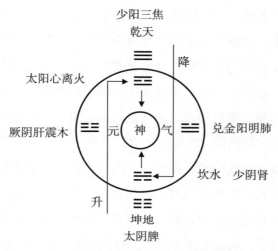

图 4-15　黄庭交媾示意图

终始。阴阳各卦又为血气之男女。并由天地阴阳二气的运动过程生成了以坎、震、离、兑代表四时的后天八卦方位图骨架。前引《此事难知》说肝肺为天地阴阳升降之体用，肝行阳二十五度从左而升，肺行阴二十五度从右而降，就是此意。

　　《易》曰：乾天坤地，为万物之上下，天覆地载，而生生化化。乾天的实质内容是日、是火，坤地的实质内容是月、是水，故先天八卦图，乾南坤北，东离西坎，居四正方位。天地不交则成否，天地相交则成泰。乾坤交而生六子，在《内经》为六经。乾坤交之后即退居二线，由先天变为后天，则离居南而坎居北，震居东而兑居西。乾阳下降交于坤而生成坎水，坤阴上升交于乾而生成离火（男女交会即成坎离，男性阴茎（阳物）插入女阴为坎，女性舌头伸入男性口中为离）。由此可知，先后天强调的都是水火。故曰天地之间，六合之内，唯此水与火，而能生生化化。在人言，谓天食人以五气，地食人以五味，养生家称此为外药。有了离之心火和坎之肾水，水火相交则成既济，水火不交则成未济。水火不交则天下不通，在人则经络气血不通而发病。

水火相交则天下通，在人则经络气血通畅而无病。养生家称此为内药。

由此看来，黄庭交媾进程可分为两个阶段，第一阶段是乾坤交媾为外药，属于腐熟消化阶段，在仓廪之器内进行，生成营卫气血。如《素问·六节藏象论》说："脾胃大肠小肠三焦膀胱者，仓廪之本，营之居也，名曰器，能化糟粕，转味而入出者也；其华在唇四白，其充在肌，其味甘，其色黄，此至阴之类，通于土气。"第二阶段是坎离交媾为内药，属于生化阶段，在液体（离心主血，坎肾主水，血与水都是液体）中进行，生成精气神，故曰血者，精气也。这就是生命的演化过程。这一演化过程就记载于《周易》之中，乾天坤地交媾生成坎离这一演化过程，就反映在《周易》的上经中，起于乾坤，经历否泰，终于坎离；坎离交媾生成既济未济这一演化过程，就反映在《周易》的下经中，以男女交媾喻万物化生，起于咸恒，经历震艮巽兑，终于既济未济。对于这第二阶段，《周易参同契》说："易谓坎离，坎离者，乾坤二用。二用无爻位，周流行六虚，往来既不定，上下亦无常。幽潜沦匿，变化于中，包囊万物，为道纪纲。以无制有，器用者空，故推消息，坎离没亡。言不苟造，论不虚生，引验见效，校度神明，推类结字，原理为征。坎戊月精，离己日光，日月为易，刚柔相当。土王四季，罗络始终，青赤白黑，各居一方，皆禀中宫，戊己之功"。这就是说，坎离的交媾原料全仗"仓廪之本"（中宫）的供给。朱元育《周易参同契阐幽》说："章首曰易行乎其中，既曰变化于中，正指中宫真土说。盖坎离二物，不离真土，乃成三家，举二物则四象在其中，举三家则五行在其中，一切药物、火候无不在其中矣。乾坤之大用尽于坎离，坎离之妙用归于戊己，一部《参同契》，关键全在此处。"

我说治病健身的关键也在于此，所以李东垣特别强调"仓廪之本"（土气）在人身中的重要作用，因为它是身体健康之源。经曰：天地合气，命之曰人。就是说人存亡的关键条件在于人体外部养料的供应，有了营养才能练就精气神。第一、第二阶段之分，人们一般称作先天和后天。第一阶段的交媾，是天地的交媾，是乾坤的交媾，是少阳三焦相火与太阴脾水的交媾，其原料是天食人之"五气"和地食人之"五味"，其位在"仓廪"，是用锅（器）下之火和器内之水蒸腐"五味"，与现代所说的消化过程相似。第二阶段的交媾，是坎离的交媾，是心肾的交媾，是少阴肾水与太阳心火的交媾，其原料是第一阶段所化生的营卫气血，其位在三焦水道"液体"（包括津液和血液）之中，与现代所说的生化过程相似。水道在哪里呢？在肌肉之中。脾主肌肉，所以肌肉为土。就是说，无论是第一阶段，还是第二阶段，都离不开水、火、土三味，水、火、土三者结合而生万物，就是所谓的"三生万物"。

子午数合三，戊己号称五，三五既和谐，八石正纲纪。呼吸相含育，伫息归夫妇，黄土金之父，流珠水之子。水以土为鬼，土镇水不起，朱雀为火精，执平调胜负，水盛火消灭，俱死归厚土，三性既合会，本性共宗祖。（《周易参同契》）

本节讲子水、午火二用必归于土，而土的妙用是使水、火、土三性归一，即所谓"三物一家，都归戊己"。

三五一都三个字，古今明者实然稀。

东三南二同成五，北一西方四共之。

戊己自居生数五，三家相见结婴儿。

婴儿是一含真气，十月胎圆入圣基。（《悟真篇》）

所谓"三家相见结婴儿"，是指水、火、土三者相结合便产生出元气。婴儿喻元气。《太乙金华宗旨》则说："丹道以精水、神火、意土三者，为无上之诀。精水云何？乃先天真一之炁。神火，即光也。意土，即中宫天心也。以神火为用，意土为体，精水为基。"又说："光即乾也""天心者，三才同禀之心，丹书所谓'玄窍'是也，人人俱有""机在目"，故《内经》曰目为命门。因为此理难明，知者少。如《周易参同契》说："三五与一，天地至精。可以口诀，难以书传。"我今天把这个秘密解开了，希望大家都能够健康长寿，这就是我在前文说的最基本的万物发生律。

从"黄庭交媾示意图"可以看出，水坎一在下，火离二在上，木震三在左，金兑四在右，元气五在中，这不正是河图的内层数吗？所以《周易参同契》《悟真篇》等养生类书多引用河图数以说炼丹。

第一阶段一个土，第二阶段又一个土，二土相合是"圭"字，所以出现"刀圭"之说。什么是刀圭呢？一说是古时量取药物的用具，如《抱朴子内篇·金丹（卷四）》说："并毛羽捣服一刀圭，百日得五百岁"；一说是内丹术术语，出自《周易参同契》："粉提以一丸，刀圭最为神"。而对内丹术术语一说，又有三种不同的认识：一认为是内丹异名，二认为是上丹田沿任脉下降化为津液之内气，三认为是出入之内炁。我同意内丹术术语说，其实质就是元气。

李东垣深知第一和第二阶段各自的重要性，所以分而论之。在第一阶段，尊《难经·十四难》"损其脾者，调其饮食，适其寒温"之旨，调治护理脾胃，并"远欲""省言"而养精气神。在第二阶段提倡练气功，《此事难知》所载"日用"就为此设。其实这两个阶段在《内经》就有之，《素问·上古天真论》所说"提挈天地，把握阴阳，呼吸精气，独立守神，肌肉若一""法于阴阳，和于术数"，就是指练功。并说"恬淡虚无，真气从之，精神内守，病安从来"。第二阶段在道家得到了实践和发展。由此看来，医与道有不可分的内在密切联系。

《中和集·金丹内外二药图说》："外药可以治病，可以长生久视。内药可以超越，可以出有入无。"看来只要把第一阶段做到，就能达到长生延寿的目的。

若将洛书与图4-15比较来看，厥阴肝木对应洛书的左数三八，阳明肺金对应右数二七。肝木配应春天阳气上升，是为"八益"；肺金配应秋天阳气下降，是为"七损"。这大概就是古人所说的"七损八益"吧。所谓"能知七损八益，则二者可调"，其"二者"即指左右升降的阴阳二气。

从"黄庭交媾示意图"还看到，上面是乾离两火卦，下面是坤坎两水卦。乾离两个经卦组成了同人和大有两个重卦，离下乾上，天日同明，是同人卦；乾下离上，天日同明，是大有卦。荀爽注："乾舍于离，相与同居。"《九家易》："乾舍于离，同而为日，天日同明，故曰同人。"同人《彖传》说："同人，柔得位得中而应乎乾，曰同人。……文明以健，中正而应，君子正也。唯君子为能通天下之志。"这就是少阳中正之官及君主之官的作用，持中守正，融会贯通机体内的有机联系。大有《彖传》说："大有，柔得尊位大中，而上下应之，曰大有。其德刚健而文明，应乎天而时行，是以元亨。"《象传》说："君子以遏恶扬善，顺天休命。"这就是说，少阳能持中正之道，遵循天道自然规律，如卫气之行而顺应时势之变化。

坤舍于坎，坤坎同居。坤坎两个经卦组成了师和比两个重卦，坤下坎上，是比卦；坎下坤上，是师卦。师《彖传》说："师，众也。贞，正也。能以众正，可以王矣。刚中而应，行险而顺，以此毒天下，而民从之。"《象传》说："君子以容民畜众。"这就是说，太阴坤土厚德载物，而滋养四肢百骸。比《象传》说："地上有水，比。先王以建万国，亲诸侯。"万国诸侯，就是五脏六腑，坤坎同居，是为二水，水能滋养五脏六腑也。

从"黄庭交媾示意图"还可以看出，少阴坎水，水性趋下，如何上升？靠的是坎中之阳，这就是《内经》所说的"少阴之上，君火（热气）主之"之意。水中无火，水就不能上升，只能是死水，不能生物，只有水中有火，水受火蒸，化气上升，成为活水，才能生物。太阳离火，火性炎上，如何下降？靠的是离中之阴，这就是《内经》所说的"太阳之上，寒气主之"之意。炎上之火，遇寒则降。火中无阴，是为壮火，爍杀万物，火中有阴，是为少火，能生万物。这就是离火坎水的交媾升降原理，这就是少阴、太阳从本从标的原因。水升从厥阴肝木，火降从阳明肺金，所以厥阴、阳明从乎中，厥阴之中为少阳相火，阳明之中为太阴湿气。肝郁则少阳之气不升，肺逆则阳明之气不降，不升不降则痞塞，而病生焉。

离火不同于乾火，乾火纯而无阴性燥，离火之中有阴气不燥而温润万物。坎水不同于坤水，坤水纯而无阳性寒，坎水之中有阳气不寒而温养万物。坎者，乾火潜于坤水之中者也，阴多于阳才能潜藏，谓水中有真阳。离者，坤水隐于乾火之中者也，阳多于阴才能生长，谓火中有真阴。此阴阳互根者也。心火旺则伤离中真阴，即心血亏损而伤神，因血藏神，故李东垣曰阴火（心火）为七神之贼。

张仲景用六经统一模式将众多的疾病（内、外、妇、耳、眼、喉等）统一起来，我在这里则用太极模式又将六经统一起来，显得更加简练，更加容易掌握。现代科学日趋系统化、协同化、整体化，不正是在逐步向我国传统文化靠拢吗？

天枢"黄庭"很重要，不仅道家养生需要它，医家治病也需要它。如《素问·至真要大论》说，"岁主藏害何谓？岐伯曰：以所不胜命之，则其要也。"又说："身半以上，其气三矣，天之分也，天气主之。身半以下，其气三矣，地之分也，地气主之。以名命气，以气命处，而言其病。半，所谓天枢也。故上胜而下俱病者，以地名之。下胜而上俱病者，以天名之。"天枢在肚脐。肚脐以上有初之气、二之气和三之气三气，肚脐以下有四之气、五之气和终之气三气，以此建立起了五运六气的象数诊断模式，能理解否？

明代医学家李时珍论述人体生命时非常重视水火土，其在《本草纲目》中列有水、火、土三部药物。

水者，坎之象也。其文横则为 ☵，纵则为水。其体纯阴，其用纯阳。上则为雨露霜雪，下则为海河泉井。流止寒温，气之所钟既异；甘淡咸苦，味之所入不同。是以昔人分别九州水土，以辨人之美恶寿夭。盖水为万化之源，土为万物之母。饮资于水，食资于土。饮食者，人之命脉也，而营卫赖之。故曰：水去则营竭，谷去则卫亡。然则水之性味，尤慎疾卫生者之所当潜心也。（水部）

水火所以养民，而民赖以生者也。本草医方，皆知辨水而不知辨火，诚缺文哉。火者南方之行，其文横则为卦，直则为火字，炎上之象也。其气行于天，藏于地，而用于人。太古燧人氏上观下察，钻木取火，教民熟食，使无腹疾。周官司烜氏以燧取明于日，鉴取明于月，以供祭祀。司爟氏掌火之政令，四时变国火以救时疾。《曲礼》云：圣王用水火金木，饮食必时。则古先圣王之于火政，天人之间，用心亦切矣，而后世慢之何哉？（火部）

土者，五行之主，坤之体也。具五色而以黄为正色，具五味而以甘为正味。是以禹贡辨九州之土色，周官辨十有二壤之土性。盖其为德，至柔而刚，至静有常，兼五行生万物而不与其能，坤之德其至矣哉。在人则脾胃应之，故诸土入药，皆取其裨助戊己之功。（土部）

生命活动离不开水火，更离不开土。所以李时珍特别重视水火土三者的关系。

上面第一阶段，由乾坤生成坎离，离火与坎水，都是有形的东西，称之为器。第二阶段，由坎离生成元气或曰神，是无形的，称之为道。道是形而上，器是形而下。器是有，道是无。《内经》讲形与神俱，就是强调形神合一、形气合一。

《内经》曰："相火之下，水气承之。"第一阶段就是少阳三焦相火和太阴脾水的关系。又曰："君火之下，阴精承之。"第二阶段就是君火（心火）和肾精的关系。

（八）火土合德

从上述可知，李东垣倡导的升阳健脾胃学说，其实质是"火土合德"。《此事难知》记载其师之言说："土者，坤也，坤土申之分，申为相火。"又说："包络、三焦寄于丑而用于申也。"火土合德于申，申者神也，火土合德则神旺，火土不合德则失神，有神则健康，无神则病。这就是李东垣所说阳气不足（火），脾胃虚弱（土），而百病生焉。又说脾胃病，皆是血病，血为神之舍，故为神病。可知得神失神，皆有脾胃之盛衰。

火土合德，是母子相生，即火生土。因火分君、相二火，故赵献可《医贯》说："阳明胃土，随少阴心火而生""太阴脾土，随少阳相火而生"。

火土合德的另一表现是"心为土脏"说，《说文解字》："心，人心，土脏也。"我们认为，这是从火土合德来说的。从生理上来说，火生土。从病理上来说，心火乘土。总之，火与土，相须不相离。

四、太极阳仪——少阳相火

（一）少阳解

谈到少阳，自然会想到《伤寒论》中的少阳病。有学者称少阳厥阴为千古疑案，可见解少阳之难。但从《内经》而言，按运气主气说其六经顺序是：厥阴、少阴、少阳、太阴、阳明、太阳；按客气说其六经顺序是：厥阴、少阴、太阴、少阳、阳明、太阳；按经络体位说，少阳在阳明、太阳之间。要从不同的层次来区分少阳的位置，不能把它们放在一个层面来谈论。这样也就不存在少阳是位于太阳、阳明之间，还是位于阳明、太阴之间的争论了。

太极阳仪是少阳，少阳有手少阳三焦与足少阳胆之分合，而少阳三焦要比少阳胆重要得多。因为《内经》上说"少阳之上，相火主之"，相火是本，少阳是标，应以本为主。相火属三焦，故少阳当以三焦相火为重，可是《伤寒论》注释家绝大多数都把少阳解释为足少阳胆经，失去了少阳三焦相火的真谛，主都不明，天下何以得到安宁？何以安身？何以治病？

《素问·六节藏象论》说肝"为阳中之少阳，通于春气"。《灵枢·阴阳系日月》说："肝为阴中之少阳。"按：这是在不同层次概念下的分类法，《六节藏象论》以子午为界分阴阳，故曰肝"为阳中之少阳"。《阴阳系日月》以卯酉昼夜分阴阳，故曰"肝为阴中之少阳"。《素问·逆调论》说："肝一阳也。"《素问·阴阳类论》则直称少阳为"一阳"。众所周知，春天是阳气上升的季节，万物生机勃勃。阳气就是热，就是火，故曰"少阳之上，相火主之"，少阳司天"火气下临""火淫所胜"。以春天为初生之阳，乃取少火之意，盛阳壮火则衰，就没有生机了。将少阳寄于东方肝木，乃因木能生火，木为火之母，少阳尚幼，不离其母，可知少阳相火说是从天人相应观点提出来的。

江尔逊先生说：《伤寒论》少阳病，当以手经主令，足经化气，足从手化，而以三焦为少阳主要病位。少阳为游部，其气游行三焦，循两胁，输腠理，是先天真元之气，因少阳之气游行于三焦，故少阳之为病，就必然会影响到三焦。

（二）少阳三焦

三焦学说，自王太仆对《内经》注解不明，遂使后世医家诸说纷起，有三焦无形说、腔子说、油膜说、淋巴说、胃部说、三段说等，各立门户，争议不休。虽然历代不乏注释讲解《内经》及作论的人，但大都离经叛道，不尊经旨。或有所得者，也各执一偏而相互攻击，仍不能见其全貌。鉴于三焦学说之乖误，造成临床中诸多病症不能明白病因，以致影响其治疗，给人造成了莫大的痛苦和灾难。余感于此，乃考古问今探三焦之奥秘，揭三焦之真谛，见三焦之真面目，而创建腠理——气街三焦说。

三焦之名首见于《黄帝内经》，但却没有说明三焦腑的形态与部位，成为千古疑案。

1.《黄帝内经》论三焦

三焦者，决渎之官，水道出焉。(《素问·灵兰秘典论》)

少阳与心主为表里。(《素问·血气形志篇》)

脾、胃、大肠、小肠、三焦、膀胱者，仓廪之本，营之居也，名曰器，能化糟粕，转味而入出者也；其华在唇四白，其充在肌，其味甘，其色黄，此至阴之类，通于土气。(《素问·六节藏象论》)

夫胃、大肠、小肠、三焦、膀胱，此五者，天气之所生也；其气象天，故泻而不藏。(《素问·五脏别论》)

少阳属肾，肾上连肺，故将两藏。三焦者，中渎之府也，水道出焉，属膀胱，是孤之府也。(《灵枢·本输》)

三焦手少阳之脉……入缺盆，布膻中，散络心包，下膈，循属三焦。(《灵枢·经脉》)

水谷皆入于口，其味有五，各注其海，津液各走其道，故三焦出气，以温分肉，充皮肤，为其津；其流而不行者为液。天暑衣厚则腠理开，故汗出；寒留于分肉之间，聚沫则为痛。天寒则腠理闭，气湿不行，水下留于膀胱，则为溺与气。(《灵枢·五癃津液别》)

谷始入于胃，其精微者，先出于胃之两焦，以溉五藏，别出两焦(据《甲乙》卷六第九增焦字)，行营卫之道。其大气之抟而不行者，积于胸中，命曰气海，出于肺，循喉咽，故呼则出，吸则入。(《灵枢·五味》)

肾容三焦膀胱，三焦膀胱者，腠理毫毛其应。

卫气者，所以温分肉，充皮肤，肥腠理，司关合者也。……卫气和则分肉解利，皮肤调柔，腠理致密矣。

密理厚皮者，三焦膀胱厚；粗理薄皮者，三焦膀胱薄；疏腠理者，三焦膀胱缓；皮急而无毫毛者，三焦膀胱急；毫毛美而粗者，三焦膀胱直；稀毫毛者，三焦膀胱结也。(《灵枢·本藏》)

鼻柱中央起，三焦乃约。(《灵枢·师传》)

勇士者，目深以固，长冲直扬，三焦理横……怯士者，目大不减，阴阳相失，其(三)焦理纵。(《灵枢·论勇》)

黄帝曰：愿闻营卫之所行，皆何道从来？岐伯答曰：营出于中焦，卫出于下焦。黄帝曰：愿闻三焦之所出。岐伯答曰：上焦出于胃上口，并咽以上，贯膈而布胸中，走腋，循太阴之分而行，还至阳明，上至舌，下足阳明，常与营俱行于阳二十五度，行于阴亦二十五度一周也，故五十度而复大会于手太阴矣。(病理：黄帝曰，人有热，饮食下胃，其气未定，汗则出，或出于面，或出于背，或出于身半，其不循卫气之道而出何也？岐伯曰，此外伤于风，内开腠理，毛蒸理泄，卫气走之，故不得循其道，此气慓悍滑疾，见开而出，故不得从其道，故命曰漏泄。)

黄帝曰：愿闻中焦之所出。岐伯答曰：中焦亦并胃中，出上焦之后。此所受气者，泌糟粕，蒸津液，化其精微，上注于肺脉，乃化而为血，以奉生身，莫贵于此，故独得行于经隧，命曰营气。……营卫者，精气也；血者，神气也。

黄帝曰：愿闻下焦之所出。岐伯答曰：下焦者，别迴肠，注于膀胱而渗入焉。故水谷者，常并居于胃中，成糟粕，而俱下于大肠，而成下焦，渗而俱下，济泌别汁，循下焦而渗入膀胱焉。

上焦如雾，中焦如沤，下焦如渎。(《灵枢·营卫生会》)

上焦开发，宣五谷味，熏肤，充身，泽毛，若雾露之溉，是谓气。中焦受气取汁，变化而赤，是谓血。(《灵枢·决气篇》)

上焦泄气，出其精微，慓悍滑疾。下焦下溉诸肠。(《灵枢·平人绝谷篇》)

上焦出气，以温分肉而养骨节，通腠理。中焦出气如雾，上注溪谷而渗孙脉，津液和调，变化而赤为血。(《灵枢·痈疽篇》)

肺腧在三焦之间，心腧在五焦之间……(《灵枢·背腧》)

三焦胀者，气满于皮肤中，轻轻然而不坚。(《灵枢·胀论》)

(1) 三焦起源中宫　从《黄帝内经》对三焦的阐述可以看出，首先强调的是三焦起源于中宫，曰"上焦出于胃上口""中焦亦并胃中""下焦者别回肠(小肠)"，是中渎之府。《难经·三十一难》也尊《内经》说："上焦者，在心下，下膈，在胃上口，主内而不出。中焦者，在胃中脘，不上不下，主腐熟水谷。下焦者，当膀胱上口，主分别清浊，主出而不内，以传导也。"所以清初罗东逸，尝著《内经博议·太冲三焦论》四卷，独倡言胃部三焦说。

论三焦，则《经》曰："上焦出于胃口，并咽之上，贯膈而布胸中；中焦亦并胃中，出上焦之后；下焦别回肠注于膀胱"。而于阳明胃之经络，则曰："循喉咙，入缺盆，下膈属胃，其直者，缺盆下乳内廉；其支者，起胃口下循腹里，下至气街"。此与三焦同行在前，故知三焦者，特胃部上下之匡廓，三焦之地，皆阳明胃之地，三焦之所主，即阳明之所施。其气为腐熟水谷之用，与胃居太阴脾之前，实相火所居所游之地也。故焦者，以熟物为义。上焦如雾者，壮阳明化物之升气也；中焦如沤者，状化时沃溢之象也；下焦如渎者，状济泌分别流水之象也。是以名为三焦者，特为两阳合明之胃，与相火之所职之耳。其为后天谷神出化之本，以出营卫，以奉生身，使胃之气上升于肺，下输膀胱，后天之能事毕矣。(《内经博议·太冲三焦论》)

按：罗东逸据《灵枢·营卫生会》及《经脉》所言三焦经气的循行，基本上与胃经的循行如出一辙，而认为三焦为胃部上下匡廓的创说，恰与少阳三焦相火和太阴脾土，乾坤交合成中部太极说暗合（见《中医外感三部六经说》）。所以，罗氏能把三焦的行气走水，如雾、如沤、如渎整个气化作用概举无遗，得其机要也。

三焦手少阳之脉，起于小指次指之端，上出两指之间，循手表腕，出臂外两骨之间，上贯肘，循臑外上肩，而交出足少阳之后，入缺盆，布膻中，散络心包，下膈，遍属三焦；其支者，从膻中上出缺盆，上项，系耳后，直上出耳上角，以屈下颊至䪼；其支者，从耳后入耳中，出走耳前，过客主人前，交颊，至目锐眦。是动则病耳聋浑浑焞焞，

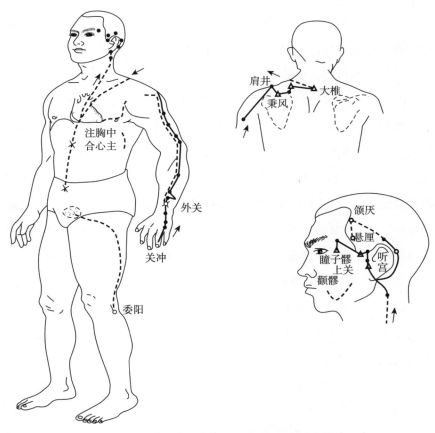

图 4-16　手少阳三焦经循行线路图（《经络学》1984 年）

嗌肿喉痹。是主气所生病者，汗出，目锐眦痛，颊痛，耳后肩臑肘臂外皆痛，小指次指不用。（《灵枢·经脉》）

三焦者，上合手少阳，出于关冲，关冲者，手小指次指之端也，为井金；溜于液门，液门，小指次指之间也，为荥；注于中渚，中渚，本节之后陷者中也，为腧；过于阳池，阳池，在腕上陷者之中也，为原；行于支沟，支沟，上腕三寸，两骨之直间陷者中也，为经；入于天井，天井，在肘外大骨之上陷者中也，为合，屈肘乃得之；三焦下腧，在于足大指之前，少阳之后，出于腘中外廉，名曰委阳，是太阳络也。手少阳经也。三焦者，足少阳太阴之所将，太阳之别也，上踝五寸，别入贯腨肠，出于委阳，并太阳之正，入络膀胱，约下焦，实则闭癃，虚则遗溺，遗溺则补之，闭癃则泻之。（《灵枢·本输》）

其经脉循行图，见图 4-16。

(2)《内经》论述三焦功能有以下三方面　第一，腐熟水谷。三焦是人身的一轮红日，为火，所以它的第一功能是"中焦如沤"，蒸腾腐熟水谷，吸收精微，化生营卫气血。如日本丹波元简在《灵枢识》中说："沤者，在胃中如沤也。"其实对此《难经》已明确说出三焦在胃主腐熟水谷的作用，《三十一难》谓："中焦者，在胃中脘，不上不下，主腐熟水谷"。但胃腐熟水谷，并不是胃本身的作用，而是火的作用。如赵献可《医贯》说："饮食入胃，犹水谷在釜中，非火不熟。"又说："若夫土者，随火寄生，即当随火而补，然而补火，有至妙之理。阳明胃土，随少阴心火（君火）而生，故补胃土者补心火；……太阴脾土，随少阳相火而生，故补脾土者，补相火。"喻昌在《医门法律》中说："三焦取火能腐物之义，火之性自下而上。三焦者，始于原气，出于中脘，散于膻中，皆相火之自下而上也。"孙一奎《赤水玄珠》说："夫人之胃如釜甑，然釜底火旺，则热气熏蒸，甑炊易熟，若徒有水而无火，则无气上升，物何由熟，……故治胀满者，先宜温补下元，使火气盛而湿气蒸发，胃中温暖，谷食易化。"沈金鳌《杂病源流犀烛》说："若脾虽强盛能食，而肾气不足，真火不能上行，为胃腐熟水谷，故饮食下咽，不能消化，留滞大腑，因成飧泄。"总之，脾胃腐熟水谷必靠于火。相火代君火行事，故此火主要是相火。

有的医家则以脾阳为腐熟水谷之"火"。如黄元御《四圣心源》说："阳生于下，脾以纯阴而含阳气，有阳则升，清阳上升是以温暖而善消磨。水谷入胃，脾阳磨化，渣滓下传而为粪溺；精化上奉而变气血。"唐容川《医经精义》说："脾阳不足，水谷固不化；脾阴不足，水谷仍不化也。譬如釜中煮饭，釜底无火固不熟，釜中无水亦不熟也。"既曰"脾以纯阴"，可知"阳气"非脾自有。我再次申明，地球上的阳气只有一轮红日，所谓的华山之阳、泰山之阳等，无非是太阳的光照。取象比类，人身的阳气只有君火与相火，而相火代君火行事，所以人身的阳气也是只有相火这一轮红日，所谓的脾阳、肾阳等，无非是相火的照临。

第二，升降出入。胃为水谷之海，三焦相火为之蒸腾腐熟，其所化生的蒸汽和水液，"出于胃之两焦（上下两焦）""行营卫之道"。其腐熟蒸腾之气，是清气，上升注于胸、心肺，是为宗气，谓之"上焦如雾"；其腐熟蒸腾之水液，是浊气，降走水道，灌注于膀胱与肾，谓之"下焦如渎"。注于肺，在肺进行气体的出入交换。注入腠理毫毛，进行体部的气体出入交换。注入肾，肾为胃之关而司二阴，排出糟粕。其卫气"温分肉，充皮肤"以卫外。其营气注脉中，化而为血。营卫之气，分行阴阳各二十五度，五十而复大会于手太阴肺。由此可知，宗气及营卫气血的病变应从中气论治。

肾为水脏，膀胱是水腑，是人身的水库，三焦是调节水库中水出入的"决渎之官"，故曰"肾合三焦膀胱"。三焦如何调节水液？靠相火的蒸化作用。蒸汽外发于腠理毫毛，故曰其应在"腠理毫毛"。由此可知，腠理毫毛的病变如脱发、皮肤无色泽应从三焦膀胱气化论治。

第三，上焦和气、肺有密切关系，温分肉，贯血脉，通腠理。中焦和脾、胃有密切关系，化生营卫气血。下焦和肾、膀胱有密切关系，通水道（王好古在《此事难知》记载其师李东垣称此为足三焦）。三焦相火注肾气化生精而藏，为生命之本。三焦相火注膀胱气化生卫而温分肉，卫外而固。

(3) 生机——火藏于水　关于升降出入，《素问·六微旨大论》有一段精彩的论述。

帝曰：其升降何如？岐伯曰：气之升降，天地之更用也。

帝曰：愿闻其用何如？岐伯曰：升已而降，降者谓天；降已而升，升者谓地。天气下降，气流于地，地气上升，气腾于天，故高下相召，升降相因，而变作矣。

帝曰：善。寒湿相遘，燥热相临，风火相值，其有闻乎？岐伯曰：气有胜复，胜复之作，有德有化，有用有变，变则邪气居之。

帝曰：何谓邪乎？岐伯曰：夫物之生，从于化，物之极，由乎变，变化之相薄，成败之所由也。故气有往复，用有迟速，四者之有，而化而变，风之来也。

帝曰：迟速往复，风所由生，而化而变，故因盛衰之变耳。成败倚伏游乎中，何也？岐伯曰：成败倚伏，生乎动，动而不已，则变作矣。

帝曰：有期乎？岐伯曰：不生不化，静之期也。

帝曰：不生化乎？岐伯曰：出入废，则神机化灭；升降息，则气立孤危。故非出入，则无以生、长、壮、老、已；非升降，则无以生、长、化、收、藏。是以升降出入，无器不有。故器者，生化之宇，器散则分之，生化息矣。故无不出入，无不升降。化有小大，期有近远。四者之有而贵常守，反常则灾害至矣。故曰：无形无患，此之谓也。

帝曰：善。有不生不化乎？岐伯曰：悉乎哉问也！与道合同，惟真人也。帝曰：善。（《素问·六微旨大论》）

由此可知，升降出入对人体的重要作用。在自然界，这是天地二气的作用，就是太阳与水的作用，由于太阳的循环运动导致了水的循环运动，所以《吕氏春秋·圜道篇》说："水泉东流，日夜不休，上不竭，下不满，小为大，重为轻，圜道也"。高诱注："水从上流而东，不竭尽也，下至海，受而

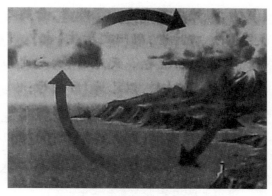

图 4-17　水循环图（《地球探索》）

注：地球表面的 70% 以上都被水覆盖着，太阳的热量使海洋、地面、湖泊、河流、植物的水分蒸发。水蒸气上升冷却后再凝结成水珠变成云，云又变成了雨或雪重新流回河流湖泊，有时雨雪被地下岩层吸收，最终这些水又回到大海，完成了循环

不满溢也。小者，泉之源也，流不止也，集于海是为大也。水湿而重，升作为云，是为轻也。"用图 4-17 说明于下。

在人体，这是三焦相火和脾水的作用，也就是火与水的作用。这就是《道德经》所讲的道与水。江林昌先生说："道指太阳的循环运动，太阳化生万物的工作，是从它运行地水阶段开始的。《老子》把太阳地水运动称作'母亲''雌门''玄牝'（女阴）。"就其生化万物的功能而言，如《道德经》第六章说："谷神不死，是谓玄牝。玄牝之门，是谓天地之根。绵绵兮若存，用之不勤"。此处"谷神"就是中气（胃气），有胃气则生，无胃气则死。何谓神？《素问·六节藏象论》说："天食人以五气，地食人以五味；五气入鼻，藏于心肺，上使五色修明，音声能彰；五味入口，藏于肠胃，味有所藏，以养五气，气和而生，津液相成，神乃自生。"道就是太极、太一。考古学家曾在郭店发现楚简《太一生水》一文，详细阐述了这个道理。

太一生水，水反辅太一，是以成天。天反辅太一，是以成地。天

地复相辅也，是以成神明。神明复相辅也，是以成阴阳。阴阳复相辅也，是以成四时。四时复相辅也，是以成仓（仓为冷字，下同）热。仓热复相辅也，是以成湿燥。湿燥复相辅也，成岁而止。故岁者，湿燥之所生也。湿燥者，仓热之所生也。仓热者，四时之所生也。四时者，阴阳之所生也。阴阳者，神明之所生也。神明者，天地之所生也。天地者，太一之所生也。是故太一藏于水，行于时，周而又始，以己为万物母；一缺一盈，以己为万物经。此人之所不能杀，地之所不能埋，阴阳之所不能成。（《太一生水》）

这段话从空间（即天地）和时间（即岁时）讲述了太一创生天地四时的程序，有两层意思：第一是讲太一生水，水反过来与太一相辅而生天，天反过来又与太一相辅而生地，包含正反两组循环。第二是讲天地生神明，神明生阴阳，阴阳生四时，四时生寒热，寒热生燥湿，最后生成岁。这种生化的关键是"太一藏于水"，就是说太一的生机藏于水，只有通过水才能孕育天地。太一为日为火，就是水火交济的关系。水火既济，万物化生；水火未济，万物不生。《周易·文言传》说："同声相应，同气相求。水流湿，火就燥。"火性炎上而燥，水性润下而湿，水火不济，而万物不生。若火气下降，水气上升，水火既济，则万物化生。谦卦《象传》所谓"天道下济而光明，地道婢而上行"是也。水、火之病，就是燥、湿之病，故石寿棠在《医原》中以燥湿立论。《鹖冠子·度万》也说："天者，神也；地者，形也。地湿而火生焉，天燥而水生焉。法猛刑颇则神湿，神湿则天不生水；音故声倒则形燥，形燥则地不生火。水火不生，则阴阳无以成气，度量无以成制，五胜无以成势，万物无以成类，百业俱绝，万生皆困。济济混混，孰知其故。天人同文，地人同理，贤人肖殊能，故上圣不可乱也，下愚不可辩也。"故"在天地若阴阳者，杜燥湿以法义，与时迁焉"。

从先天八卦图来说，乾天在上，坤地在下，即火上水下，水火不济，万物不生。从后天八卦图来说，乾阳下交于坤成坎，自退于右下，故《难经》曰命门在右肾，即三焦相火之位也。这就是养生所要修炼的金丹。"太一藏于水"的形象写照，就是坎水，生命之水。坤水是纯阴，不能生物。

(4) 三焦为器有形　三焦和胃、大肠、小肠、膀胱相似，都是一类的器官，其里面是空的，可以容纳东西，是水液和蒸汽的通道，是有形的器物，在全身腠理间（下文有详解）。《老子》说"大象无形"，所以《难经》说三焦无形。如《难经·二十五难》说："心主与三焦为表里，俱有名无形。"《难经·三十八难》说："所以府有六者，谓三焦也，有名而无形。"并不是真无形，其大而已。

2.《难经》三焦说

《难经》对三焦学说的贡献有以下两个方面。

第一，三焦的形态。《难经》根据《内经》三焦应在腠理及为蒸汽和水液的通道的提示，提出三焦"其府在气街"的观点。气街，《灵枢·卫气》说："请言气街，胸气有街，腹气有街，头气有街，胫气有街"。杨玄操注："气街者，气之道路也。三焦既是行气之主，故曰府在气街。街，衢也；衢，四达之路也。"此气街布于头、胸、腹、胫，遍及全身，没有具体的形态，故越人说三焦"有名而无形"（《二十五难》）。越人此语一出，却成了千古聚讼案，不知使人几多愁。唐代刘禹锡说："古所谓无形，盖无常形耳，必因物而后见也。"另一含义是"大"。如老子《道德经》谓"大象无形"，即是指最大的形象是看不出形体的。《淮南子·原道训》谓："无形者，一之谓也。"三焦为乾象，乾为天，不可不谓大，大而有象，应三焦而行周身，当然无常形。无具体形态，不等于无形。如水，有名有质有体，可其具体形态，曰圆？曰长？曰方？皆不可也，亦有名无形之类。

第二，三焦原气。三焦主命门原气是《难经》对三焦说的最大贡献。其理论根据是后天八卦图，取坎重乾。《难经·六十六难》说："脐下肾间动气者，人之生命也，十二经之根本也，故名曰原。三焦者，原气之别使也，主通行三气，经历于五脏六腑。原者，三焦之尊号也，故所止辄为原。五脏六腑之有病者，皆取其原也。"肾间动气为命门，命门为人生命之本源，而三焦却为命门之别使，布散命门生气于五脏六腑及四肢百骸。其气通行诸经，注于诸原。故《难经·三十八难》亦说："三焦也，有原气之别焉，主持诸气。"

《难经·八难》说："诸十二经脉者，皆系于生气之原。所谓生气之原者，谓十二经之根本也，谓肾间动气也。此五脏六腑之本，十二经脉之根，呼吸之门，三焦之源，一名守邪之神。故气者，人之根本也，根绝则茎叶枯矣；寸口脉平而死者，生气独绝于内也。"越人二言命门为三焦之源，三焦运布命门生气，外御邪气，内养脏腑经脉。可见越人对三焦的重视。

《难经·六十二难》说："三焦行于诸阳。"张寿颐说："三焦行于诸阳者乃指人身上、中、下三部之阳气而言，非手少阳之三焦一经，故曰行于诸阳。"因为乾为阳，三焦纯阳之体，故行于诸阳。

《难经》说："三焦者，原气之别使也，主通行三气，经历于五脏六腑。原者，三焦之尊号也，故所止辄为原。五脏六腑之有病者，皆取其原也。"这说明三焦相火是产生原气的源泉，这为子午流注针法和灵龟八法的取原穴针法奠定了理论基础。

3.《中藏经》三焦说

《中藏经》对三焦的生理功能和病理变化的论述简明扼要，其论述三焦的生理功能谓："三焦者，人之三元之气也。号曰中清之腑，总领五脏、六腑、荣卫、经络，内外上下左右之气也。三焦通，则内外左右上下皆通也。其于周身灌体，和内调外，荣左养右，导上宣下，莫大于此也。……三焦之气，和则内外和，逆则内外逆，故云三焦者，人之三元之气也，宜修养矣"。

按：三焦相火之象为乾卦，为人之三元之气，可不修养乎！乾阳周行于身之上下左右内外，故曰三焦"总领五脏、六腑、荣卫、经络，内外上下左右之气也"。这是对《内经》《难经》三焦理论的概括阐述。

4. 罗东逸三焦说

清初罗东逸曾著《内经博议》四卷，独倡言胃部三焦说。

论三焦，则《经》曰："上焦出于胃口，并咽之上，贯膈而布胸中，中焦亦并胃中，出上焦之后，下焦别回肠注于膀胱。"而于阳明胃之经络，则曰："循喉咙，入缺盆，下膈属胃，其直者，缺盆下乳内廉，其支者，起胃口下循腹里，下至气街。"此与三焦同行在前，故知三焦者，特胃部上下之匡廓，三焦之地，皆阳明胃之地，三焦之所主，即阳明之所施。其气为腐熟水谷之用，与胃居太阴脾之前，实相火所居所游之地也。故焦者，以熟物为义。上焦如雾者，壮阳明化物之升气也；中焦如沤者，状化时沃溢之象也；下焦如渎者，状济泌分别流水之象也。是以名为三焦者，特为两阳合明之胃，与相火之所职之耳。其为后天谷神出化之本，以出营卫，以奉生身，使胃之气上升于肺，下输膀胱，后天之能事毕矣。(《内经博议·太冲三焦论》)

按：罗东逸据《灵枢·营卫生会》及《经脉》所言三焦经气的循行，基本上与胃经的循行如出一辙，而认为三焦为胃部上下匡廓的创说，恰与少阳三焦相火和太阴脾土，乾坤交合成中部太极说暗合(《中医外感三部六经说》)。所以，罗氏能把三焦的行气走水，如雾、如沤、如渎整个气化作用概举无遗，得其机要也。

5. 三段三焦说

《灵枢·营卫生会》说："上焦出于胃上口，上至舌，中焦并胃中，出上焦之后，下焦别回肠，注于膀胱。"又说："上焦如雾，中焦如沤，下焦如渎。"这本来是讲三焦与脾，火土合德，腐熟水谷，生化气血，运布滋养上下左右内外的，可后来《难经》的作者却将《灵枢》三焦分布生气的说法，具体化地把胸腹腔分为三段，使三焦形体化。

上焦者在心下，下膈，在胃上口，主内而不出，其治在膻中玉堂下一寸六分，直两乳间陷者是。中焦者在胃中脘；不上不下，主腐熟水谷，其治在脐旁。下焦者，当膀胱上口，主分别清浊，主出而不内，以传导也，其治在脐下一寸。(《难经·三十一难》)

唐代杨玄操在注解《难经·三十一难》时，更结合《素问·调经论》《灵枢·营卫生会》《灵枢·痈疽篇》所言，从而为之做进一步的阐发。

自膈以上，名曰上焦，主出阳气，温于皮肤分肉之间，若雾露之溉焉。胃上口穴在鸠尾下二寸五分也。自脐以上名中焦，变化水谷之味，生血以营五脏六腑，及于身体，中脘穴在鸠尾下四寸也。自脐以下，名曰下焦，脐下一寸阴交穴也。主通利溲便，以时下而传，故曰出而不内也。(《难经集注》卷三)

这将上焦、中焦、下焦内在部位的界畔体表部位，以及其主要生理功能等，都划分得一清二楚。但这种划分法却与《黄帝内经》三焦的含义相去甚远。

宋代虞庶在注解《难经·三十一难》时，又提出依《黄庭经》配八卦属五脏法三焦的观点。

天有三元，以统五运，人有三焦，以统五脏也。今依《黄庭经》配八卦属五脏法三焦，以明人之三焦法象三元也。心肺在上部，心法离卦，肺法兑卦、乾卦，主上焦。乾为天，所以肺行天气。脾胃在中部，脾胃属土，统坤卦，艮亦属土，艮为运气，主治中焦。肾肝在下部，肾法坎卦，肝法震卦、巽卦，主下焦，主通地气，行水道。夫如是，乃知坎、离、震、兑、坤以法五脏，乾、艮、巽乃法三焦，以合

八卦变用。(《难经集注》)

这种把五脏分三焦的说法是虞氏的创举。自虞氏创建此说之后，渐渐被后世医家所接受，日益盛行。尤其是温病诸家，竟尊上焦心肺，中焦脾胃，下焦肝肾之说，作为以三焦来分辨病机的传变规律。

6.气街三焦说

《难经·三十一难》明确指出三焦腑在"气街"，下面我们就对此加以探讨。

第一，气街的含义。"气街"之名，首见于《内经》，所指有三：其一，是气汇聚运行的通道，主气的升降出入。如《灵枢·卫气》说："四街者，气之径路也。"《灵枢·卫气》说："请言气街，胸气有街，腹气有街，头气有街，胫气有街。""街"，《说文解字》解释为："四通道也"。《甲乙经》卷二将"四街"称为"四衝"。《玉篇·行部》说："衝，交道也。"杨玄操注说："气街者，气之道路也。三焦既是行气之主，故曰府在气街。街，衢也；衢，四达之路也。"张志聪注："气街者，气之径路，络绝则径通，乃经脉之血气，从此离绝而出于脉外者也。"其二，为穴位，即气街穴，乃气冲穴别名。如《素问·气府论》说："足阳明脉气，所发者六十八穴……气街动脉各一。"其三，为一体表部位。如《灵枢·经脉》说："足阳明之脉，……是主血所生病者……循膺乳、气街、股、伏兔、骨干外廉……"指腹股沟股动脉处。我们所要讨论的气街，是指第一种含义。此气街布于头、胸、腹、胫，遍及全身，是气聚会、纵横通行的网络通道。这与三焦"主持诸气"，运化输布命门生气通达于周身有关。

第二，气街的分布与结构。《灵枢·卫气》曰："请言气街，胸气有街，腹气有街，头气有街，径气有街。故气在头者，止之于脑；气在胸者，止之膺与背腧；气在腹者，止之背腧，与冲脉于脐左右之动脉者；气在胫者，止之于气街，与承山踝上以下。"把气街划分为四个部位，并具体指出气街的分布是"气在头者，止之于脑"，头气有街在脑，是由于脑为髓之海，诸髓皆属于脑，脑为精髓之气聚集之所，所谓"十二经脉，三百六十五络，其血气皆上于面而走空窍"，空窍也就是气街。脑为命门，说明气街与脑命门有密切关系。

"气在胸者，止之膺与背腧"。胸气之街联系到胸膺与背部的脏腑经脉腧穴，胸部有心、肺、心包居其中，汇聚着心、肺、心包、膻中之气、血，由宗气将气、血经脏腑经脉输布全身。"气在胸者，止之膺与背腧"，张介宾解释为"胸之两旁为膺，气在胸之前者，止之膺，谓足阳明、少阴经分也，胸之后者在背腧，谓自十一椎膈膜之上，足太阳经，诸脏之腧，皆为胸之气街"。张介宾之释，阐明了胸前诸穴、胸后诸穴与胸部气街的密切关系，胸气街分布在胸部脏腑与前胸后背之间，反映了胸部脏腑之气与胸背部经脉、腧穴之气息息相通的密切联系。胸部有心包络之命门，贯通三焦原气。

"气在腹者，止之背腧，与冲脉于脐左右之动脉者"，对此张介宾解释为："腹之背腧，谓自十一椎膈膜以下，太阳经诸脏之腧皆是也，其行于前者，则冲脉并少阴之经行于腹与脐之左右动脉，即肓俞、天枢等穴，皆为腹之气街也"。可知腹部气街分布于腹部脏腑与腹、腰背之间，反映了腹部脏腑之气与腹、冲脉、腰背经脉及腧穴之气息息相通的生理联系。其更重要的是腹部"胃为水谷之海"及肾部的命门。中宫少阳和太阴的太极命门和肾部的命门，也同样贯穿三焦原气。

"气在胫者，止之于气街，与承山踝上以下"。《灵枢·五色》曰："膝以下者，胫也。"胫指膝以下的小腿部，胫部有足三阴经、足三阳经循行，胫之气街起于胫部，汇聚着足三阴、足三阳之经脉气血。胫之气街上止于气冲与腹之气街相通，中止于承山与足太阳经脉相连，下止于踝之上下与足经原穴相接，反映了足经之气血与足经所属脏腑之气血息息相通的联系。更重要的是，脾主四肢，四肢为诸阳之本。

《灵枢·根结》篇说人体阴阳皆根于胫足。胫足部贯穿脾和三焦原气。

总之，四气街与四命门有密切关系，与命门三焦之气息息相关，气街实际上就是三焦之通道，故称三焦府。

气街的结构特点有三：其一，经言气街按下肢（胫之气街）、躯干（腹之气街及胸之气街）、头部（头之气街）的次序依次排列，与《根结篇》及标本属同一理论，说明人体三阴三阳以根于足胫为根本。因为四肢为诸阳之本——三焦原气所通及脾所主。四街中，头、胸、腹之气街均为横向联系，胫之气街虽为纵向结构，究其缘由与胫部不概脏腑，以及胫部与躯干纵向相连有关。从而形成了人体多层次、多通道、多组织、多功能的网络结构。

其二，分为四部。气街将人体从上至下分为头、胸、腹、胫四部，与人体四海、四命门相合，如脑为髓之海位于头部，头为脑命门，与头之气街相合；膻中为气海位于胸部，为包络命门，与胸之气街一致。胃为水谷之海居上腹部，为中宫太极命门，与腹之气街相合。肾命门位于下腹部，冲脉为血海也位于下腹部，又与胫之气街相连。它们与相关脏腑经脉间的经络联系，也是气街网络结构的组成部分。

其三，阴阳相应连贯。古人认为，背为阳，腹为阴，四肢为阳，头为诸阳之会，躯干为阴，气街这种阴阳相应连贯的结构特点，使古人创立了针灸临床阴病引阳、阳病引阴及五输穴的治疗方法。

第三，气街的生理功能。四气街与四海、四命门所处位置一致，而四海、四命门的重点在三焦，气街就是三焦的气道，能汇聚气血，滋养脏腑，调节气之通道。

第四，气街的病理变化。气街既是气的通道，如果气街不通，就会影响气的升降出入，而发生气滞、气陷、气郁、气胀等病理变化。

第五，气街与腠理。气街为三焦通道，而三焦应在腠理，可知气街与腠理也有密切关系。

《灵枢·本输》说："少阳属肾，肾上连肺，故将两脏。"《灵枢·本脏》说："肾合三焦膀胱，三焦膀胱者，腠理毫毛其应。"《灵枢·五癃津液别论》说："三焦出气，以温肌肉，充皮肤。"《难经·八难》说："所谓生气之原者，谓十二经之根本也，谓肾间动气也，此五脏六腑之本，十二经脉之根，呼吸之门，三焦之源。"《难经·三十八难》说："三焦也，有原气之别焉，主持诸气。"《难经·六十六难》说："肾间动气者，人之生命也，十二经之根也，故名曰原。三焦者，原气之别使也，主通行三气，经历于五脏六腑。原者，三焦之尊号。"《太素经》说："月满则海水西盛，人焦理却；月郭空则海水东盛，人焦理薄。"杨上善注："三焦之气发于腠理，故曰焦理。"（引自《章太炎医论》）以上经文所述包含四个内容：①指出三焦与肺、肾、命门、膀胱有关。②指出三焦与腠理有密切关系。③指出三焦主持诸气。④说明命门为生气之源，而命门生气为阴阳交合所产生。先天命门生气来源于父母之精的交合体——胚胎细胞；后天命门生气来源于水谷精微与清气的结合。三焦主运输布散命门生气于全身。

《内经》讲到腠理的地方粗略统计约有 50 多处，曰"腠理""腠理疏""腠理热""腠理致密""腠理乃发""腠理不开""腠理之间""腠理郄""腠理闭""腠理闭不通""腠理闭室""腠理开""腠理开发""腠理发泄""腠理开闭之常""腠理开闭缓急""腠理开而中于邪""腠理开则邪气入""皮腠""肌腠""肉腠""皮理""肌理""肉理"等。既然腠理能开能闭，又是灌注气血、邪气出入的地方，则必为有形之器。

再从腠理和三焦的含义讲。《中华大字典》载："腠理，谓文理逢会之中。"又"理，肌肤之文"。《金匮要略》说："五脏元真通畅，人即安和……若人能养慎，不令邪风干忤经络……不遗形体有衰，病则无由入其腠理。腠者，是三焦通会元真之处，为血、气所注。理者，是皮肤脏腑之文理也。"《医宗金鉴》说："腠者，一身气隙，血气往来之处，三焦通会真元之道路也；理者，皮肤、脏腑内外井然不乱之条理也。"徐忠可说："理者，合皮肤、脏腑、内外皆有其理，细而不紊，故曰纹理。"纹通文，何谓文？《经籍纂诂》载："文者，物象之本。"《系辞》说："物相杂故曰文，文不当者，吉凶生焉。"杂，《中华大字典》载："阴阳错居也。"由此看来，文理即是生成机体的原始物质，相交合有条理的排列组合表现出来的物象，即皮肤、肌肉、脏腑组织的纹理。腠，即是文理组合逢会之中的间隙，实为分布于周身之皮肤、肌肉、脏腑组织之间的各种各样的组织间隙。生成机体的原始交合物质，即是父母之精的细胞。父母之精在子宫中相结合，形成胚泡，胚泡植入子宫内膜形成胚胎。在胚泡植入后获得较好的营养环境，滋养层细胞迅速增殖分化形成三层。最外面是一些不规则的细胞，细胞境界逐渐消失，并在其中出现一些含有母血的腔隙，这就逐渐形成了机体的腠理。胚胎受母亲气血注入而获得滋养，逐渐生长发育，直到婴儿出生。所以相术和中医学以望文理来判断人的吉凶和疾病的进退，就是根于这种机制。近代用皮纹学作为某遗传病的一种诊断手段，也说明文理是生成机体的原始物质相交合后，有条理地排列组合表现出来的现象。所以文理即是肌肤脏腑组织构成的井然不乱的条理，人体无处不有文理。根于父母之精，为生命之本，血、气皆注于此。所以曲丽芳说："仲景腠理定义明示，腠隶属于三焦，是三焦通行会合元真之气的地方，腠与三焦共同构成人身之水道、气道和气化场所，并参与完成三焦的各项功能。理隶属于不同的脏腑组织，功能与其所属的脏腑组织协调一致。如皮理隶属于肺；肌理、肉理隶属于脾；但皮腠属于三焦，肌腠、肉腠也属于三焦，这是腠理三焦与脏腑组织在不同层次上特殊依存关系的体现。由此推测，腠理既是贯穿周身上下、表里内外、五脏六腑的一种解剖结构，也是三焦水道、三焦气道、三焦气化功能活动完成的地方。"

　　三焦之"焦"字，古作膲，膲字从肉，说明膲是人体一种组织所构成的特殊器官。《中华大字典》载："焦通膲，膲音醮，肉不满也。"肉不满处，指文理逢会中的空隙，即肌肉的空隙处，属于肌肉间的一种组织，为气、血、津、液往来之处，犹如街道，故谓之"气街"，越人所谓三焦腑即指此言。三焦的"三"字，有两种含义：其一，三是虚数，不是实数。《述学·内篇·释三九上》曰："凡一二之所不能尽者，则约之'三'以见其多，三之所不能尽者，则约之'九'以见其极多，此言语之虚数也。"因为肌肉之间的空隙在人体多不可数，故用"三"约言之，谓之三焦。其二，"三"为三元之气，有三生万物的含义。腠理间，血、气所注，滋育长养机体也。由于它分布于人体上、中、下各部，故在上者称上三膲，在中者称中三膲，在下者称下三膲（见《脉经》卷七·病可刺证第十三："平病云，热入血室，无犯胃气及上三膲"），简称之谓上焦、中焦、下焦，而非单纯区分。

　　明白了腠理和三焦的含义之后，再来探析腠理和三焦的功能。

　　《素问·生气通天论》说："气血以流，凑理以密。"湊、凑、腠古通用，故湊理即腠理。腠写成"湊"，从水旁，正说明腠理的功能与江河灌注相似，为决渎水道。《素问·阴阳应象大论》说："清阳为天，浊阴为地；地气上为云，天气下为雨；雨出地气，云出天气。故清阳出上窍，浊阴出下窍；清阳发腠理，浊阴走五脏；清阳实四肢，浊阴归六腑。"这是用天人相应的理论来阐述腠理的功能，腠理有"窍"，能开闭，是人与自然进行气物交换的复杂组织结构。所谓"通会"，通为贯通，会为交会，是气与血贯通交会的处所。《素问·至真要大论》说"开腠理，致津液，通气也"，津液即水液，这说明腠理不仅是水道，也是气道。

　　三焦主持诸气，包括气在人机体的功能及机体对气的摄取和排放。

　　新陈代谢是生命最普遍、最显著的现象。人体内各种营养物质的分解代谢过程，主要是各种营养物质被完全气化的过程。因此，必须从外环境中不断地吸入所需要的氧，并随时排出氧化代谢所产生的二氧化碳。吸入氧，排出二氧化碳，称为气体交换。机体与环境之间的这种气体交换称为呼吸。

　　呼吸的全过程包括三个互相联系的环节：①外呼吸，指外界环境与血液在肺部进行的气体交换，包括肺通气（肺内与外界大气之间的气体交换）和肺换气（肺泡与血液之间的气体交换）。②气体在血液中的运输。③内呼吸，指血液与组织之间的气体交换。通过这三个环节，氧到达组织内以供利用，组织代谢所产生的二氧化碳则被排出体外。（《生理学》）

　　呼吸过程的三个连续环节，见图 4-18。

　　三焦之源为呼吸之门。三焦上注于肺，下灌注于肾，一主吸气，一主纳气。三焦通于腠理的组织进行组织换气。肺主吸气，是指吸入的氧气（即清气）。肾主纳气是指肾脏调节 HCO_3^- 的生理功能。肾脏对 HCO_3^- 的正常调节，是人体内 O_2 和 CO_2 交换的必要保证（详见《中医外感三部六经说》）。吸入的氧气在组织换气中进行复杂的氧化代谢过程，放出热能，热为阳，温煦机体，以保持机体的正常温度。

　　《吕氏春秋·先己》说："啬其大宝，用其新，弃其陈，腠理遂通。"用新弃陈，即指新陈代谢。新陈代谢的正常进行，说明腠理畅通，阐明了腠理间可进行新陈代谢的功能。

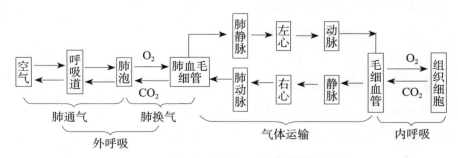

图 4-18　三焦主呼吸示意图

肌肉间的空隙多不可数，无具体形状，为气、血、津液往来之处，所以《医学发明》道："三焦有名无形，主持诸气，以象三才之用，故呼吸升降，水谷往来，皆待此以通达"。《难经》谓："三焦者，水谷之道路也，气之所终始也。"

所谓"三焦理横""其焦理纵"（《灵枢·论勇》），理横指腠理间的血、气、津液充盈饱满，理纵指腠理间的血、气、津液不充盈、不饱满。比如在布袋中，如果充满气体或水液则布袋胀满，否则布袋纵缓。

腠理间进行气、血交换，谓微循环。微循环的主要功能是实现血液与组织细胞间的物质交换，运送养料和排出废物。在微循环中，同时进行着三项工作：①血液交换，由动脉血变成静脉血。②气体交换，动脉血液中的氧气进入组织中，组织中的二氧化碳进入静脉血液中。③生成组织液。所以，三焦既主诸气和气化，又主通调水道，以及为水谷之道路。

《灵枢·五癃津液别》说："三焦出气，以温肌肉，充皮肤，为其津，其流而不行者为液。"这就说明了三焦腑（气街）的作用是秘津液于腠理间和温肌肤。又说："天暑衣厚则腠理开，故汗出；寒留于分肉之间，聚沫则为痛。天寒则腠理闭，气湿不行，水下留于膀胱，则为溺与气""阴阳气道不通，四海闭塞，三焦不泻，津液不化，水谷并行肠胃之中，别于回肠，留于下焦，不得渗膀胱，则下焦胀，水溢则为水胀"。此讲水肿的形成在于腠理微循环间，隧道不通，血、气阴阳不和。

《中藏经》总结三焦的功能说得非常好。

三焦者，人之三元之气也，号曰中清之府，总领五脏、六腑、荣（即营字）卫、经络，内外左右上下之气也。三焦通，则内外左右上下皆通，其于周身灌体，和内调外，荣左养右，导上宣下，莫大于此也。又名玉海、水道。上则曰三管，中则曰霍乱，下则曰走哺，名虽三而归一，有其名而无形者也。亦号曰孤独之府。而卫出于上（《内经》作下为是），荣出于中。上者络脉之系也，中者经脉之系也，下者水道之系也。亦又属膀胱之宗始，主通阴阳，调虚实呼吸，……三焦之气，和则内外和，逆则内外逆。故云三焦者，人之三元之气也，宜修养矣。(《中藏经》)

"络脉之系"即指腠理间的微循环，"经脉之系"是指血脉对气体的运输，"水道之系"是指组织液的生成流通。组织换气的功能遍及人体，大象无形，故曰三焦有名无形。曲丽芳则将三焦腠理功能概括为四点：一是"三焦腠（理）为人身之气道，传递生命信息，协调生命活动"；二是"三焦腠（理）为人身之水道，平衡体温体液，调节水液代谢"；三是"三焦腠（理）总司人体气化，提供气化场所，参与各种代谢"；四是"三焦腠（理）主司传化输泻，运清泻浊，以通为用"。

总之，少阳三焦，上统肺，中合脾，下注肾，气为血帅而运营血通于腠理，主持机体气体和水液的新陈代谢。肺换气、组织换气、中宫生气、肾纳气，这是三焦功能的四个关键环节。三焦腑就是文理逢会之中的空隙，主气、血、津、液的往来，名之谓"气街"。

《难经》称三焦腑为"气街"，《黄帝内经》称之"气门"或"鬼门"，俗称汗孔。刘完素对"气门"的生理病理有一段精辟的阐发。

皮肤之汗孔者，谓泄气液之孔窍也。一名气门，谓泄气之门也；一名腠理者，谓气液出行之腠道纹理也；一名鬼神门者，谓幽冥之门也；一名玄府者，谓玄微府也。然玄府者，无物不有，人之藏府、皮毛、肌肉、筋膜、骨髓、爪牙，至于世之万物，尽皆有之，乃气出入升降之道路门户也。夫气者，形之主，神之母，三才之本，万物之元，道之变也。故元阳子解《清静经》曰：大道无形，非气不足以长养万物，由是气化则物生，气变则物易，气甚即物壮，气弱即物衰，气正即物和，气乱即物病，气绝即物死。《经》曰："出入废，则神机化灭，升降息，则气立孤危。故非出入则无以生、长、化、收、藏，是以升降出入，无器不有。"人之眼、耳、鼻、舌、身、意、神志，能为用者，皆由升降出入之通利也，有所闭塞者，不能为用也。若目无所见，耳无所闻，鼻不闻臭，舌不知味，筋痿骨痹，齿腐，毛发堕落，皮肤不仁，肠不能渗泄者，悉由热气怫郁，玄府闭密而致，气液、血脉、荣卫、精神，不能升降出入故也。各随郁结微甚，而察病之轻重也。

此说深得《黄帝内经》要旨，真不愧为一代高明医学家。刘完素在此理论下提出了阳气怫郁（或称为"怫热郁结"）论的观点，即腠理闭密而郁结。他说："郁，怫郁也。结滞壅塞而气不通畅，所谓热甚则腠理闭而郁结也。"又说："所谓结者，怫郁而气液不能宣通也，非谓大便之结硬耳。"由此可以知道，腠理是气出入升降的通道，只要腠理气道出入升降正常，就能保持人体内外环境的平衡和统一，保持一身之气的通泰，邪不能侵害，病无由发作。如若阳气怫郁，气液不得宣通，六气皆从火化，则生百病。由此看来，刘完素所制防风通圣散以通腠理，被当作长寿药服用，不无道理。

笔者不揣学识浅薄，对三焦腑提出了新看法，认为三焦腑（气街）是腠理间的空隙，就是三焦之形。

由于三焦（腠理）遍及全身，无处不有，所以袁培智先生认为腠理"是一个全方位、多渠道、多角度、多层次、多网络与时空发生沟通的有机立体组织结构"。从生理上来说，腠理是贯通气血输布营养于机体各部位的通道。从病理上来说，腠理是邪气入侵人体的通道。从治疗来说，腠理是驱逐邪气外出的通道。由此可知三焦的重要作用了。

7. 至阳说

《内经》说少阳为至阳，是因为少阳为三焦相火，是夏天的主气，一年最热的时候。另外，督脉经还有至阳穴，在第七胸椎下，其旁为足太阳经的膈俞、膈关两穴。《素问·刺禁论》说："膈肓之上，中有父母，七节之旁，中有小心。"至阳既为少阳，则"父母""小心"必与少阳三焦有关。王冰注："鬲肓之上，气海居中，气者生之原，生者命之主，故气海为人之父母也。"经曰："膻中者，心主之宫城也。"心主之宫城即心包络，为小心。《难经》曰："上焦者……其治在膻中。三焦为气父，心包络为血母，故曰中有父母。"

（三）少阳胆

火生于木，以母为体，故三焦相火寄于胆木，合足少阳。

1. 释胆

胆字，从月从旦。旦有二义：①《说文解字》："旦，明也。从日见一上。一，地也。"是日出地上为旦，即表示日从东方地平线上升起，普照天下，故曰明，反映出了时相的问题，如《伤寒论》所说"少阳病欲解时，从寅至辰上"。从日周期层次来说，寅卯辰三个时辰，即凌晨 3 时到上午 9 时，是少阳病的欲解时。从年周期层次来说，寅卯辰三个月，即正月到三月的春天时段。这就是一日之旦，或一年之旦，阳气初升之时。故李东垣释少阳为春升之气。从子午营气流注层次来说，寅注肺，卯注大肠，辰注胃，正是阳明时段（《内经》"阳明之上，燥气主之"，肺与大肠属燥，胃属阳明），可知寅卯辰正是少阳阳明的时段，说少阳阳明合病也好，说少阳为胃部之匡廓也好，都是有道理的。春天的阳气是少火，即生发生气的三焦相火，夏天亢盛的阳气是壮火。如《素问·阴阳应象大论》说："壮火之气衰，少火之气壮；壮火食气，气食少火；壮火散气，少火生气。"②释天、日。《战国策·燕策二》："人有卖骏马者，比三旦立市，人莫之知。"月同肉，指人体。所以"胆"字，有人体中的太阳之义，故胆腑的募穴名曰"日月"。

乾日为三焦相火，《内经》曰："相火之下，水气承之"，就是说相火离不开水，即所谓的"大一藏于水"。"胆"字之所以从日从月，就是因为月为水，人身之一轮红日（相火）藏于水中矣。相火离开水则成杀万物的燔烁之火，水离开相火则成杀万物的冰水。

2. 奇恒之腑

《素问·五脏别论》说："脑、髓、骨、脉、胆、女子胞，此六者，地气之所生也，皆藏于阴而象于地，故藏而不泻，名曰奇恒之腑。夫胃、大肠、小肠、三焦、膀胱，此五者，天气之所生也，其气象天，故泻而不藏。此受五脏浊气，名曰传化之腑，此不能久留，输泻者也。魄门亦为五脏使，水谷不得久藏。"地气生者上升，天气生者下降，所以胆升而三焦降，因为三焦为水道，水曰润下，故曰三焦降。因为胆性升，不同于其他五腑，故称奇恒之腑。正因为胆主升，故用它代表三焦原气的升发之性。又胆作为六腑之一，具有六腑天气"泻而不藏"的特性，作为奇恒之腑，又有地气"藏而不泻"的特性，也就是说胆具有天地二气双重性，即兼有"藏""泻"双向性调节功能的特性，也就是中性，不偏不倚，有中正之性，故曰"中正之官"。

天气用于肺，肺主燥肃降。地气用于脾，脾主水湿升清。所以天地二气之用在于燥湿，这正是石寿棠《医原》主燥湿说的来源。前文已经讲道，燥湿就是水火，水火主于乾坤，配于三焦脾。

3. 中正之官

《素问·灵兰秘典论》说："胆者，中正之官，决断出焉"，《灵枢·师传》亦有相似记载，这是对胆腑生理特性和功能的重要记载。"中正"一词，大多数注释家认为是指胆的"刚正果决"特性。如王冰《增广补注黄帝内经》"胆则刚正果决，故官为中正"；吴昆《素问吴注》"刚正果决，直而不疑，故为中正之官"；张志聪曰"胆禀刚果之气，故为中正之官"等。而明代马莳《素问·注证发微》则曰："胆为肝之腑，谋虑贵于得中，故为中正之官。"而"得中"是《周易》中常用的术语之一，有"不偏不倚"之意，与"中正"一词本意相符。其实"中正"一词亦是《周易》常用术语之一，特别是《象传》曾多次讲到它。所以陈明先生曾在《国医论坛》1990年第四期上撰文，认为："中正"一词，本出于《易》，胆喻为"中正"，是《内经》作者以易理来阐述医理。那么，大家知道"中正"思想的来源吗？为什么"中正"思想能成为中国传统文化的核心？这要从"中正"的原型意义找答案。其实"中"的古文象具有方向变化移动的日影，故"中"有插杆在地以测日影之象。如王振复先生说："'中'的文化意义原型是远古测天仪的象形。……中，古人所谓晷景是也。""中正"就是日正，就是在日中天时测日影，因为日中阳光最强最亮，高居中天，照射面积最大，从而象征权力的"正大光明"，一统天下。所以太阳处在中天位置时，是最吉利的时刻。这就是胆从日从旦的根本原因。

为什么说胆是"决断出焉"？一般医家从社会意义解释为不偏不倚，故能做出"决断"。但我们认为决断有二义：其一，决训开通闭塞、疏通水道，所谓的决渎之意。断训阻断、隔断，引申为障碍。说少阳有疏通气道、水道的功能。其二，决当训为定、确定、决定。《庄子·天下》曰："以法为分，以名为表，以参为验，以稽为决，其数一二三四是也。"断训为治、治理。《淮南子·说林》曰："是而行之，故谓之断；非而行之，必谓之乱。"高诱注："断，犹治也。"因为胆是中正之官，故有确定治理调节人体各部分功能的职能，于是才有"十一藏皆取决于胆"的说法。

4. 十一藏皆取决于胆

《素问·六节藏象论》提出"凡十一脏取决于胆"之说，对此注释者有不同的见解。郭霭春从校勘角度否定"凡十一脏取决于胆"的说法。王冰认为，"胆者中正刚断无私偏，故十一脏取决于胆也"。马莳也如此认为，并进一步发挥说："盖肝之志为怒，心之志为喜，脾之志为思，肺之志为忧，肾之志为恐，其余六脏孰非由胆以决断之者乎"。因胆主决断，参与精神情志活动，故曰"凡十一脏取决于胆"。张景岳从胆之经络、脏器在人体中占有较重要的位置言，认为"足少阳为半表半里之经，亦曰中正之官，又曰奇恒之腑，所以能通达阴阳，而十一脏皆取乎此也"。程文囿则从胆气勇怯加以阐述，引《医参》语曰："气以胆壮，邪不可干，故十一脏取决于胆"。李涛在《中医杂志》1986 年第 8 期撰文提出："本句并非含曲奥难解之意，'十一'乃'土'字之误。"因而将"凡十一脏取决于胆"改为"凡土脏取决于胆"。王洪图主编的《黄帝内经研究大成》赞同这一观点。

其实以上诸说，都不符合经旨。只有李东垣从"天人相应"观点解说才是正确的。但有人不相信"天人相应"说，不说他们不懂天人整体观，反说那是瞎说、迷信，他们违反自然客观规律，指鹿为马，却自以为是。又如以易理说医理开始于《内经》，其后世历代名医无不缘易理来阐发医理，可是如今一些所谓的医家就是反对用易理阐发医理，认为那是牵强附会，认为人体内的脏腑功能活动与自然界没有关系，我们又能与他们争论什么呢？李东垣说："胆者，少阳春生之气，春气升则万化安，故胆气春升，则余脏从之。"张志聪也说："胆主甲子，为五运六气之首，胆气升则十一脏腑之气皆升，故取决于胆也。所谓求其至也，皆归始春。"傅心明在《中医杂志》1988 年第 2 期撰文说：《六节藏象论》原文的顺序先论天气运转，提出"求其至也，皆归始春"（从春天开始），然后论脏气活动具有与天运相应的生长化收藏的变化，在此基础上才提出"取决于胆"。显然，"取决于胆"与上文"皆归始春"前后呼应。因此，理解本句应联系整篇经文，不理解该篇阐述藏象的方法是取象天运论脏气活动者，也就不能理解"凡十一脏取决于胆"的真正含义。要知道，从脏腑层次说，心为君主之官，但从运气标本气化层次来说，是少阳为主，何能混一而谈？何况，心为君火，少阳为相火，少阳相火代君行命，非主宰者乎？

少阳相火为少火，少火生气，故《素问》设《生气通天论》专论人体与天（自然界）相通应的关系。其谓"天地之间，六合之内，其气九州，九窍、五脏、十二节，皆通乎天气，其生五，其气三，数犯此者，则邪气伤人，此寿命之本也"，即强调天气（阳气）的重要作用。而"阳气者，若天与日，失其所，则折寿而不彰。故天运当以日光明，是故阳因而上，卫外者也"。日就是三焦相火，由此可知其重要作用。自然界万物生长靠的是什么？是太阳。人体的生命力强弱靠的是什么？是三焦相火。所以说"凡十一脏取决于胆"，因为胆内寄相火（胆木生相火），胆代表的是春天少阳生气，取象比类称之为人体内的生气。

5. 中精之府

《灵枢·本输》说："胆为中精之府。"周楣声说："精，指其处乃六府中至清至净之地。"故《难经·三十五难》说："胆者，清净之府也。"《中藏经》说："三焦者……号曰中清之腑"，即清净虚无之境地。因为三焦有名无形，故曰虚无。《太平经》说："积清成精，故胆为六府之精也。"清为水谷清阳上升之气，李东垣《脾胃论》说："所谓清气、营气、运气、卫气、春升之气，皆胃气之别称也"；又说："胃气者，谷气也、营气也、运气也、生气也、清气也、卫气也、阳气也，又天气、人气、地气，乃三焦之气，分而言之则异，其实一也，不当作异名异论而观之"。总之，"少阳行春令，生万化之根蒂也""使行阳道，自脾胃中右迁"。清净之气，道家称之为三清，即上清、太清、玉清。

（四）心包络新释

因为心包络与三焦相表里，三焦为气父，心包络为血母，时刻相随而不离，故研究三焦不得不谈到心包络。

我在《生命与八卦：医易启悟》一书中列专篇讨论了心包络的问题，认为心包络是指人体中的循环系统。《灵枢·经脉》说心包络"主脉所生病"，即指循环系统的疾病。心包络，指出心的根本在于络脉。微循环的通与不通，主宰着心血的循环，故为心之主。如果循环中的微循环不通，外周阻力增大，将发生高血压和左心的病变；肺循环中的微循环不通，阻力增大，将发生肺和右心的病变。三焦是腠理中的空隙处，主血、气的交换。三焦为命门的别使通行生气，心包络为心的别使通行血液，两者相为表里，一主气，一主血脉，一为气父，一为血母。气、血者，阴阳。《灵枢·阴阳系日月》指出："阴阳者，有名而无形"，故曰三焦和心包络，具有名而无形。

（五）火——君火、相火

三焦相火是人身一轮红日，犹如自然界之太阳，生命之大宝，其重要性自不必言。然而相火之外，还有君火，两者之间有什么关系呢？我在《中医内伤火病学》中做了详细探讨，现引录其要者于下，以供读者参阅。

1. 君火相火的生理功能及相互关系

《黄帝内经》从天人相应的观点，概括地阐述了君火相火的生理特点。如《素问》说："少阴君火""少阳相火""君火以明，相火以位""相火之下，水气承之""君火之下，阴精承之"，这说明君火与相火的生理特性既有差异，又有联系，我们必须仔细分辨清楚。

(1) 相火的生理功能主要表现在以下两个方面。

第一，气化。少阳之上，相火主之。少阳标本皆阳，是为纯阳，为乾卦之象，故乾卦主无形之相火。在后天八卦方位图中，乾位于西北，左为坎，主肾水，右为兑水，主肺。故《灵枢·本输篇》说："少阳属肾，肾上连肺，故将两脏。"少阳相火上下合肺、肾两脏，肺为水之上源，肾为水之下源。由是可知，相火与水的密切关系，故曰"相火之下，水气承之"。《说文解字》："承，奉也"，有奉养的意思，是说相火受水气的涵养，不是水克火。相火为乾阳无形之真火，寄寓在肾，是人体阳气之根蒂。相火蒸化肾水的过程叫气化，气化便产生了生气，也叫元气。元气为五脏六腑、十二经脉之根蒂。元气通过三焦分布到全身，故张元素说："命门为相火之原，……主三焦元气""三焦为相火之用，分布命门元气"。地气之升腾全借相火之气化。相火温肺则源泉不断，肺气宣发而充皮肤。所以，肺气之肃降，无不是相火的功用，相火能主气之升降出入。

第二，生化。乾为少阳三焦相火，坤为太阴脾土，乾坤相合于中宫，脾土随相火而生。脾之所以能化食，能替胃运输水谷精微于周身，全借少阳相火蒸腐生化之力。相火蒸腐水谷化生精微的过程叫生化，生化便产生了胃气，人有胃气则生，无胃气则死，无形相火为胃气主。

由上述可知，相火与肾、脾、肺有密切关系，肾、脾、肺三脏主水，故相火以水为养而走气分。肾主五脏之精，脾主五脏之胃气，两者俱主化以奉升浮，是知春生夏长皆从相火中出。相火有气化和生化两大功能，这两大功能主宰着人的生与死，故曰"相火以位"。何谓位？《系辞》说："圣人之大宝曰位。"位，指政权。圣人最宝贵最重要的是政权，政权是统治者的法宝。所以，"相火以位"是说相火主宰人的生命，是机体的大宝。

乾为日，为铅为金。气功家谓乾为金丹。《入药镜》载《云房丹诀》云："铅铅水乡灵源，庚辛室位属乾，尝居坎户，隐在兑边，生天生地，生人生万物，皆不能外此先之铅。"三焦相火是机体中的一轮红日，万物生化之本源，要想祛病延年可不养炼乎！由此可知，相火是生命活动的原动力。

(2) 君火的生理功能表现在以下两个方面。

第一，温养血脉。君火属心，心主离卦。离卦外阳而内阴，阴有形，故君火为有形之火，位于胸中。心主血，君火走血分，以血为养。张景岳说："血本阴精。"离卦中之阴为真阴精，坎卦中之阳为真阳气，故云"君火之下，阴精承之"。君火能温运血脉，血得君火而不凝，脉得君火而乐。如是则营血周流于全身，而滋养机体。

第二，主神明。"君火以明"，"明"指神明。《系辞》说："日月相推而明生焉。"日月指阴阳。人体阴阳升降调和，阴平阳秘，气血充溢，君火温养营血而四布，色泽光亮，精神旺盛，即是"明"的象征。又由肺吸入的清气和由肝摄取的水谷精微之气，在血液中相交会，经过复杂的反应化合成各种营养物质，放出热能，充养周身，不正是日月交会而生明的意思吗？这是指整个人体生命活动的外在表现。

另外，君火主神明，是指人的精神意识思维活动。《灵枢·营卫生会》说："血者，神气也。"《灵枢·本神》说："心藏脉，脉舍神。"君火能温养血脉，当然就能养神。君火主神明的功能正常与否，可表现于精神状态、意识、思维能力和睡眠等方面。君火主神明的功能正常，则精神振奋、意识清晰、思考敏捷、睡眠安稳；若君火主神明的功能异常，或表现为心神不足的精神萎顿、神思衰弱、反应迟钝、健忘、迷蒙、多睡，或表现为神明被扰的心烦、心悸、失眠、多梦，甚至狂躁妄言、谵语等。

(3) 人身阳气之源有二

即相火与君火。君火宜降，降者为地，乃地中之火。相火宜升，升者为天，乃天上之火，犹如一轮红日也。相火本天上之火而在下，君火本地中之火而在上，地上天下者泰，天地气交而万物育，致中致和而生命长存也。人身阴气之源亦有二：即血与水。血养君火，水养相火。

相火为脾土之主，相火蒸腐水谷化生营血上奉于心，以涵养君火。故君火必有赖于相火的正常功能才能维持正常的生理活动。乾主三焦相火，离主心之君火。乾破为离，乾为体，离为用。故相火为君火之根本，君火为相火之神用，是君火禀相火之光以为"明"。有君火而无相火为无根之火，有相火必有君火。君火（心火）常有余，营血常不足。朱丹溪所谓"阳有余，阴不足"，即指此言。朱氏说："天之阳气为气，地之阴气为血，故气常有余，血常不足。"（《格致余论·阳有余阴不足论》）以阴血与阳气相对而言，则此阳气当是指心的阳气（君火）。阳气有余，即是心火亢盛。治心火亢盛必以补血养火为主，佐以泻心火。但是血不自生，需得"阳气"之药，血才能自旺。此"阳气"乃是指相火所化生的"阳气"，阳生阴长，血自旺，故朱丹溪常用四物补阴丸加减，治阴血虚而心火亢盛证。张景岳所谓"阳非有余""阳衰则阴盛"的"阳"，是指相火所化生的阳气。相火不足则水湿有余，故曰"阳衰则阴盛"。脾主湿，肾主水，湿聚为水，水流为湿，水湿本为一家。

相火化气，君火化血。运血者即是气，守气者即是血。君火化血，主濡养五脏六腑、四肢百骸。但血主静喜安不能自至于五脏六腑、四肢百骸，必赖相火所化之气，才能运血于周身，此即所谓相火代心以行事。

正常的君火有赖正常相火的资助。君火下降，则赖于精血上奉。君火藏于血中，下注于肾而温养肾水。肾水赖下注的血液而得到充养。君火下降，肺气肃降有权，源清水长，又能涵养相火。这就是坎离相交的功能。

2. 君火、相火的病理及证候

君火相火的病理变化，虽然都是由于脏腑功能失常、阴阳升降失调，气血亏损而导致正常的生理之火变成致病的邪火，但是，由于生理功能同中有异，其病理变化及发病证候也不尽相同。

(1) 心火亢盛的主要原因概括起来有二

一是少阳三焦相火（乾阳）不足，太阴脾水湿（坤阴）有余，土、火不合其德，化源虚弱，营血供养不足，不能上奉，心失充养而心火亢盛；二是七情郁结暗耗营血，而导致营血不能涵养心火。

朱丹溪说："湿热、相火病多。土、火病多。气常有余，血常不足"（《脉因证治》）全面地概括了心火亢盛的发病情况。

心火亢盛的内伤火病源于手少阴，其病理变化有以下六个方面。

第一，心为脏属阴，主血脉，主神明。君火走血分，以血为养。血属阴，离为阴卦，故心火亢盛叫作阴火。阴火内伏阴血，在血脉之中。心火亢盛，即是血病。热在脉中，故一般临床表现热势不高，身无大热，只云"热"。张元素说："热者，少阴君火之热，乃真心小肠之气也。"（《医学启源》）阴火伏于血脉之中，日渐煎熬，血气亏少，心无所养，致使心惑乱而烦闷不安、怔忡、健忘、失眠、多梦。《灵枢·热病篇》叙述阴火内伏血中的热病，有烦闷，唇、口、咽喉干燥等症状。心者，其华在面，开窍于舌。血热则脉流加快、面赤、舌红、心烦、不寐；热在血分，则口渴不欲饮，但欲漱。血热扰心，轻者多喜笑无常，重者可见谵语、昏迷、不省人事。营血不能颐养于神，神无所养，津液不行，不能生血脉。脉者，神之舍。心生凝滞，七神离形，故阴火为七神之贼。阴火内伏血脉，消灼阴血，这大概是血脉病变的根源，如高血压、动脉硬化、冠心病、周围血管病等。

第二，心火亢盛，就燥刑肺，肺阴受伤。症见咳逆、喘促、短气、鼻干、不任风寒，舌尖红或红赤起刺，根部有白腻苔，或黄苔，或灰苔，或根部及两边有白苔，中心无苔。

第三，心火乘脾为热中。在后天八卦方位图中，离在坤之左，心火出自地下，所以李东垣认为阴火乘于坤土之中。阴火就燥，兑肺在坤之右，燥火灼坤土，坤土日焦，营血之源日竭，其寿必短期。热中病，"脾胃脉中见浮大而弦，其病或烦躁闷乱，或四肢发热，或口苦、舌干、咽干"（《脾胃论》）。

第四，心火炎上则上热，水湿聚下则下寒。心火炎上则肺气不降，水湿聚下则下焦阻塞不通，心肾不得相交，上下否隔，逆乱内生，而发百病。如湿聚成饮，饮凝为痰。上热下寒，风起其间，所以常导致中风、痰火、湿热、痿痹逆等病证。

第五，子病及母，肝木夹心火之势，无所畏惧而妄行。震巽在坤之左，木郁地中，少阳风热之气陷于地下，不得生长，而木火遏于有形之中。症可见多怒、目生内障、妄见、妄闻、起妄心、夜梦亡人、四肢满闭转筋，或生痿，或生痹，或生厥，或中风，或生恶疮，或作肾痿，或为上热下寒等，为邪不一。

第六，心火亢盛而刑肺，水上源日亏，肾水日虚，日久相火日见偏盛，蒸灼津掖，伤及肾阴，由血分而及阴分，其病尤深，阴竭则死。心火亢盛的热病，是心火有余，气血俱不足，是虚劳病和各种慢性病的根源。

《素问·至真要大论》病机一十九条，概括热病者四："诸胀腹大，皆属于热；诸病有声，鼓之如鼓，皆属于热；诸转反戾，水液浑浊，皆属于热；诸呕吐酸，暴注下迫，皆属于热"，其症多与水湿有关。刘河间又广其说，谓心火致病甚多，为"喘呕，吐酸，暴注下迫，转筋，小便浑浊，腹胀大鼓之有声，痈疽，疡疹，瘤气，结核，吐下霍乱，瞀郁，肿胀，鼻塞，鼻衄血溢，血泄，淋闭，身热，恶寒，战栗，惊惑，悲笑谵妄，衄蔑血污之病"（《素问玄机原病式》）。

总之，内伤君火病的机制是：营血亏虚而心火偏盛，阳气不足而水湿留滞。

(2) 相火属三焦，三焦为腑属阳，主诸气

相火走气分，水化为气，以水为养。气属阳，乾为阳卦，故相火亢盛叫作阳火，阳火弛扬气分。相火病，即是水病，故一般临床表现热势高，而云"火"，"火"甚于"热"。张元素说："火者，少阳相火之热，乃心包络三焦之气也。"（《医学启源》）

相火亢盛的主要原因有三：其一，七情交错，相火妄动，煎熬肾水。其二，房事不节，肾精日亏，肾水不足，相火炽盛。其三，温病后，津液未复，肾水不足，筋脉失濡，肝木失养，木随火燃，风助火威，燎原之势不可挡。

相火亢盛的热病源于少阳三焦，其病理变化有以下九种。

第一，相火亢盛，煎熬肺、脾、肾之阴。在后天图中，乾之左为坎水，右为兑水。相火亢盛，水不养火，反被火煎，而肾肺受伤。三焦相火亢盛，脾湿化燥，湿土变成焦土，何以生化营血，火灼于肺，津液受伤，则干咳少痰，或痰中夹血，潮热盗汗，或喘逆、咯血不止、鼻衄、口苦咽干等。火煎肾阴，其特征是额红唇赤、潮热盗汗、腰脊

酸痛、脉沉细舌红。火伤脾胃之阴，其特征是口唇干燥、烦渴易饥、口渴欲饮、大便硬结。

第二，相火内郁足少阴肾经，可见四逆证，如四逆散证。

第三，相火亢盛，弥漫气分，症见身大热、汗大出、口大渴、脉洪大等。

第四，相火必以少阳为出路，可见口苦、咽干、目眩等症状。

第五，由少阳出太阳，为太阳少阳合病。

第六，由少阳犯阳明，为阳明少阳合病。

第七，由少阳同时走犯太阳、阳明，则为三阳合病。

第八，相火走足厥阴肝经则动风，症见惊痫、抽搐等。

第九，相火犯心，臣临君位病急而危，则神昏谵语。

《素问·至真要大论》病机一十九条，概括火病为五条："诸禁鼓栗，如丧神守，皆属于火；诸躁狂越，皆属于火，诸病胕肿，疼痛惊骇，皆属于火，诸逆冲上，皆属于火，诸热瞀瘛，皆属于火"。相火属乾，乾为首，故相火亢盛证多与精神、神经疾患有联系。刘河间又广其说，谓相火致病甚多，为"瞀瘛暴喑，冒昧躁扰，狂越，骂詈惊骇，胕肿酸痛，气逆上冲，禁栗如丧神守，嚏呕，疮疡，喉痹，耳鸣及聋，呕，涌，溢，食不下，目昧不明，暴注瞤瘛，暴病暴死"（《素问玄机原病式》）。总之，相火君火失常系百病之渊薮。

(3) 君相二火的病理变化虽然有不相同的地方，却又有密切关系

《素问·六微旨大论》说："君位臣则顺，臣位君则逆。逆则其病近，其害速；顺则其病远，其害微。所谓二火也。"高士宗注："君火加于相火之位，是君位臣，乃以上临下则顺。相火加于君火之位，是臣位君，乃以下侵上则逆。逆则其病近，其害速；顺则其病远，其害微。君臣者，所谓二火也。"（《黄帝素问直解》）

火性炎上。君火位于胸中，心火亢盛则灼胸刑肺，上蹿头面。初

病热不及下焦，多上热下寒证。心火刑肺，水之上源渐损，日久则肾水也日渐亏损，不能涵养相火，致相火时有旺盛。相火时旺，脾土有主，能纳饮食，腐熟水谷，胃气不绝，故病轻。这时若再能配合饮食、起居、动作的调养，病有向愈的转机。反之，如果饮食劳倦积久，心火不平，肾水日渐亏涸，相火也渐亢盛。心火亢盛逐渐及于相火也亢盛，即所谓"君火加于相火之位，是君位臣，乃以上临下则顺。顺则其病远，其害微"。远，遥远也，意为进行缓慢，言病势发展缓慢。三焦相火合于中宫，寄于肾与膀胱，又通心包络，故相火亢盛，则灼腹燎胸，上熏头面，遍及五脏六腑。相火亢盛，肾水不足，肝木失养，风助火威，木随火燃，木燃则心火也亢盛。此时君相二火皆亢盛，内外上下皆热，津液营血枯竭，一水不胜二火，必死。相火亢盛及于心火也亢盛，即所谓"相火加于君火之位，是臣位君，乃以下侵上则逆。逆则其病近，其害速"。近，《韵会》迫也。迫，《广韵》急也。言病情发展急速而危害大。"太阴脾土，随少阳相火而生"，相火亢盛则脾土焦，人无胃气则死。

《医醇剩义》说："内因之病，火为最烈。"《顾松园医镜》说："世人之病，唯火十居八九。"可见临床之中内伤二火之病最多而急。其实在这有火的八九个人中，一派火象的人只有一两个，火夹寒者（寒热错杂）却有七八个，明乎此，则思过半矣。然而在现实之中，大多数医生却不明此理，一见患者有火，就是一派寒凉清火药，患者服后不但没好，反觉火更大了，此乃医之误也。近来报道有人服用龙胆泻肝丸导致肾衰者，即属此例。据报道患者服用龙胆泻肝丸 100 多袋，哪有服如此多龙胆泻肝丸而肝火还不清者？实乃服寒凉过盛伤肾所造成，非药之过也，乃医之误也。

3. 君火相火的治则

"相火之下，水气承之""君火之下，阴精承之"，说明相火受水气涵养，君火受阴精涵养。如水不养相火，相火就亢盛。阴精不养君火，君火就亢盛。这就指出了君相二火亢盛的治疗原则：治疗相火亢盛当以水平之，壮水之主；治疗心火亢盛当以阴精养之，益火之源，生化精血。君火亢盛和相火亢盛，皆是内伤火病，皆是虚证，不能泻火，总以安养为主。《素问·五常政大论》说："阴精所奉其人寿，阳精所降其人夭。"李东垣《脾胃论》解释说："夫阴精所奉者，上奉于阳，谓春夏生长之气也。阳精所降者，下降于阴，谓秋冬收藏之气也。"李氏认为"阴精"主要是指出自中宫的营血，"血本阴精"。《素问·经脉别论》说："食气入胃，浊气归心，淫精于脉。""浊气"，指谷气中的浓稠部分（《内经选读》），即"阴精"。此"阴精"上奉于心以涵养君火。但是"阴精"上奉必有赖于阳气上升，阳气不升，则"阴精"也不上奉。气少则津液不行，津液不行则血亏，血亏则心火亢盛。《内经》概括地说此阶段的病因病机是"有所劳倦，形气衰少，谷气不盛，上焦不行，下脘不通，胃气热，热气熏胸中，故曰内热""营之生病也，寒热，少气，血上下行""血并于阳，气并于阴，乃为炅中。血并于上，气并于下，心烦惋，善怒""气血以并，阴阳相倾，气乱于卫，血逆于经，气血离居，一实一虚""阳气不治则阳气不得出，肝气当治而未得，故善怒。善怒者，名曰煎厥"。李东垣则简要地谓之"火与元气不两立，一胜则一负"。阳气越不足，心火越亢盛。心火蒸灼阴血而内热，故谓之"煎"。阳气内郁不能外出，故手足逆冷，谓之"厥"。于是"血气分离，阴阳破败，经络厥绝，脉道不通，阴阳相逆，卫气稽留，经脉虚空，血气不次，乃失其常"，而变生百病。李东垣通过临床实践体会到饮食劳倦伤人阳气，阳气不足，脾胃虚弱，水湿之气下流，相火衰弱，营血亏损，不能上奉于心，则心火亢盛。所以他特别重视甘温除热法，用甘温之品补三焦相火以生脾胃之气。李氏甘温除热法，是以补气为手段，而达到生血涵养君火的目的，阳生则阴长也。赵献可《医贯》说："太阴脾土，随少阳相火而生，故补脾土者，补相火。"所以李氏在《脾胃论》中开手第一方就是"补脾胃泻阴火升阳汤"，以升补阳气为主，佐以泻心火除脾湿，此其大则也。具体地说，阳虚气虚血虚的心火亢盛证是复杂的，各有其偏重面。如阳气不足，水湿内聚；营血亏损，心火亢盛；气血不运，经络阻滞，所以治疗方法也是多变的。上焦之病，以升阳益气生血法为主，阳生则阴长，清心火利湿次之；中焦之病，大补中焦；下焦之病，以温阳利湿为主，清火升阳次之。如果审证不周到，治此失彼，其病终不会得愈，且变证多端。朱丹溪常用四物汤加炒黄柏治血亏导致的心火亢盛证。

肾水不足则相火亢盛，相火走气分，上下内外皆热，治疗相火亢盛，不能单独滋肾水。此时相火亢盛，水火不相容，必须用上源天一之水灭之，所谓"壮水之主"也。肾主水，而水之源在肺金，即肺金为"水之主"。"壮水之主"，即是清水上源。"相火者，无形之火也。无形之火内燥热而津液枯。……吾身自有上池真水，气也，无形者也。以无形之水沃无形之火，当而可久者也。"（《医贯》）所谓秋风一起，大地皆凉，炎暑自退，白虎汤或加人参汤是其方。赵献可以六味地黄丸为方，欠妥。石膏辛甘寒以清水之上源（肺胃），扫清气分之热，气乃无形之水，源清则流长。知母泻心火清阳明滋肾阴，以充水之下源。大热必有寒中，故用粳米、炙甘草、人参温中，切忌不可用大苦寒之品。因相火为人体中生气之根源，人一日不可无此火，不能损伤它。朱丹溪常用大补阴丸治肾水亏而相火旺之证。

对于君火相火亢盛的治则，李时珍有一段话说得很好，他说："阳火遇草而焫，得木而燔，可以湿伏，可以水灭"（《本草纲目》）。相火亢盛叫阳火，水亏不滋养肝木则木燥，故遇草木而燃。相火以水为养，故水湿可以制之。李时珍又说："阴火不焚草木而流金石，得湿愈焰，遇水益炽。以水折之，则光焰诣天，物穷方止。以火逐之，以灰扑之，则灼性自消，光焰自灭。"心火亢盛叫作阴火，阴火因阳虚血亏而生。阳气不足则水湿内聚。水湿聚则浸肝木，故阴火不焚肝木，反见肝木郁证。心火亢盛而刑肺金，故云"流金石"。水湿伤阳，"以水折之"，阳气更伤，阴火更亢盛。"以火逐之"，即是补相火，使阳气上升，阴精承，阴火自灭。灰性温又能胜湿，故"以灰扑之，则灼性自消，光焰自灭"。

《素问·至真要大论》说："火位之主，其泻以甘，其补以咸""少阴之胜，治以辛寒，佐以苦咸，以甘泻之""少阳之胜，治以辛寒，佐以甘咸，以甘泻之"，指出了用药立方的原则。以甘味为泻火的主药，意义较深。火能生土，实则泻其子。甘味入脾胃，从脾胃以泻火，脾胃健生化有权，营血充溢，津液敷布，灌溉四方。且脾土健，肺金有主，热清金旺，水之上源涌溢，源清流长，君相二火不得偏胜。但是，由于君火相火的病理变化不同，治疗原则也不尽相同。

心火独盛，火炎于上，营血被煎，血虚于内。阳气不足，卫虚于外，水湿停蓄于下。病情虚实兼有，最难着手治疗。用药既要升阳气轻清灵走上，又不能助心火为害；既要泻心火，又不燥血，不伤阳气，不损胃气，既要清热润燥，补营血，又不助停蓄的水湿困遏阳气，阻逆气机，既要利水湿，又不损津液，更不能用平肝阳滋肾阴之品，阻碍生气的升发。用药稍有不妥则变证蜂起。若见手足逆冷而单用桂附，是火上添薪，心火更盛，若见阴虚，而单用甘咸寒养津之药，则只能清热，不能退火，若见心火亢盛，而单用苦寒直折心火，只能退火，不能养津血，且苦寒降阳，重伐少阳生气，能加重病情；若补血而不清火，则火终亢而不能生血。

相火亢盛，用药要养阴救水，忌用升发风药，苦寒化燥之剂。

若以治心火亢盛的方法治相火亢盛，则火势愈旺，势必为灼热，为消渴，为热盛昏狂，为风动痉厥，甚至鼻煽舌卷囊缩，阴竭阳越。若以治相火亢盛的方法治心火亢盛，则阳气愈伏，心火愈盛，阴血愈不能上奉，势必为痞满，为呕呃，为咳喘，为肠鸣泄泻，为热深厥深，甚则蒙闭清窍，神昏谵语。从季节上说，相火亢盛的病证，春夏病势较重；心火亢盛的病证，秋冬病势较重。

综上所述可知，相火偏盛，病变中心在中下焦，当以滋阴救水为主，宜保肺、脾、肾的阴液，着重一个"水"字。心火偏盛，病变中心在中上焦，当以温补升阳清心火凉心血为主，宜保心、脾气血，着重一个"血"字。而水注脾肾，血源于脾主于心，水血充盈，心脾肾功能正常，君火相火有养，诸病自愈。正如费伯雄所说："水为天一之元，气之根在肾，土为万物之母，血之统在脾。气血旺盛，二脏健康，他脏纵有不足，气血足供挹注，全体相生，诸病自己"，所以"虚劳内伤，不出气两途，治气血虚者，莫重于脾肾"（《医醇剩义》）。《病机汇论》对内伤火病的治则亦有阐发，谓"液生于气，唯清润之品，可以生之，精生手味，非黏腻之物，不能填之，血生于水谷，非调补中州，不能化之。此阴虚之治有不同也。……学者若不讲求有素，焉能临病洞然？呜呼！深造之功，岂易言哉"。水液精血虽同属阴性物质，却有不同的生理特性，所主不同，一旦亏虚，必"先其所用，伏其所主"，抓住二火为患之要害，明确水血亏损之脏，然后针对性地进行处理。

君火与相火失常的病因病机不同，故治君火相火之偏盛亦有霄壤之别，慎之慎之！业医临证者，必须切记，治心火亢盛以升阳散火为大法，甘温能除大热。治相火亢盛以滋阴降火为大法，壮水之主，为清凉世界。世俗君、相二火不分，火、热通称，名实相混，稍不审察，未有不致错讹者！凡诸病之杀人，而尤唯火病为最者，正以不辨君火相火，虚实不分，则无不杀之矣！

再者，内伤火病，以保水液精血为第一要义，凡施一切治疗方法，都不能有损于水液精血。所以，见热无汗不可盲目发汗以伤津，因津伤亦有发热无汗症。《灵枢·决气篇》说："腠理发泄，汗出溱溱，是谓津。"汗乃津之液，津乃汗之源，津之与汗，同出一辙，戚戚相关，过汗或不当发汗而发汗，皆伤津液，而增强火势。见便秘不通，亦不可盲目用大承气汤攻下，因液涸血虚大便亦难以下行矣。

另外，内伤火病，非一脏一腑为病，往往病情涉及数个脏腑，所以治疗内伤火病，往往数个脏腑同治，要注意脏与脏之间、脏与腑之间的配合关系，不可顾此失彼影响治疗效果。（参见《生命与八卦：医易启悟》）

（六）少阳时空相

中医太极医学是建立在五运六气理论基础上的，五运六气学说离不开时空、气，故谈两仪就要讲时空、气。《素问·至真要大论》说："谨候气宜，勿失病机""审查病机，勿失气宜"，这就是说，辨病机，必须明白气宜，只有抓住气宜，才能讨论病机。那么如何抓住气宜呢？《素问·六节藏象论》说："时立气布……谨候其时，气可与期。"这就是说，抓气宜是在时空上下功夫，要懂时空，知道了时空，气也就明白了。不同的时候，就会有不同的气候，春天气温，夏天气热，秋天气凉，冬天气寒。春夏温热，秋冬凉寒，这不仅是时间问题，还有空间问题，因此不能只讲中医是时间医学，应该说中医是时空医学。所以研究少阳、太阴要知道它们的时空相。

先说少阳时空相。《黄帝内经》讲，从年周期来说，春天3个月为少阳之气，在东方。从日周期来说，营气戌时注入手厥阴心包经，亥时注入手少阳三焦经，子时注入足少阳胆经。《伤寒论》第272条说："少阳病欲解时，从寅至辰上"，即是讲少阳的时空相（图4-19）。从日周期来讲，它包括寅卯辰3个时辰，即凌晨3时至上午9时。从年周期来讲，它包括春天的一月、二月、三月3个月。依据类比取象法，还可以将其推广到月周期或60年周期等。

《黄帝内经》从生理上来说"少阳之上，相火主之"；若从病理上说，则有相火不足的阳虚证及相火有余的亢盛证之分。《伤寒论》所说

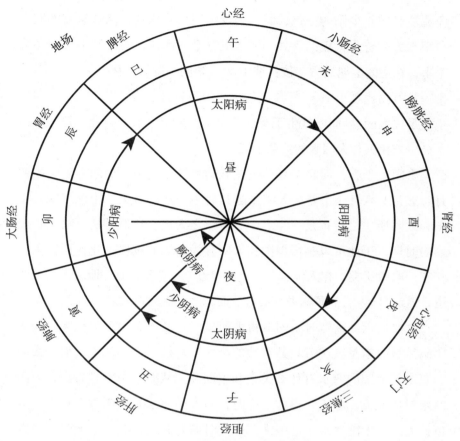

图 4-19　六经欲解时空和脏腑流注图

的"少阳病欲解时，从寅至辰上"，当指少阳相火不足的阳虚而感受寒邪之证，乘寅至辰时少阳阳气上升逐邪外出而愈。若是少阳相火亢盛证，到寅至辰时，病不但不愈，反会加重，只有到了阳明欲解时的申酉戌时间段，秋风至，才能解退。

从时空相图可以看出，少阳病欲解的寅卯辰三个时间段，对应的是属阳明的大肠、胃，以及肺三个脏腑，是少阳与阳明相合，从这里就能明白阳明病中"少阳阳明"病的含义。

从时空相图还可以看出，太阴病欲解时的亥子丑三个时间段，对应流注脏腑是少阳的三焦、胆，是少阳与太阴相合，从这里就能明白少阳与太阴合为太极的含义。亥子丑三个时间段，在时间上属于冬天寒水，在空间上属北方。按：坤主水。《素问·脉解》说："太阴，子也，十一月万物皆藏于中……"《灵枢·阴阳系日月》说："子者，十一月，主左足之太阴。"而阳气生于亥，长于子，成形于丑。至此，总该明白太极少阳相火与太阴水的关系了吧。

少阳生于春，而旺于夏，故在五运六气主气中，少阳主夏天的四月、五月、六月3个月，太阴紧随其后主长夏的暑天。由此可知，少阳和太阴所主之时正是一年之中、一年之太极。长夏正是万物生长茂盛的时期，于此可以领悟少阳和太阴合为太极的重要生化作用，天人相应，取象比类，在人体也是如此。老子曰："人法地，地法天，天法道，道法自然。"不懂就去观察自然而思之，然后再验之于人。

不要把六经欲解时空图看得太简单了，其中有很多奥秘呢。如太阴病欲解时空是亥子丑，其对冲的是太阳欲解时空巳午未，那么太阴的寒水与太阳的寒水有什么关系和不同呢？从时空图不难看出，太阴寒水对应北方、冬天，得位，应时；而太阳寒水对应南方、夏天，失位，失时。太阳寒水于巳午未，非其时而有其气则病，故太阳病以寒水为正，病位多在心系和脾系，即多心脾病。太阴寒水于亥子丑得其时位，故为太阴病欲解时空。太阴寒水于亥子丑何得欲解？这得从两方面说：其一，因其得流注脏腑少阳三焦胆相火升发之气，太阴藏寒病得阳则向愈；其二，太阴脾水不足，得其时气之助则缓解。

那么太阴脾水与少阴肾水有什么关系呢？脾水为纯阴坤水，肾水为阴中有阳的坎水，坤水静没有活力，坎水动为活水，所以坎水是生命之水。所以太阴与少阴之标同病，多脾肾同病，与少阴之本则异。《内经》曰："少阴之上，热气主之。"冬天遇热气，非其时而有其气则病，所以少阴病以热火为正，病位多在心肾。

若以戌亥和辰巳天门、地户分之，则太阳和阳明一半属隔上心肺之上焦，太阴和少阳一半属隔下脾肝肾及六腑之中焦、下焦。外感先犯上焦太阳、阳明，内伤先犯中焦少阳、太阴及下焦少阴、厥阴。再如少阳欲解时空是寅卯辰，其对冲的是阳明欲解时空申酉戌，那么少阳相火与阳明燥金又有什么关系呢？明眼人一看便知是相克关系，火能克金。

再者，从寅到未上半年春夏二季主阳气，正好配应主阳气的厥阴、少阳、太阳三经。从申到丑下半年秋冬二季，正好配应主阴气的阳明、太阴、少阴三经。

另外，我们看一看三阴经的欲解时，见表 4–1。

表 4–1　三阴经欲解时时间表

太阴欲解时	亥	子	丑		
少阳欲解时		子	丑	寅	
厥阴欲解时			丑	寅	卯
时间	21:22—23:00	23:00—1:00	1:00—3:00	3:00—5:00	5:00—7:00

请看，三阴的共同欲解时是丑时，从年来说是阴历的十二月，有大寒节，是一年中最寒冷的时候；从日来说是一天的凌晨 1 时至 3 时。此欲解时应从两个方面理解，其一是三阴经有寒，此时阳气来复，寒气渐解，故得欲解；其二是三阴经有热，得寒则解。

（七）少阳别解

1. 三田

《黄庭内景经》第四黄庭章说："玄泉幽阙高崔巍，三田之中精气微。"周楣声注："三田，上中下三丹田也。医家重视三焦，道家则强调三田，故三田亦三焦之意也。三田之中，藏有精气神三宝，其变化至为微妙也。梁丘子曰其气微妙，存之则有，忘之则无，又易于失，故曰微。肾中天一之水，虽为玄泉之泉源，由此方能泽润全身，涓涓不息，而玄泉又必须依赖三田，特别是中田即脾之精气才能生成。因脾气散精，上归于肺，而后才能水津四布，五经并行也。"看来三丹田是少阳三焦的重要内容，还没有引起医学家的高度重视。

2. 三清

《黄庭内景经》第一上清章说："上清紫霞虚皇前，太上大道玉宸君，闲居蕊宫作七言，散化五行变万神。"道家有三清境界之说，即上清、太清、玉清，亦名三天，道教认为那是神仙居住的地方。三清虽然名称有异，但均为一元之气所化生，所谓"一气化三清"也，其实都是三焦元气所化生。《云笈七签·内丹》说："在宇宙未分、阴阳混沌之时为一元之气神化，即天地之精而化身于三清。"少阳三焦有名无形，为清虚之地，故称三清。看来三清也是少阳三焦的重要内容，也还没有引起医学家的高度重视。

（八）少阳的生理功能

1. 阳气之主

少阳主相火，为阳热之气，输布阳气，充周一身，起着温煦长养的作用，热蒸湿动，故其热中有湿，并不燥烈。

2. 蒸腐水谷，化生营卫气血

相火在中宫蒸腐水谷化生营卫气血，前文已谈过很多了。相火蒸动膀胱水液，使阴静之水，动而化气，冉冉而升，充盈周身。静水变成动水，流而不腐，濡养着各脏腑组织。胆汁分泌注入肠胃，帮助消化水谷。

3. 三焦主升降出入

《难经·三十八难》曰："三焦有原气之别焉，主持诸气。"《难经·六十六难》曰："三焦者，原气之别使也，主通行三气，经历于五脏六腑。"《三十一难》曰："三焦者，水谷之道路，气之所终始也。"《灵枢·本输》曰："少阳属肾，肾上连肺，故将两藏。"《灵枢·本藏》曰："肾合三焦膀胱……腠理毫毛其应。"机体内气体的运行交换，有肺换气和组织换气，又受肾脏对 HCO_3^- 的控制。组织属于腠理，所以少阳上注肺、下灌肾，通于腠理，主持机体气的始和终及升降出入，阐明了人体呼吸系统的生理功能。气依靠血液的运输布散周身，故经历于五脏六腑。少阳和太阴合而为太极，太极有一元之气，故曰三焦为原气之别使。胆主春升之气。春夏阳生阴长，秋冬阳降阴藏，升降出入主要是少阳阳气的作用。

4. 口、咽、目

《伤寒论》少阳病篇第 263 条说："少阳之为病，口苦，咽干，目眩也。"可知少阳与口、咽、目有密切关系。那么它们的关系是什么呢？请看下文。

《素问·阴阳应象大论》脾，"在窍为口""清阳出上窍"。按：中宫太极由三焦和脾合成，虽然脾开窍于口，但三焦主清阳之气上出于口。

脾气通于口，脾和则口能知五谷矣。(《灵枢·脉度》)

谷始入于胃，其精微者，先出于胃之两焦，以溉五脏，别出两行，营卫之道；其大气之抟而不行者，积于胸中，命曰气海，出于肺，循喉咽，故呼则出，吸则入。(《灵枢·五味》)

按：水谷精微之所以能上注气海，全是三焦的作用，三焦主持气海宗气上循咽喉。

诸阳之会，皆在于面……十二经脉，三百六十五络，其血气皆上于面而走空窍。其精阳气上走于目……(《灵枢·邪气脏腑病形》)

按：三焦主持诸阳也。

咽喉者，水谷之道也。……口唇者，音声之扇也。(《灵枢·忧恚无言》)

咽主地气。(《素问·太阴阳明论》)

胃气上注于肺，其悍气上冲头者，循咽上走空窍循眼系，入络

脑……此胃气别走于阳明者也。（《灵枢·动输》）

按：胃气，就是中气，就是三焦相火腐熟水谷所生成之气。

目者，宗脉之所聚也，上液之道也。口鼻者，气之门户也。（《灵枢·口问》）

目者，心使也。（《灵枢·大惑论》）

夫心者，五脏之专精也，目者其窍也。（《素问·解精微论》）

诸脉者，皆属于目。（《素问·五脏生成论》）

五脏六腑之津液，尽上渗于目。（《灵枢·五癃津液别》）

太阳根于至阴，结于命门。命门者，目也。（《灵枢·根结》）

勇士者，目深以固，长衡宜扬，三焦理横，其心端直，其肝大以坚，其胆满以傍……，怯士者，目大而不减，阴阳相关，三焦理纵，……肝系缓，其胆不满而纵。（《灵枢·论勇》）

按：目为命门，命门的主导作用者是三焦，三焦代心君行令，故三焦能主目。三焦主气，而口为气之门户。

脾足太阴之脉……入腹属脾络胃，上膈挟咽……（《灵枢·经脉》）

足少阳之正……上挟咽……系目系，合少阳于外眦也。……足阳明之正……上通于心，上循咽，出于口，……还系目系。……足太阴之正……上结于咽，贯舌中。（《灵枢·经别》）

按：又少阳主卫气，《灵枢·卫气行》说卫气平旦出于目。平旦，正是少阳主气之时。再者少阳主枢，口、咽、目三窍正是出入的枢要之地。从以上经文的记载不难看出，手足少阳与口、咽、目有十分密切的关系。《脾胃论·五脏之气交变论》说："夫三焦之窍开于喉，出于鼻，鼻乃肺之窍……一说声者天之阳，……在人为喉之窍，在口乃三焦之用。肺与心合而为言，出于口也，此口心之窍开于舌为体，三焦于肺为用，又不可不知也。"

从上述可知，口、咽、目由少阳和太阴所主，但少阳以目为主，平旦阳气出于目；太阴以口为主，脾开窍于口也。

总之，少阳主持机体诸气，通行水液，腐熟水谷化生精微而生化气血，充周一身。保持机体的基本温度。《内经》曰："相火以位。"《周易系辞》曰："圣人之大宝曰位。"则位有主宰的作用，说明少阳有主宰人体生命的生理功能，所谓"大哉乾元，点物资始，乃统天"（《周易·乾·象传》）。

5. 主水道

《素问·灵兰秘典论》说："三焦者，决渎之官，水道出焉。"《灵枢·本输》说："三焦者，中渎之府也，水道出焉，属膀胱，是孤之府也。"说明三焦相火蒸化水液，主持诸气，是体内水液正常运化的根本条件。水液的循环运行，上达于天（肺），肺主天气为水之上源，即《素问·经脉别论》所谓"上归于肺，通调水道"；下归于地（脾土），即《素问·经脉别论》所谓"下输膀胱，水精四布，五经并行"。《素问·六节藏象论》说："脾胃大肠小肠三焦膀胱者……此至阴之类，通于土气。"说明膀胱也属于土地。这可从《素问·阴阳应象大论》所说"地气上为云，天气下为雨"的自然现象理解，"上归于肺"就是"地气上为云"的过程，"下输膀胱"就是"天气下为雨"的过程。

（九）少阳的病因病理

少阳之上，相火主之，病则有内外因之不同。内因有不足与有余之分，外因有六气之别。

1. 内因

内因分有余与不足。

(1) 相火不足，即阳气虚，首先表现的是脾胃虚寒证、肝肾阳虚证，卫阳不足，心火内起，母病及子，心火内陷脾土等。表里虚寒之时，有热中。《素问·生气通天论》对此有多方面的论述，如"阳不胜其阴，则五脏气争，九窍不通"等。

(2) 相火亢盛，即气有余便是火，首先表现的是脾胃阴虚，上克肺金，连及于心火、肝胆，后伤肾阴，表里皆热之时，防中寒。如《素问·生气通天论》说："阳气者，烦劳则张，精绝，辟积于夏，使人煎厥；目盲不可以视，耳闭不可以听，溃溃乎若坏都，汩汩乎不可止。阳气者，大怒则形气绝，而血菀于上，使人薄厥。"

(3) 李东垣说内伤杂病（包括脾胃之病）皆由少阳三焦元气不足所致。据《此事难知》说："杂病从血而出，故叔和以弦脉为阳，自巽而之外，从内出，先少阳也，位在东南。"

2. 外因

阳气失其所，不能卫外，则感邪生病，其病有伤寒、中风、中暑、湿热、寒湿等之分。如《素问·生气通天论》说："因于寒，欲如运枢，起居如惊，神气乃浮；因于暑，汗烦则喘喝，静则多言，体若燔炭，汗出而散；因于湿，首如裹；湿热不攘，大筋软短，小筋弛长，软短为拘，弛长为痿；因于气，为肿，四维相代，阳气乃竭""阳气者，精则养神，柔则养筋。开阖不得，寒气从之，乃生大偻，陷脉为瘘，留连肉腠，俞气化薄，传为善畏，及为惊骇；营气不从，逆于肉理，乃生痈肿；魄汗未尽，形弱而气烁，穴俞以闭，发为风疟""因于露风，乃生寒热。是以春伤于风，邪气留连，乃为洞泄；夏伤于暑，秋为疟；秋伤于湿，上逆而咳，发为痿厥；冬伤于寒，春必温病。四时之气，更伤五脏"。

(1) 中暑　夏暑之气内通少阳，暑为阳邪，上炎太阳，又耗气伤阴必归阳明。故中暑病喝为三阳合病，白虎汤或加人参主之。故三阳合病证候多见于太阳、阳明病，但在少阳病篇却列提纲一条（第 268 条）明示三阳合病之源。

(2) 中风　风为阳邪，少阳主火，风伤少阳则风火为害，上侮肺金，中克脾土。太阳病篇第 6 条详细阐述了风火（温）为病的证候及治疗禁忌，大法也用白虎汤主之，异病同治也，在少阳病也列提纲一条（第 264 条）。

(3) 寒湿　寒湿在太阳不解，传入少阳，少阳太阴合病，有理中汤证和四逆汤证。

(4) 湿热　湿热病，湿伤阳气，故湿胜于热型，湿热之邪侵犯中焦则伤少阳。阳与湿争则寒热往来，湿滞经脉，湿积成水，脾失健运，则胸胁苔满，嘿嘿不欲饮食。湿遏阳郁，热又协阳之郁，郁热横犯于胃，胃络属心，故心烦喜呕。纵扰于上，则口苦、咽干。湿邪与阳相争，阴阳未定，故目眩。用小柴胡汤主之，柴胡升阳，运转枢机，通畅三焦，本为治湿热的上品，黄芩苦寒清热燥湿，半夏辛温燥湿，生姜化湿，人参、甘草、大枣健脾运湿，柴胡与黄芩配合清肃肺气，宣扬气机则湿自化，且方后加减七法都是从疏利三焦着手。从证候看，如第 229 条的发潮热、大便溏、胸胁满就是湿热证。从治法看，如第 230 条的"上焦得通，津液得下，胃气因和，身濈然汗出而解"，即为湿热治法。宣通上焦，肺气清肃，气机通畅，津液才得下，大便才得通。三焦通畅，水道通调，湿气从大小便而去，热气从表汗而除，则病遁矣。这就是湿与热分消之法。

因为湿热病为两邪合病，变化多端，用药不慎则变证蜂起。仲景治此病最为小心，故再三致意，"知犯何逆，以法治之"，小柴胡汤证也列入少阳病以见其本源。详细内容请参阅薛生白《湿热病篇》。

(5) 伤寒　寒邪在太阳不解，顺传少阳，未离太阳之时可见太阳少阳并病。寒邪已离太阳，传入少阳，为少阳伤寒。阳气与寒邪相搏，阳胜则热，寒胜则寒，故见寒热往来。寒邪伤阳，阳伤则化湿生水，水湿滞留，脾失健运，故胸胁苦满，默默不欲饮食。阳与寒争，阳热内郁不伸，横犯于胃，故心烦喜呕，纵扰于上则口苦咽干。寒邪与阳相争，阴阳不定则目眩。异病同治，用小柴胡汤。生姜、半夏辛温散寒化湿，人参、甘草、大枣健脾运湿，柴胡、黄芩升阳清热以除烦呕。

少阳主一身之阳，寒邪伤少阳之阳，是损机体阳气之本源。少阳阳衰，则太阴阴盛，阴气主事。《伤寒论》第 269 条曰："伤寒六七日，无大热，其人躁烦，此为阳去入阴故也。"

阳气与寒邪相争，阳胜则热，寒邪胜则寒，"无大热"是阳不胜寒。柯韵伯道："烦躁，是阳气内陷之兆，阴者指里而言，非指三阴也。"

《伤寒论》第 270 条曰："伤寒三日，三阳为尽，三阴当受邪，其人反能食而不呕，此为三阴不受邪也。"此三阳指主阳气的太阳、厥阴、少阳三经，非指太阳、阳明、少阳三经，同样，三阴指主阴气的三经。如果寒邪传尽三阳，阳衰阴盛，无相火腐熟水谷，则不能食而呕，"能食而不呕"，说明少阳相火未衰，阳气尚能与邪相争，故邪不能传入三阴。

《伤寒论》第 271 条曰："伤寒三日，少阳脉小者，欲已也。"《素问·离合真邪论》曰："大则邪至，小则平。"少阳脉大是邪与阳争的表现，脉小是邪退胃气生，《素问·玉机真藏论》曰："脉弱以滑，是有胃气"，故为欲愈。

《伤寒论》第 272 条曰："少阳病，欲解时，从寅至辰上。"寒邪伤阳，寅至辰时，阳气渐旺，可以胜寒，故多欲于此时。

因为少阳为人体阳气之源，生命之所系，故仲景在少阳病篇详细地阐述了寒伤少阳的证候、病机、传变诊断要点及预后，以示对于伤寒病要把好少阳这一关。

3. 郁证

少阳以腠理为府，腠理通则气道通畅，腠理闭则气郁，所以少阳最多郁证。

(1)《内经》五郁 五郁理论始于《内经》。《素问·六元正纪大论》说："土郁之发，……民病心腹胀，肠鸣而为数后，甚则心痛胁膜，呕吐霍乱，饮发注下，胕肿身重""金郁之发，……民病咳逆，心胁满引少腹，善暴痛，不可反侧，嗌干面尘色恶""水郁之发，……民病寒客心痛，腰椎痛，大关节不利，屈伸不便，善厥逆，痞坚腹满""木郁之发，……民病胃脘当心而痛，上支两胁，鬲咽不通，食饮不下，甚则耳鸣眩转，目不识人，善暴僵仆""火郁之发，……民病少气，疮疡痈肿，胁腹胸背，面首四支，䐜膹胪胀，疡疿呕逆，瘈疭骨痛，节乃有动，注下温疟，腹中暴痛，血溢流注，精液乃少，目赤心热，甚则瞀闷懊憹，善暴死""郁之甚者治之奈何？岐伯曰：木郁达之，火郁发之，土郁夺之，金郁泄之，水郁折之，然调其气，过者折之，以其畏也，所谓泻之"。论述了五郁之发与五郁之治。张介宾《类经·运气类》解释："天地有五运之郁，人身有五脏之应，郁则结聚不行，乃至当升不升，当降不降，当化不化，而郁病作矣。故或郁于气，或郁于血，或郁于表，或郁于里，或因郁而生病，或因病而生郁。郁而太过者，宜裁之抑之；郁而不及者，宜培之助之。大抵诸病多有兼郁，此所以治有不同也。"《内经》五郁理论是以天人相应理论为基础，将自然界五行之气的变化及其对人体五脏之气的影响有机地结合在一起，其论治大法亦根据五行的特性和五脏的病理特点而制定。对此，后代医家从不同层次有不同的发扬和光大。

马莳《黄帝内经素问注证发微》根据天人相应观点，认为《内经》"此言五郁，人身之郁也。或有天时之郁而成之者，或以五脏之郁而自成者"。

孙一奎在《内经》五运五郁理论基础上，根据天人相应的观点，提出了五郁之病应人五脏之郁的论点。他在《医旨绪余·论五郁》说："余故缕析五郁之症，并治法焉。夫五脏一有不平则郁""木郁者，肝郁也""火郁者，心郁也""土郁者，脾郁也""金郁者，肺郁也""水郁者，肾郁也"。并且认为五脏之郁"其或病有因别脏所乘而为郁者，有不因别脏所乘而本气自郁者"，即五脏之郁或由它脏传变，或本脏自病而发，孙氏则尤重本脏自病及其治法。读者可参阅《赤水玄珠》，此不赘言。

(2)《伤寒论》之郁　伤寒伤人阳气，腠理闭塞，阳虚不能逐邪外出，则阳气内郁，阳虚不能化水导致水气内郁；又因寒水伤人心火，则心火内郁。如大青龙汤证为阳气内郁，小青龙汤证为水气内郁。又如《伤寒论》第28条云："服桂枝汤，或下之，仍头项强痛，翕翕发热，无汗，心下满微痛，小便不利者，桂枝去桂加茯苓白术汤主之。"素有水饮郁结复感外邪，或误下伤脾，水饮内停而致本证，治法当健脾利水，调和营卫，故以桂枝汤调和营卫以解表邪，或去桂加茯苓、白术健脾渗湿利水。还有五苓散、真武汤等证，都为水郁证治。

栀子豉汤证和泻心汤证为火气内郁，《伤寒论》第79条曰："发汗，若下之，而烦热，胸中窒者，栀子豉汤主之"。表证已罢，热扰胸膈，或热邪直犯胸膈，或热病后期，余热未尽，内扰胸膈，热邪蕴郁而致本证，治法当清宣郁热，故以栀子豉汤，栀子苦寒，清热除烦；豆豉升散，宣散胸中郁结。此为火郁证治。

瓜蒂散证为痰郁胸膈。《伤寒论》第354条谓："病人手足厥冷，脉乍紧者，邪结在胸中，心下满而烦，饥不能食者，病在胸中，当须吐之，宜瓜蒂散。"痰郁胸膈，气机不畅而致本证，治当涌吐痰实，宜瓜蒂散，瓜蒂催吐痰涎，赤小豆解毒利水，豆豉轻清宣泄，共奏除痰散结之功。此为痰郁证治。

因此，刘渡舟在《北京中医学院学报》1985年第4期撰文讨论了《伤寒论》中的水郁、火郁、痰郁的证治，其病机就是气机蕴郁与阳气不伸。

(3) 刘河间火郁论　刘河间学医崇尚五运六气和《伤寒论》，最重腠理病变，他说："皮肤之汗孔者，谓泄气液之孔窍也。一名气门，谓泄气之门也；一名腠理者，谓气液出行之腠道纹理也；一名鬼神门者，谓幽冥之门也；一名玄府者，谓玄微府也。然玄府者，无物不有，人之藏府、皮毛、肌肉、筋膜、骨髓、爪牙，至于世之万物，尽皆有之，乃气出入升降之道路门户也。夫气者，形之主，神之母，三才之本，万物之元，道之变也。故元阳子解《清静经》曰：大道无形，非气不足以长养万物，由是气化则物生，气变则物易，气甚即物壮，气弱即物衰，气正即物和，气乱即物病，气绝即物死。《经》曰：出入废，则神机化灭，升降息则气立孤危。故非出入则无以生、长、化、收、藏，是以升降出入，无器不有。人之眼、耳、鼻、舌、身、意、神志，能为用者，皆由升降出入之通利也，有所闭塞者，不能为用也。若目无所见、耳无所闻、鼻不闻臭、舌不知味、筋痿骨痹、齿腐、毛发堕落、皮肤不仁、肠不能渗泄者，悉由热气怫郁，玄府闭密而致，气液、血脉、荣卫、精神，不能升降出入故也。各随郁结微甚，而察病之轻重也。"在此基础上提出了著名的"阳气怫郁论"，即怫热郁结说，从而导致六气皆从火化。他认为，"郁，怫郁也。结滞壅塞而气不通畅，所谓热甚则腠理闭密而郁结也""所谓结者，怫郁而气液不能宣通也，非谓大便之结硬耳"。六气之所以化火，是由于"阳气怫郁"。他说："寒伤皮毛，则腠理闭密，阳气怫郁，不能通畅，则为热也""湿病本不自生，因生于大热怫郁，水液不能宣通，即停滞而生水湿也"。(《宣明论方·水湿门》) 病热极甚，则郁结而气血不能宣通，神无所用，而不随其机，……是故目郁则不能视色，耳郁则不能听声，鼻郁则不闻香臭，舌郁则不能知味。至如筋痿骨痹，诸所出不能为用，皆热郁结之所致也。其余风、火、燥无不如此，甚至"五志所伤皆化为热"。针对这一病机，刘氏提出了辛温宣通气机，结合辛苦寒除热的治疗方法。伤寒郁热在表，"宜以麻黄汤类甘辛热药发散，以使腠理开通，汗泄热退而愈也"。内伤生冷，怫郁在里，"法宜温药散之，亦犹解表之义，以使肠胃结滞开通，怫热散而和也"。则辛热能发散，开通郁结，苦能燥湿，寒能除热，使气宣平而已，用"辛苦寒药治之，结散热退，气和而已。或热甚郁结不能开通者，法当辛苦寒药下之，热退结散而无郁结也"。其常用的方剂是防风通圣散、葱豉益元散及承气汤类。防风通圣散和六一散各半名双解散，表里双解。若郁热里实，治宜通里攻下，可用大柴胡汤及承气汤等。

(4) 朱丹溪六郁论　三焦相火蒸腾腐熟水谷生成气血，如此"气血冲和，万病不生"，若三焦相火不能腐熟水谷生成气血，则气血失其冲和之性，则生诸病，故朱丹溪提出气血郁结致病的观点。《丹溪心法·六郁》云："气血冲和，万病不生。一有怫郁，诸病生焉。故人身诸病，多生于郁。苍术、抚芎总解诸郁，随证加入诸药。凡郁皆在中焦，以苍术、抚芎开提其气以升之，假如食在气上，提其气则食自降矣。余皆仿此。"六郁因六淫七情、饮食劳倦而生；而六郁之生又可引起诸病。朱丹溪为什么提出六郁病位重点在于中焦呢？因为中宫是三焦和脾胃，三焦气机失调，则脾胃升降功能失常。戴思恭阐发师意曰："郁者，结聚而不得发越也，当升者不得升，当降者不得降，当变化者不得变化也，此为传化失常，六郁之病见矣。"中焦脾胃之气郁结壅滞，则运化转输之能失司，三焦气机不畅，则升降出入不调，水道不通，聚湿、化热、痰凝、血瘀、食滞而为六郁之证。六郁者，三焦气郁为先，继成诸郁，故虞抟《医学正传·郁证》云："气郁而湿滞，湿滞而成热，热郁而成痰，痰滞而血不行，血滞而食不消化，此六者皆相因而为病者也"。

六郁病证，《丹溪心法·六郁》云："气郁者，胸胁痛，脉沉涩；湿郁者，周身走痛，或关节痛，遇阴寒则发，脉沉细；痰郁者，动则喘，寸口脉沉滑；热郁者，瞀闷，小便赤，脉沉数；血郁者，四肢无力，能食便红，脉沉；食郁者，嗳酸，腹饱不能食，人迎脉平和，气口脉繁盛是也"。对其治疗，朱氏分制六郁汤，即气郁，用香附、苍术、川芎；湿郁用白芷、苍术、川芎、茯苓；痰郁用海石、香附、南星、瓜蒌；热郁用山栀、青黛、香附、苍术、抚芎；血郁用桃仁、红花、青黛、川芎、香附；食郁用苍术、香附、山楂、神曲、针砂。合而治之，创"越鞠丸"，择六郁汤之要药相伍，总解诸郁，以苍术治湿、香附行气、川芎理血、神曲消食、栀子泻火，诸药升降配合，气血兼顾，为治疗郁证常用方剂。"越鞠丸"与"六郁汤"，其实乃分而为六，合而为一也。

张景岳总结朱丹溪医学精义谓："丹溪之治病也，总不出乎气、血、痰三者，三者之中，又多兼郁。气用四君子，血用四物汤，痰用二陈汤，郁立越鞠丸，以为定法。"

(5) 赵献可木郁论　赵献可《医贯》设《郁病论》专篇阐发《内经》所论的郁病，他说："凡病之起，多由于郁。郁者，抑而不通之义。《内经》五法，为五运之气所乘而致郁，不必作忧郁之郁。……伤风、伤寒、伤湿，除直中外，凡外感者俱作郁看"。诸郁之中，尤重视木郁，"盖凡木郁乃少阳胆经半表半里之病"，而少阳为春升之气，少阳上升之气不升，以五行相因，自然之理而论，"盖东方先生木，木者生生之气，即火气，空中之火，附于木中，木郁则火亦郁于木中矣。不特此也，火郁则土自郁，土郁则金亦郁，金郁则水亦郁"，故在治疗中，"以一法代五法"，即"木郁达之"之法，木郁解而五郁除。"以一方治其木郁，而诸郁皆因而愈。一方者何？逍遥散是也。方中唯柴胡、薄荷二味最妙。盖人身之胆木，乃甲木少阳之气，气尚柔嫩，象草穿地始出而未伸，此时如被寒风一郁，即痿软抑遏，而不能上伸，不上伸则下克脾土，而金水并病矣。唯得温风一吹，郁气即畅达。盖木喜风，风摇则舒畅，寒风则畏。温风者，所谓吹面不寒杨柳风也。木之所喜，柴胡、薄荷辛而温者，辛也故能发散，温也故入少阳，古人立方之妙如此"。若水亏木郁，则继用六味地黄丸加柴胡、芍药，"以滋肾水，俾水能生木。逍遥散者，风以散之也，地黄饮者，雨以润之也，木有不得其天者乎！此法一立，木火之郁既舒，木不下克脾土，且土亦滋润，无燥之病，金水自相生"。我们认为，赵献可的郁证观点是值得重视的，他认为凡伤风、伤寒、温暑、时疫、外感等症，皆作郁看，这符合《内经》《伤寒论》的精义，证之临床确实如此。

（6）情志之郁　时至今日，中医教科书所说的郁证，几乎都是指情志所致之郁，不再研究外感所致之郁了，悲夫！因为情志之郁得到了普及教育，故这里就不再多言。今有唐学游著《郁证论》一书，按五脏六腑郁证论治，可参阅。

4．口苦、咽干、目眩

《素问·阴阳应象大论》说："南方生热，热生火，火生苦，苦生心。"知苦是火的本味，心主苦。而口为脾土之窍，火生土，所以口苦者，当是心火乘于脾胃所致。《灵枢·四时气》说："邪在胆，逆在胃，胆液泄则口苦，胃气逆则呕吐。"《灵枢·邪气脏腑病形》说："胆病者，善太息，口苦，呕宿汁。"为什么胆汁会外泄呢？因为胆内寄有相火，火旺胆液沸腾则外泄于胃。总之，口苦乃火气为病。

干者，是缺乏津液所致。其因有二：一是火旺伤津液；二是火衰不能蒸布津液。

眩者，眼睛昏花、视物摇晃不定或眩晕。如《说文解字》："眩，目无常主也。"《释名·释疾病》："眩，悬也，目视动乱如悬物，遥遥然不定也。"《素问·五常政大论》说："其动掉眩巅疾。"何以致其眼睛昏花或视物摇摆不定呢？水、火、风也。火能照物，火衰则视物不明。水也能照物，水亏则视物不明。再者，水动、火动、风动，则"遥遥然不定"。由此可知，少阳相火不能蒸化水液上注津液于目，则眼睛昏花。风火上扰则视物摇摆不定。

五、太极阴仪——太阴水土

（一）太阴解

《内经》讲太阴有二，一是太阴为脾土，二是太阴为肾水。因此太阴有水土合德之说。

1. 太阴属脾土

太阴属脾土,《内经》很多篇章都讲到了,大家应该没有异议。脾,其腑为胃,主肌肉,主四肢,开窍于口。《素问·灵兰秘典论》说:"脾胃者,仓廪之官,五味出焉。"说明脾胃是储藏营养原料的地方,并且是加工原料(蒸腐)供给身体五味的地方,即有"治中央""灌四傍"的作用。《灵枢·经脉》记载了足太阴脾经的循行路线(图4-20)。

脾足太阴之脉,起于大指之端,循指内侧白肉际,过核骨后,上

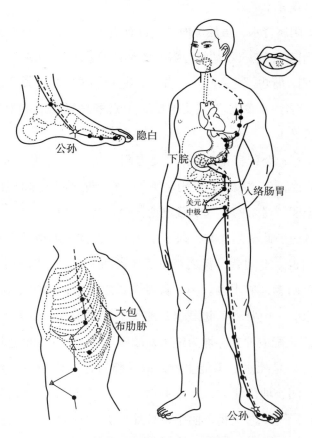

图4-20　足太阴脾经经脉循行示意图(《经络学》)

内踝前廉，上端内，循胫骨后，交出厥阴之前，上膝股内前廉，入腹，属脾，络胃，上膈，夹咽，连舌本，散舌下。其支者：复从胃，别上膈，注心中（脾之大络，名曰大包，出渊腋下三寸，布胸胁）。

是动则病：舌本强，食则呕，胃脘痛，腹胀，善噫，得后与气，则快然如衰，身体皆重。

是主脾所生病者：舌本痛，体不能动摇，食不下，烦心，心下急痛，溏瘕泄，水闭，黄疸，不能卧，强立股膝内肿、厥，足大指不用（脾之大络……实则身尽痛，虚则百节皆纵）。

2. 太阴属肾水

至于太阴属肾水，虽然《内经》也有明言，大家也会问为什么。如《灵枢·阴阳系日月》说："肾为阴中之太阴。"《灵枢·九针十二原》说："阴中之太阴，肾也。"《素问·上古天真论》说："肾者主水。"《素问·痿论》说："肾者，水藏也。"其实这是从脏气法时的角度来讲肾主于冬。

3. 至阴说

《素问·金匮真言论》说："腹为阴，阴中之至阴，脾也。"《素问·评热病论》说："腹者，至阴之所居。"《灵枢·阴阳系日月》说："脾为阴中之至阴。"《素问·六节藏象论》说："脾、胃、大肠、小肠、三焦、膀胱者……此至阴之类，通于土气。"《素问·解精微论》说："积水者，至阴也，至阴者，肾之精也。"《素问·水热穴论》说："肾者，至阴也；至阴者，盛水也。……肾者，胃之关也，关门不利，故聚水而从其类也。……肾者，牝藏也，地气上者属于肾，而生水液也，故曰至阴。"脾土配应坤卦，坤为纯阴，故曰至阴。至是最的意思。至阴，就是最阴冷，是死水，不能生物，故《脾胃论》称脾为"死阴"。先天八卦方位图，坤位北方，北方主水，应冬天子月，如《素问·脉解》说："太阴，子也"。《灵枢·阴阳系日月》说："子者，十一月，主左足之太阴。"故曰坤为土为至阴，《周易》坤卦初六爻辞曰："履霜坚冰至"。

坚冰至，正是子月、丑月，而北方本为肾水所配应，故亦曰肾为至阴。经曰是因为肾为胃之关而为至阴，这是因为胃为水谷之海，肾关不利，于是聚水成至阴。由此可知，当以脾为至阴为正宗。另外，膀胱经上至阴穴（注意不在肾经），《灵枢·本输》说："膀胱出于至阴，至阴者，足小指之端，为井金"。膀胱为州都之官，为水府。看来至阴主要是指水府而言，人身之大水库（膀胱），既通于土气为脾之水府，又通于肾为肾之水府，故脾肾都有太阴水之说。

又肾为坎水，坎中有阳，是活水，能生物之水，这与脾水有区别。

(1) 二水与二火　水有脾水和肾水之分，对应相火和君火。经曰："相火之下，水气承之；君火之下，阴精承之。"上承相火的是脾水，乾坤配焉。上承君火的是肾水，坎离配焉。

(2) 脾性沉降不升清　明白了脾水的问题，再来讨论"脾主升清"的问题。现在最流行的说法是脾主升清，胃主降浊。这是最大的误解和讹传，危害甚大。从以上的论述可知，坤脾为纯阴无阳，纯阴的性质是沉降，怎么能"升清"？其实"升清"的功能不是脾的功能，是少阳的功能，是李东垣一再强调的春生少阳升发之气的功能，即相火蒸腾脾水的升发功能。为什么人们看不到这个问题呢？大概是因为三焦有名无形吧。因为三焦无形，又与脾水之 有形的东西混在一起，只见水气上升不见火，故曰"脾主升清"。故朱丹溪在《格致余论》中说："脾具坤静之德而有乾健之运。"又说："脾土之阴受伤，转输之官失职。"坤脾是静止的，怎么能有"升清"之动的功能呢？"乾健之运"才是动态的，才具有"升清"的功能。现在我们既然明白了，就应该正源清流、主持公道，把"升清"的功劳还给少阳相火。

脾为至阴，当然以阴为主，不存在脾阳的问题。所以脾病会出现两方面的问题，一是脾水有余，二是脾水不足。脾水有余则相火不足，《伤寒论》称之为"藏寒"，需要益火温阳以蒸化脾水，《伤寒论》轻者用理中丸、重者用四逆汤辈，李东垣多用燥湿之剂。脾水不足（脾阴虚）则相火有余，需要壮水滋阴而补脾水，人们对这一点往往认识不足，可喜的是在 20 世纪 60 至 70 年代已引起了人们的重视，汤一新、安浚两人在整理众人研究的基础上于 1992 年写成《中医脾阴学说研究》一书，并出版，实乃一大贡献，值得大家好好参阅。

（3）水循环 《素问·阴阳应象大论》说："清阳为天，浊阴为地。地气上为云，天气下为雨；雨出地气，云出天气。故清阳出上窍，浊阴出下窍；清阳发腠理，浊阴走五脏；清阳实四肢，浊阴归六腑。"这里虽然讲的是自然界中水的循环，实质是讲太阳与水的关系。水在地，日在天。由于太阳的照射，地面上的水被蒸发，可以化气上升为云，所以说"云出天气"。地气上升为云，突然遇到冷空气，则凝结成水滴而下降为雨，所以说"天气下为雨"。但是推究云的来源，还是由于地面上升的水气，所以说"雨出地气"，云雨是天地气交的象征。天人相应，在人体脾水流于膀胱，肾水就是津血。那么水循环的动力是什么呢？是太阳的火热作用。也就是说，阴阳当以阳为主导，水火当以火为主导，这可从自然界得到验证。春天夏天，阳升阴长，万物生机勃勃；秋天冬天，阳降阴藏，万物凋零枯萎。所以《素问·六节藏象论》说："凡十一藏，取决于胆也。"胆为春升少阳之气，内寄三焦相火，主一身阳气，故主十一脏。经曰：君火以名，相火以位。这就是说，君火只是名誉之君，而占据君位的却是相火，即乾天少阳相火，而不是离之君火。《素问·灵兰秘典论》说："故主明则下安，以此养生则寿，殁世不殆，以为天下则大昌；主不明则十二官危，使道闭塞而不通，形乃大伤，以此养生则殃，以为天下者，其宗大危，戒之戒之！"这就是赵献可《医贯》称少阳相火为"主"的原因。

水的循环，是乾坤气交的作用，乾为龙，坤为田野，故《周易》称为"龙战于野，其血玄黄"。我于 1999 年出版的《中国古代历法解谜——周易真原》中已讲解。孔颖达疏："人之有血，犹地之有水也。"
所谓"其血玄黄"，言雨下得天地不分，雨水满地。

如果少阳相火失调，蒸化功能失节，则水道四塞。相火衰则水饮
停聚，相火亢盛则水液干枯。水饮停聚，"腰以上肿者，当发汗乃愈；
腰以下肿者，当利小便"。因为水饮停聚是少阳相火衰所致，故《金匮
要略·痰饮病篇》说："病痰饮者，当以温药和之"。水液干枯，则需
滋养脾胃，如沙参麦冬汤等。

(4) 西南得朋，东北丧朋　这是就后天八卦方位图模型来说的，坤
卦位于西南。从时间上来说，为长夏，是太阴为主气的时间段，长夏时
节为雨季，经云："太阴所至为化为云雨"，雨水流于地，即是坤水脾水。
故曰"得朋"，朋为同类。东北从时间来说，为春天开始，少阳之气升
发，地面水被气化而上升，于是地面上的水在减少，故曰"丧朋"。

4.水土合德

脾土配应坤卦，而"坤为水"（《周易尚氏学》）。所以说脾既为土，
又为水，有水土之德。我早在拙著《八卦与河图洛书破译》和《生命
与八卦——医易启悟》两书中就提出了《周易》中的水地说，即水土
合德的思想。又在《周易真原》中提出坤为水为月为地（土）说，行
成了坤为水土月合德的思想。《春秋考异邮》说："地主月精。"《春秋感
精符》说："月者，阴之精，地之理。"《公羊传》说："月者，土地之精。"
《说文解字》说："月者，太阴之精也。"这就是说，太阴是属土的。《开
元占经》说："王子年《拾遗记》曰瀛洲水精为月。范计然曰月者，水
也。《淮南子》曰月者，天之使也。水气之精者为月。"而这又是说太阴
是属水的。所以太阴有水土之性，这种"水土合德"之性，在《内经》
五运六气太阳司天之政、太阴在泉中有明确阐述，谓"太阳司天之政，
气化运行于先天，天气肃，地气静，寒临太虚，阳气不令，水土合德，
上应辰星镇星"。在太阴司天之政中称作"湿寒合德"，因土为湿、水

为寒也。生物离了水不行，离了土也不行，水与土是生命存在的保证。但是，坤土、坤水不行，坤为纯阴，一派"履霜坚冰至"的景象，"水土合德"是冻土冰水，不但不能生物，反而杀物。只有"坎"之"水土合德"才能生物，所以刘河间遵从《内经》"水土合德"的观点，说"土为万物之本，水为万物之元，水土合德，以阴居阳，同处于下，以立地气，万物根于地，是水土湿寒。若燥热阳实，则地之气不立，万物之根索泽而枝叶枯矣"（《三消论》）。郑钦安在《医理真传》中也说："夫真龙者，乾为天是也。乾分一气落于坤宫，化而为水，阴阳互根，变出后天坎离二卦，人身赖焉。如坎宫之龙（坎中一爻，乾体所化），初生之龙也，养于坤土之中，故曰见龙在田，虽无飞腾之志，而有化育之功。是水也，无土而不停蓄；龙也，无土而不潜藏。故土覆水上，水在地中，水中有龙，而水不至寒极，地得龙潜，而地即能冲和，水土合德，世界大成矣。"至此大家应该明白，有生物的"水土合德"，即坎之水土；有非生物的"水土合德"，即坤之水土。这就是先天和后天的区别。在先天八卦方位图中，坤卦位于北方，在后天八卦方位图中，坎卦位于北方，有坤坎同居于北方之象，可不是同居。坎是乾天与坤地相交以后的产物，坎出生以后，坤就要让位于坎，退居二线，有先后天之别，不可同日而语。水土合德，不是坎与坤合。

水是生命之源，太重要了，所以水成了中国传统文化的重要话题，老子将它提高到道的角度讲，成了形而上的哲学。孔子也说："水哉！水哉""逝者如斯夫！不舍昼夜"，学知识就需要观水之道。《河图洛书编·图说》："天一生水。"《运气论奥谚解》说："谁生于一，天地未分，万物未成之初，莫不先见于水。"《灵枢经》说："太一者，水尊号也，先地之母，后万物之源。"而1993年湖北省荆门市郭店一号楚墓出土的《太一生水》之文，也强调了水与太一的关系，水是太极（太一）的重要内容，是万物之母。

对于水土,《管子》有深刻论述,谓:"地者,万物之本原,诸生之根菀也,美恶、贤不肖、愚俊之所生也。水者,地之血气,如筋脉之通流者也。故曰水,具材也。……人,水也。……具者何也?水是也。万物莫不以生,唯知其托者能为之正。具者,水是也。故曰水者何也?万物之本原也,诸生之宗室也,美恶、贤不肖、愚俊之所产也。……(水)集于天地,而藏于万物,产于金石,集于诸生,故曰水神。……是以圣人之化世也,其解在水。故水一则人心正,水清则民心易;一则欲不污,民心易则行无邪。是以圣人之治于世也,不人告也,不户说也,其枢在水"。由此可知,水土不但是生成万物的本原,也是圣人(领导人物)治理国家的关键枢纽所在。脾为土,在人即为肌肉。地中有水,即肌肉中有水,故曰脾统血(《内经》曰:血者水也),脾主运化水湿。人体有70%~80%的水,故曰"人,水也"。水血之通道,即三焦之腑,即人之气街。水离不开土,土离不开水,即人体肌肉筋脉离不开水血,水血也离不开肌肉的约束。血气流通则无病,血气不流通则病焉。如此说来,治病就是治血气。补血气也好,疏利血气也好,祛邪也好,都是为了使血气流通而颐养机体,达到延年益寿的目的。

太阴属脾,在卦为坤。《周易·坤卦·象传》说"至哉坤元,万物资生,乃顺承天。坤厚载物,德合无疆。含弘光大,品物咸亨。"什么是"坤元"?坤元就是水,坤元就是土。土厚可以载物,水能生万物,没有水土,就没有万物。但只有脾阴不行,必须与乾阳合德,即水火合德,所谓"含弘光大",才能生化万物,使万物繁茂亨通。这里的"德合",不是"坤"的水土合德,而是"坎"的水土合德。脾的募穴名曰章门,即"品物咸章"之意。

厚,通垕。《说文解字》:"垕,古文厚,从后、土。"又说:"后,继体君也。象人之形。施令以告四方,故厂之,从一、口。发号者,君后也。"甲骨文"后"字即"毓"（育）字，象妇女产子形。这就是说垕有二义：一是君主（董仲舒《春秋繁露·五行相胜》说："土者，君之官""中央者，君官也"）。二是生育。因为是君主，故能"施令以告四方"。而且后通垢（媾）。清朱骏声《说文通训定声·需部》："后，假借为姤，实为媾。《后汉书·鲁恭传》案《易》五月《后》用事。"故《周易》垢卦曰："后以施命诰四方。"故《素问》称脾为"孤藏"（《六节藏象论》《玉机真藏论》）而主养全身。孤即孤家寡人之孤，君王的自称。脾土脾水能生万物，故有生育之义。

所谓"载物"，就是承载万物，可引申为容纳万物。不但脾土能载物，脾水也能载物。不但脾土能容纳万物，脾水也能容纳五味。

垕，发令也好，生育也好，是"出"的意思。载，是"纳"，即入的意思，所以脾胃有主出入的功能。这就是脾胃纳水谷、布散水谷精微、排泄糟粕的功能。

水能载舟，亦能覆舟。故脾能健身，脾胃虚亦能生百病，这就是李东垣《脾胃论》所强调的实质内容。

自然界有水土，需要保护；人身有水土，同样需要保护。

前言"火土合德"，这里又说"水土合德"，可知水、火、土是紧密连在一起的，水火土调和则人身健康，水火土失和则百病生焉。《此事难知》说："土者，坤也，坤土申之分，申为相火，水入于土，则水火相干，而阴阳交争，故为寒热。兼木气，终见三焦，是二少阳相合也，少阳在湿土之分，故为寒热。""往来寒热"是小柴胡汤的主证，所以我们说小柴胡汤是治太极的方子，不是少阳的主方。

（二）时令说

脾与时令的关系在《内经》中有独主时与不独主时两种说法，独主时说配应天道，不独主时说配应地道。

1. 天道中脾与时令的关系

古人将天道运动中的一年分为春、夏、长夏、秋、冬五个时间段，称为五行五分法。小言之则为一日。如《灵枢·顺气一日分为四时》篇就明确提出"五时"的概念，认为五脏"以应五时"，即"肝为牡脏，其色青，其时春，其日甲乙""心为牡脏，其色赤，其时夏，其日丙丁""脾为牝脏，其色黄，其时长夏，其日戊己""肺为牝脏，其色白，其时秋，其日庚辛""肾为牝脏，其色黑，其时冬，其日壬癸"。《内经》认为脾主长夏的篇章较多，如《素问》的《金匮真言论》《阴阳应象大论》《平人气象论》《脏气法时论》《风论》《宣明五气篇》，以及《灵枢》的《本神》《五音五味》等，而长夏在一年之中段，故曰脾主中央。如《素问·阴阳应象大论》说："中央生湿，湿生土，土生甘，甘生脾。"

至于长夏所主时间长短，《内经》中主要有两种说法。第一种认为，长夏与其他四时时间均等，都是主七十二日，如《素问·阴阳类论》所说："春，甲乙，青，中主肝，治七十二日"。第二种认为，长夏只主阴历的六月份，即夏季的最后一个月。《灵枢·五音五味论》说："足太阴，脏脾，色黄，味甘，时季夏。"王冰注："长夏，谓六月也。"《新校正》注："按全元起云，盖以脾主中，六月是十二月之中，一年之半，故脾主六月也。"

2. 地道中脾与时令的关系

地法天，但天道讲的是时间，地道讲的是方位，所以天道时间之中段，就配应地道的中央一方。地道说采用脾水灌溉四旁的理论，主张不独主时说，其中又分为四分法和八分法两种。

(1) 四分法的脾与时令关系　《内经》将地的五方位与五行、四时令相配（表 4-2）。方位是东、南、西、北、中；四时是春、夏、秋、冬四季。配属是东–春–木–肝，南–夏–火–心，西–秋–金–肺，北–冬–水–肾，中–不独主时–土–脾。这里只言四时，不言长夏，如《素问》的《四气调神大论》《诊要经终论》《水热穴论》，《灵枢》的

《四时气》等篇。这一派认为脾水灌溉四旁，顺其理脾土与四时的关系应是旺于四季，即四季均有土，其中脾土与四季的具体结合又有两种。

表 4–2　脾旺四季说明表

	南方、夏季、心火	
东方、春季、肝木	中央脾土	西方、秋季、肺金
	北方、冬季、肾水	

其一，认为脾土于四时无时无刻不在，伴随着整个时令。如《素问·玉机真藏论》在讲完四时四脏脉之后，最后在讲脾脉时说，"然脾脉独何主？岐伯曰：脾脉者土也，孤脏以灌四旁者也。帝曰：然则脾善恶可得见之乎？岐伯曰：善者不可得见，恶者可见"。杨上善《黄帝内经太素》说："弦钩浮沉四脉见时，皆为脾胃之气滋灌俱见，故四脏脉常得和平。然则脾脉以他为善，自更无善也，故曰善者不可见也。"这就是说，四时中脾土均在，时时刻刻都在滋灌着四脏。其理论基础是土养万物。在中医学则讲脾为胃行津液于全身。如《素问·太阴阳明论》说："脾脏者，常著胃土之精也。土者，生万物而法天地，故上下至头足，不得主时也。"由此可知，无论是从四时皆有土气上讲，还是从脾替胃行水谷精微于全身来说，人身时刻都离不开"土"。正如《灵枢·五味》说："谷不入，半日则气衰，一日则气少矣。"《素问·平人气象论》说："人以水谷为本，故人绝水谷则死。"《金匮要略·脏腑经络先后病》说："四季脾旺不受邪。"张仲景明确指出一年四季中脾对人体抗御外邪起着重要作用，这是其他四脏所不具备的。脾旺机体得养，"正气存内，邪不可干"。脾衰机体失养，百病由生，故李东垣提出"内伤脾胃，百病由生"的观点。因此，在治疗上有人提出"治脾以安五脏""杂病从脾论治"等观点。

其二，这种观点认为脾土寄旺于四季之末。如《素问·太阴阳明论》说："脾者土也，治中央，常以四时长四脏，各十八日寄治，不得独主于时也。脾脏者，常著胃土之精气也。土者，生万物而法天地，故上下至头足，不得主时也。"四时各十八日，共七十二日，所以《素问·刺要论》说："刺皮无伤肉，肉伤则内动脾，脾动则七十二日四季之月，病腹胀烦，不嗜食"。王冰注："七十二日四季之月者，谓三月、六月、九月、十二月各十二日后，土寄旺十八日也。"这一派在脾土旺四季不独主时的基础上，又吸收丑未辰戌为土说及五行均分一年各占七十二日说而得。丑未辰戌在四季之末，故曰寄旺于四季之末各十八日。

纪立金先生则称天道脾主时令说为时间脾脏、地道脾主时令说为空间脾脏，合称为时空脾脏。并进一步提出"脾主时空五脏的运转、更代"的观点。而且认为，"脾主更代四时五脏，在更代过程中，既在分旺于四季的基础上，又各有'十八日'的主时，这是脾更代四时脏气，在脏气交接时脾作用又有'十八日'的显现"。并列举《金匮要略·黄疸病脉证治》中"黄疸之病，当以十八日为期"说，指出其有确实的临床实际意义。更举临床报道为证：一是上海市传染病医院报道一般型黄疸肝炎，多在病程十八日内黄疸达到高峰，而后逐渐好转。二是1985年天津科技出版社出版的由叶维法主编的《临床肝胆病学》报道，临床观察黄疸型肝炎急性者，黄疸多于数日至两周内达最高峰，此后逐渐消退。

(2) 八分法的脾与时令关系　《内经》八分法是在四分法基础上形成的，见于《素问·八正神明论》和《灵枢·九宫八风篇》，《素问·方盛衰论》和《素问·疏五过论》亦间或提及，即四正方加四维方，其方位是北、东北、东、东南、南、西南、西、西北等八方，再加上属于土的中央一方，共九方，中央土为周围八方的中心，不独主时而灌溉于其他各个时令。并与八卦、洛书九宫数结合在一起，反映九方位、八时令及五行之间的关系。八时令所主时间长短见表4-3。

表4-3 脾土寄旺于八时令说明表

东南、巽、木、四，主立夏后四十六日，天辅	南、离、火、九，主夏至后四十六日，天英	西南、坤、土、二，主立秋后四十六日，天芮
东、震、木、三，主春分后四十六日，天衡	中央、土、五，寄旺其他八时，天禽	西、兑、金、七，主秋分后四十六日，天柱
东北、艮、土、八，主立春后四十六日，天任	北、坎、水、一，主冬至后四十六日，天篷	西北、乾、金、六，主立冬后四十五日，天心

我在《周易真原》和《周易与日月崇拜》中曾说过，天道有四、五、八、九等数的时间周期。天道的四、八时间周期对应地道的四方、八方，却没有中方，故太极的二分法只属于天道。天道的五、九时间周期对应地道的五方、九方（九州），包括中方在内，故太极三分法既有天道又有地道。由上述说明用太极二分法（伏羲六十四卦法）——二进制原理制造出来的计算机只有天道，没有地道，是不完整的科学。科学家们是否能用太极三分法（老子"三生万物"和《太玄》八十一分法）——三进制原理制造出来完整科学的计算机呢？我想可以拭目以待。

（三）主湿

既然坤脾主水，为什么又主湿呢？因为湿乃水之质。易曰"水流湿"，水为阴，故曰湿为阴邪，此乃其本质。湿同隰、湮，低湿的地方，即脾为卑之义，水往低处流。《集韵·缉韵》，"隰，《说文解字》：'阪下湮也'。或作湿。"《尔雅·释地》："陂者曰阪，下者曰隰。"《说文·阜部》："阪，泽障。"《尚书·禹贡》："原隰底绩，至于猪野。"孔传："下湿曰隰。"就是说，池塘湖泊蓄水低下的地方多湿，故从水从土，曰湮、曰隰。故李东垣常说脾胃病湿盛则湿气下流于肾。此乃湿之常，为本为体。故东南地势低的地方多湿，西北地势高的地方少湿多燥。故治湿,《内经》强调用苦热、苦温药,如平胃散中用苍术、厚朴、陈皮等,因苦为火味,故苦能燥湿。湿热则用苦寒药,既燥湿,又清热。

湿聚为水,水散为湿。水与湿虽然同质,但是水看得见,湿看不见,水与土合,湿可与土分游离于空气中,这是其区别。散发空气中的湿气,虽仍然属太阴所主,实是相火(日光)蒸水所化,热蒸湿动,为热湿,即常说的湿热,确切地说,应是太极——乾三焦相火和坤脾水,所合的主气,故从水从日,曰湿。此乃湿之变,为标为用。该基本温度和湿度,是万物生化的必备条件。故春夏阳气上升则多湿,南方气候热的地方多湿,秋冬阳气收藏则少湿多燥,西北方气候寒凉的地方少湿多燥。湿气遇冷则为云为雨,故经曰"雨出地气",来源于脾水也。脾为寒水,而主于长夏之湿,强调其用的重要性。但其用离不开少阳相火,故叶天士在《三时伏气外感篇》说:"长夏湿令,暑必兼湿。暑伤气分,湿亦伤气"。王士雄注:"此言长夏湿旺之令,暑以蒸之,所谓土润溽暑,故暑湿易于兼病,犹之冬月风寒每相兼感。"暑为少阳相火之气,必克阳明肺金,故叶天士说"夏暑发自阳明,古人以白虎汤为主方"。因此薛生白在《湿热病篇》自注中说:"湿热病属阳明太阴经者居多,中气实则病在阳明,中气虚则病在太阴。病在二经之表者,多兼少阳三焦,病在二经之里者,每兼厥阴风木,以少阳厥阴同司相火。"湿热病本是少阳太阴为病,只因少阳相火必克肺金,"夏暑发自阳明",故曰"湿热病属阳明太阴经者居多"。而且厥阴从中见之少阳相火,阳明从中见之太阴湿土,故湿热病常见少阳、太阴、阳明、厥阴四经之病。特别是热盛于湿,多见少阳、阳明、厥阴同病,"以少阳厥阴同司相火"也。所以,"阳明太阴湿热内郁,郁甚则少火皆成壮火,而表里上下,充斥肆逆,故是证最易耳聋干呕、发痉发厥"。

从上述可知,治疗六经病可划分成水火两部分:一是火热,以少阳、阳明、厥阴为主；一是水湿，以太阴、太阳、少阴为主。而水火为太极之两仪，掌握少阳太阴，就掌握了太极的变化，先将《内经》所论"太极之化之变"列于下。

时化之常：太阴所至为埃溽，少阳所至为炎暑。

司化之常：太阴所至为雨府为员盈，少阳所至为热府为行出。

气化之常：太阴所至为化为云雨，少阳所至为长为蕃鲜。

德化之常：太阴所至为湿生、终为注雨、为㑊化，少阳所至为火生、终为蒸溽、为羽化。

布政之常：太阴所至为濡化，少阳所至为茂化。

气变之常：太阴所至为雷霆骤注烈风，少阳所至为飘风燔燎霜凝。

令行之常：太阴所至为沉阴、为白埃、为晦暝，少阳所至为光显、为彤云、为燻。

病之常：太阴所至为积饮、否隔、稸满、为中满、霍乱、吐下、为重浮肿，少阳所至为嚏、呕、为疮疡、为惊、躁、瞀昧、暴病、为喉痹、耳鸣、呕涌、暴注、瞤瘛、暴死。

《素问·五常政大论》说：湿气太过曰"敦阜"，"其动濡积并稸……其变震惊飘骤崩溃……其病腹满，四肢不举"。《素问·至真要大论》说："太阴之胜，火气内郁，疮疡于中，流散于外，病在胠胁，甚则心痛、热格、头痛、喉痹、项强。独胜则湿气内郁，寒迫下焦，痛留顶，互引眉间，胃满。"湿气不及曰"卑监"（监，盛水器具。卑监，器具中的水少了），"长气整，雨乃愆""其动疡涌，分溃，痈肿""其发濡滞""其病留满否塞"。

按照阴阳的本性，阳气是上升的，阴气是沉降的，然而只有阳气下降，阴气上升，阴阳交泰才能化生万物，如《周易》泰卦《象传》说："天地交而万物通也。"否卦《象传》说："天地不交而万物不通也。"所以对于万物中的人来说，其阴气是上升、阳气是下降的。阴阳相交，互根互用，生化不息；若阴阳不交，各自为政，形成离决之势，则生化息矣。《素问·六微旨大论》说："升已而降，降者为天；降已而升，升者为地。天气下降，气流于地；地气上升，气腾于天。故高下相召，升降相因，而变作矣。"所谓"升者为地"，说明脾水主升，但其所升非其本性，乃阳气所化，故叶天士说："太阴湿土，得阳始运"。这说明太阴水湿，只有在阳气的作用下才能上升。阳者为何？少阳相火也。所以《谦斋医学讲稿》说："脾主中气，体阴而用阳。"所谓"降者为天"，说明三焦火主降，但其所降非其本性，乃阴气所使。清代医家石寿棠说："根阴根阳，天人一理也。以定位言，则阳在上，阴在下，而对待之体立；以气化言，则阴上升，阳下降，而流行之用宏。……阴气上升，而非自升，必得阳气乃升。地之阳，即天下降之阳，以阳助阴升，故不曰阳升，而曰阴升。阳气下降，而非虚降，必含阴气以降。天之阴，即地上升之阴，以阴随阳化，故不曰阴降，而曰阳降。"石氏对阴阳本性及其升降运动的说明，真乃名言也。这就是人们所说脾主升清的由来，其实此非脾水的本能，乃三焦火之作用也。

脾水随三焦火所化而上升的清气为何？即医家所说的湿气。脾土何以为用？湿气也。《素问·五运行大论》说："其性静兼，其德为濡。"唐容川曾说："脾称湿土，土湿则滋生万物，脾润则长养脏腑。"

脾主水湿，为至阴，阴气最多，故其性多寒湿，最怕见寒湿，故《素问·宣明五气》说："脾恶湿"。因此，脾喜阳喜燥是其生理的本能特性，如《张氏医通》说："脾性喜温喜燥"。以阳能胜寒，燥能胜湿也，其治多用苦温之品。《素问·脏气法时论》说："脾苦湿，急食苦以燥之。"马莳注："脾为太阴湿土，最苦在湿，湿则脾病也，唯苦性燥，急宜食苦者以燥之。"因苦温苦热为火味能燥湿。燥与湿，燥能胜湿，湿能润燥，既相制又相济，是对立统一、密不可分的，相制是相济的前提保证，相济是相制的反映结果。

（四）太阴别解

中医学中，脾、胃、大肠、小肠、三焦、膀胱都属土气。《周易》中，坤卦为地为土，所以坤为土、为脾、为太阴，则坤、土、地、脾就都有了生育万物的内涵。

1. 生命之源

坤，从土从申。《说文解字》："土，地之吐生物者也。二，象地之下地之中物出形也。"从这里透露了大地是生育万物的母亲，其生育的方式是"吐生"。"吐"字，从口从土，脾为土，故曰脾开窍于口。脾为水，故中医和气功都以口水（口中津液）为生命之宝。

坤为地为水，说明水为地气，在天气（阳光）的作用下，水发生循环运动，为云为雨，说明云和雨本是天父地母交合时的产物。古人根据天人相应之说，把男女交合之事也称之为"云雨"，为新生命诞生之源。

2. 土·月·兔——不死药

坤为土、为月、为水，说明土与月有相通之处。《说文解字》训土为吐，而陆佃《埤雅》则说："兔，吐也。"说明土与兔通，都有生育的能力。而且兔有一月一育的旺盛的生育周期，于是古人就将兔与月联系在一起，并由此产生了月中有兔和兔捣不死药的神话故事。为什么兔能制造出不死药呢？因为坤为水、为月，《汉书·天文志》"月为风雨，日为寒温"，《淮南子》"水气之精者为月"，说明"不死药"是"雨水"。坤也好，太阴也好，月也好，都突出一个"水"字，故《史记·天官书》说："北方水，太阴之精"，还说辰星（水星）为兔，于是坤、土、地、兔、太阴、月、水、辰星成了一个系统。

十二属相为什么要以"卯"为兔呢？因为卯主阴历仲春二月，二月是天地交泰的季节，所以古代法令规定二月为男女交媾的时节，即云雨节。如《礼记·月令》说："是月也，安萌芽，养幼少，存诸孤。

择元日，命民社。命有司省囹圄，去桎梏，毋肆掠，止狱讼。是月也，玄鸟至。至之日，以大牢祠于高禖（媒）。天子亲往，后妃帅九嫔御。乃礼天子所御，带以弓韣，授以弓矢，于高禖之前。"《周礼·媒氏》也说："仲春之月，令会男女，于是时也，奔者不禁，若无故而不用令者罚之，司男女之无夫家者而会之……凡男女之阴讼，听之于胜国之社。"《说文解字》："卯，冒也。二月万物冒地而出，象开门之形，故二月为天门。"这里强调的也是生育万物的问题。

从上述可知，云雨既是不死药，又是生育万物的代名词，都从坤为土、为月、为水之义演化而来。

土和兔的"吐生"，再加上兔旺盛的生殖能力，于是便产生了兔与孕产之事的众多瓜葛（图4-21）。如晋代《博物志》有"兔望月而孕"的说法。《尔雅·释兽》释娩说："兔子曰娩。"认为"娩"的意思是兔之子。民间还用兔作催生药。如《本草纲目》引《博济方》："用腊月兔脑髓一个，摊纸上令均，阴干剪作符子，于面上书'生'一字。候母痛极时，用钗股夹定，灯上烧灰，煎丁香酒调下"，其名曰"催生散"。《本草纲目》引

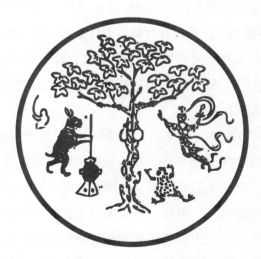

图4-21　月境图（除了捣药的兔子，还有嫦娥、桂树和蟾蜍）

《经验方》的"催生丹"也是以兔脑髓为原料。1928年陕西《怀远县志》也记载："腊八剥兔脑和面为丸，名'腊八丸子'，临产催生最验。"

3. 女娲——人文始祖

从前文伏羲女娲交尾图可以看出，伏羲托日，女娲托月，知道女娲与月有密切关系，都与生命之源（水）有密切关系，于是女娲就成了造人的始祖，女娲既是生育之神，又是生命之神。

（五）太阴病

1. 太阴病的性质

太阴是至阴，最寒的地方，所以太阴病以寒为主，故《伤寒论》说太阴病"其藏有寒"。《内经》说："藏寒生满病""寒至则坚否，腹满，痛急，下利之病生矣"，故《伤寒论》说太阴病腹满、自利、时腹自痛。

《伤寒论》第273条："太阴之为病，腹满而吐，食不下，自利益甚，时腹自痛。若下之，必胸下结硬。"

这正是李东垣所说的脾胃不足之源，皆是阳气不足所致。阳气不足则寒气盛。为什么将太阴病的病位定在腹部呢？《说卦传》说："坤为腹"，坤脾主腹部。腹部还有肝肾，为什么独言脾主腹呢？因为坤脾为水，五行只有水性至柔。易曰："坤也，至柔"，而腹是人身最柔软的地方。脾居中央，故太阴病的诊断部位就在人体的中部——肚脐，脾胃病则脐腹周围有压痛。

值得大家思考的是，《伤寒论》不说少阴病"其藏有寒"，而说太阴病"其藏有寒"，这说明什么问题呢？说明太阴是最寒的地方，少阴不是最寒的地方。因为太阴是坤水，少阴是坎水。坤水是纯阴至寒，坎水阴中有阳，不是至寒。因此，四逆汤不是少阴病的主要方剂，四逆汤是太阴病的主方。太阴病既吐且利，是霍乱病的主症，所以治太阴病的主方在霍乱病篇。

太阴脾土之病，以寒为主则阳气不足，即阳气逐渐收藏，寒气逐渐昌盛，故李东垣说脾胃病，皆是阳气不足。但阳气收藏有一个过程，就是说阳气不足有不同的程度，所以李东垣常常用补阳升阳的方法治疗脾胃病。若到了严寒的程度，只能以温养阳气为主，不可升之太过。温养阳气以四逆辈为主。

如何理解"四逆辈"，历代注家见解不同，一派认为"四逆辈"是指四逆汤类方，不包括理中汤，其代表人物有曹颖甫、沈目南。如曹颖甫《伤寒发微》说："至于不渴，则其为寒湿下利无疑。曰脏有寒者，实为寒湿下陷大肠，初非指脾脏言之，盖此证必兼腹痛，按之稍愈。用大剂四逆汤可一剂而愈，不待再剂而决。"沈目南《伤寒六经辨证治法》说："寒邪传入太阴，必因脾肾阳虚，以夹水寒上逆于脾，故显自利不渴诸症，当以四逆汤补阳燥湿为主。"因为脾寒则水湿下流，故可涉及下焦诸脏腑，成无己注曰"四逆汤等"，尤在泾注曰"四逆汤之类"。一派认为"四逆辈"包括四逆汤类和理中汤，其代表人物有喻嘉言、吴谦。喻嘉言《尚论后篇》说："经言辈字者，为药性同类，唯轻重优劣不同耳。凡太阴自利不渴，师言有用理中而愈者，甚则理中加附子而获安者，凡言辈者盖如此。"吴谦《医宗金鉴》说："今自利不渴，知为太阴本脏有寒也，故当温之。四逆辈者，指四逆、理中、附子等汤而言也。"而陈亮思则直截了当地说："言四逆辈，则理中亦在其中。"如今大多数学者多对后者持认同及肯定。

我们则认为前一派的观点是正确的，四逆汤是太阴病的主方，不是少阴病的主方，之所以能治少阴厥阴，是因为太阴脏寒，水湿下流肾肝，故也用四逆汤治之。柯韵伯《伤寒来苏集》说："姜、附、甘草，本太阴药……理中只理中州脾胃虚寒，四逆能佐理三焦阴阳之厥逆也……盖脾为后天，肾为先天，少阴之火所以生太阴之土。脾为五脏之母，少阴更为太阴之母，与四逆之为剂，重于理中也。"《医宗金鉴》

论四逆汤说，本方能"鼓肾阳，温中寒，有水中暖土之功"。王晋三《绛雪园古方选注》论四逆汤也说："少阴用以救元海之阳，太阴用以温脏中之寒。"其实肾中之阳就是柯韵伯说的乾之少阳三焦相火，应以中焦太极为本，只是寄肾而已，所以四逆汤应是温补少阳三焦相火的主方，也就是治太阴藏寒的主方，不是治少阴的主方。

以上谈的是太阴坤水有余之病，水寒坚冰所至之病，还应该有太阴坤水不足的病。脾水不足则相火有余，表现为内热病，即现在所说的脾胃阴虚病，汤一新等曾著《中医脾阴学说研究》一书，书中归纳了脾阴虚的主要临床表现。

主症：第一组为食少纳呆或食后腹胀，脘腹痞满不舒而喜按，形体消瘦；第二组为手足烦热，心烦恶热，口干不欲饮，唇干。

主舌象：舌质淡红少津，舌苔薄。

主脉：脉濡而微数。

或见症：面色萎黄，面色潮红，面色㿠白，唇色或淡或黄，口淡无味，食后嗳气，食后恶心，呃逆，干呕，倦怠乏力，虚烦不眠，神思恍惚，皮肤干燥不泽甚或皲裂，毛发憔悴，肌肤热，微热缠绵，寒热似虐日一发，烦渴引饮，自汗，唾血色鲜红，身肢肿胀，腹胀满，大便干结难通，或大便溏薄，泄泻，大便如涕，虚坐努责，小便短赤，或小便白浊，肢体痿软无力逐渐加重，小儿肢体时或抽搐，妇女月经后期或衍期，量少，色鲜红。

或见舌：舌质红少津，舌质绛干；舌苔薄白干，舌苔薄黄干，或苔光剥。

或见脉：脉细数，脉虚细数，脉细微数，脉细无力，脉濡，脉弦细数。

典型表现：不思饮食，食后脘腹痞满不舒而喜按，形体消瘦，倦怠乏力，手足烦热，心烦恶热，口干不欲饮或口渴引饮顶色萎黄，唇红干燥，大便干结或溏薄，舌质淡红少津，苔少或无苔，脉濡微数。

书中亦记载了胃阴虚的主要临床表现。

主症：饥不欲食，口燥咽干，胃脘隐痛或嘈杂。

主舌象：舌红少津，苔少或无苔。

主脉：脉细数。

或见症：面色黄白微红，唇红略干，口渴欲饮或渴不多饮，脘痞不舒，不思饮食，呃逆声急促而不连续，呕吐反复发作，干呕，吞咽梗涩而痛，食难入，饮可下，朝食暮吐或暮食朝吐，形体消瘦，心烦或烦躁，微热，五心烦热，大便干结，小便短少。

或见舌：舌淡红光莹，舌光红无苔；舌红干或兼有裂纹，苔少或无苔；舌红绛少津或兼有裂纹，苔少或无苔。

或见脉：脉弦细，脉弦细数。

典型表现：饥不欲食，口燥咽干，胃脘隐痛或嘈杂，或干呕呃逆，或脘痞不舒，大便干结，小便短少，舌红少津，苔少或无苔，脉细数。

2. 太阴病的治则

太阴病的性质是寒，其治疗原则当然是温阳祛寒了，故《伤寒论》说当温之，主方是四逆汤。.

《伤寒论》第 277 条：自利不渴者，属太阴，以其藏有寒故也。当温之，宜服四逆辈。

四逆辈，指四逆汤的加减方，如通脉四逆汤、四逆加人参汤、通脉四逆加猪胆汁汤、白通汤、白通加猪胆汁汤、茯苓四逆汤、当归四逆汤等。《伤寒论》中有关四逆汤的条文有八，分述于下。

《伤寒论》第 29 条：病发热，头痛，脉反沉，若不差，身体疼痛，当救其里，四逆汤主之。（太阳病篇）

《伤寒论》第 225 条：脉浮而迟，表热里寒，下利清谷者，四逆汤主之。（阳明病篇）

《伤寒论》第 323 条：少阴病，脉沉者，急温之，宜四逆汤。（少阴病篇）

《伤寒论》第 324 条：少阴病，饮食入口则吐，心中温温欲吐，复不能吐。始得之，手足寒，脉弦迟者，此胸中实，不可下也，当吐之。若膈上有寒饮，干呕者，不可吐也，当温之，宜四逆汤。（少阴病篇）

《伤寒论》第 353 条：大汗出，热不去，内拘急，四肢疼，又下利，厥逆而恶寒者，四逆汤主之。（厥阴病篇）

《伤寒论》第 388 条：吐利，汗出，发热恶寒，四肢拘急，手足厥冷者，四逆汤主之。（霍乱病篇）

《伤寒论》第 389 条：既吐且利，小便复利，而大汗出，下利清谷，内寒外热，脉微欲绝者，四逆汤主之。（霍乱病篇）

《伤寒论》第 385 条：恶寒，脉微而复利，利止，亡血也，四逆加人参汤主之。（霍乱病篇）

按：上述条文可以告诉我们，四逆汤的主要症候是吐、利、脉沉、脉微、恶寒。寒则脾胃无生气，不能灌溉四旁。《素问·平人气象论》说："平人之常气禀于胃，胃者平人之常气也，人无胃气曰逆，逆者死。"看来人无脾胃之气，不能灌溉四旁，就是"四逆"，四逆的本义不是指四肢厥逆。脾为胃行其津液，脾病不能替胃行津液于四肢，则四肢不用。《内经》曾多处谈及"脾病则四肢不用"，如《素问·太阴阳明论》说："四支不得禀水谷气，日以益衰，阴道不利，筋骨肌肉无气以生，故不用焉。"《素问·玉机真脏论》说："脾为孤脏，中央土以灌四旁……太过则令人四肢不举；其不及则令人九窍不通。"《灵枢·本神》说："脾气虚则四肢不用，五脏不安，实则腹胀经溲不利。"《素问·太阴阳明论》还说："脾病而四肢不用。"《难经·十六难》亦说："怠惰嗜卧，四肢不收，有是者，脾也。"

四肢又称四维、四极，所以《素问·气交变大论》说："土不及，四维有埃云润泽之化""其眚四维，其藏脾，其病内舍心腹，外在肌肉四肢"。《素问·生气通天论》说："因于气，为肿，四维相代，阳气乃竭。"《素问·汤液醪醴论》说："其有不从毫毛而生，五脏阳以竭也……此四极急而动中。"王冰注："四极言四末，则四支也。"所以《素问·汤液醪醴论》应用"微动四极"法治疗水肿病。王冰注："微动四极，令阳气渐以宣行。"张志聪说："微动四极，运脾气也。"姚止庵说："四极，四止也，微动之，欲其流通而气易行也。"《素问·太阴阳明论》还说："四支者，阳也。"《素问·阳明脉解论》说："四支者，诸阳之本也。"《素问·通评虚实论》说："乳子而病热……手足温则生，寒则死。"脾主四肢，故也有手足寒冷。但手足寒冷，《伤寒论》称为"厥"，而不称为"逆"。那么如何诊断胃气脉呢？《素问·玉机真脏论》说："脉弱以滑，是有胃气。"《灵枢·终始》说："谷气来也徐而和。"说明有胃气是一种雍容和缓之状的脉象。

对于寒伤所致"四逆"的治疗，《内经》中的治则为：寒淫于内，治以甘热，佐以苦辛，以咸泻之，以辛润之，以苦坚之；寒淫所胜，平以辛热，佐以甘苦，以咸泻之。

所以张仲景《伤寒论》取其甘热、辛热之味组成四逆汤，四逆汤是太阴藏寒的主方，药用炙甘草、干姜、附子。方以炙甘草为君药，佐大辛大热之干姜、附子。成无己注："却阴扶阳，必以甘为主，是以甘草为君。"《医宗金鉴》注："君以炙草之甘温，温养阳气，臣以姜附之辛温，助阳胜寒。"为什么治寒要用甘温？因为甘为土味，寒为水气，土能克寒水。四逆汤的主要功能是恢复脾胃之气，故以"甘温"为君。甘温补少阳相火之衰，苦温补君火（心火）之衰。复脉汤以炙甘草为君，其意也在此。病重者加人参，人参甘温微苦。病轻者，用理中丸，其中白术苦温微甘。通脉四逆汤加葱白，以辛润之也；加猪胆汁，以苦坚之也。白通加猪胆汁汤用人尿，以咸泻之也。

用四逆汤治疗，就是为了恢复脾胃之气。那么为什么要"通脉"呢？《灵枢·决气》说："壅遏营气，令无所避，是为脉""中焦受气取汁，变化而赤，是为血"。《素问·脉要精微论》说"脉者，血之府也"。血就是水，是由坤水变化而来，脉就是水的通道。今水寒坚冰至，脉道壅塞不通，所以用大温热药融冰化水，使其流通以灌溉四旁，故曰通脉四逆汤。若坤水不足怎么办呢？补水呗。补水用复脉汤。一通脉，一复脉，都在"水"字，这是治太阴脾胃的两大法门。然都以炙甘草为君药，何也？因为甘草是中土甘味药中的王牌药，藏寒固然要用炙甘草温通之，但养阴无阳则不生，阳生阴才能长，故无论是通脉，还是复脉，都用炙甘草为君药。李可先生依此义创建了破格救心汤（附子、干姜、炙甘草、人参、山萸肉、生龙牡、活磁粉、麝香），其效甚佳。太阴寒就是少阳相火寒，张锡纯创敦复汤专补相火。

至此可知，中医太极病，一为至阳——少阳，一为至阴——太阴。一腑热，一藏寒，腑热以白虎汤为主方，藏寒以四逆汤为主方。

曾治一妇人，丁亥年（1957 年）出生，木克土多脾胃病，四肢无力、发软，头晕，右手中指、无名指、小指发麻，舌质淡红，苔白，脉沉。用四逆汤加石斛、栀子，服 12 剂愈。

养胃阴常用药物有石斛、沙参、麦冬、葛根、生地黄、梨汁、藕汁、蔗浆、冰糖、天花粉、乌梅、芦根等；方剂有《温病条辨》益胃汤、沙参麦冬汤、五汁饮、陆拯《脾胃明理论》、胃阴煎（生麦冬、生天冬、粉沙参、北沙参、鲜石斛、玉竹、知母、生地黄、玄参、冰糖炙石膏）等。

养脾阴常用药物有山药、茯苓、薏苡仁、芡实、莲子、扁豆、石斛、粳米、大枣、蜂蜜、人乳、玉竹、黄精等；方剂有喻昌辉的益脾汤（太子参、茯苓、白术、桔梗、山药、莲子、薏苡仁、芡实、扁豆、石斛、谷芽、炙甘草），岳美中常用的资生丸（人参、茯苓、白术、山药、薏苡仁、莲子、芡实、陈皮、麦芽、神曲、白蔻仁、桔梗、藿香叶、黄连、砂仁、扁豆、山楂、甘草），索延昌《新脾胃论》的滋脾阴（沙参、山药、石斛、麦冬、白芍、陈皮、莲肉、白扁豆、炒山楂、炒谷芽、炙甘草），陆拯《脾胃明理论》脾阴煎（生地黄、生白芍、阿胶、百合、生山药、胡黄连、地骨皮），《伤寒论》的芍药甘草汤等。

对于太阴脾胃病的其他杂证，请参考李东垣诸治法，此不赘述。但这里要提醒诸位的是，李东垣在《脾胃论》提到平胃散、黄芪建中汤、四君子汤、四物汤、五苓散 5 个方剂，其中平胃散和五苓散，一辛一苦，一治水，一治湿，都是脾证，脾为水主湿。五苓散由猪苓、泽泻、白术、茯苓、桂枝五味组成，其味辛甘淡，功能温阳化气、利水渗湿。治少阳阳虚水不化气导致的津不输布之燥渴证，故用辛通以润之，甘淡以利之，是水蓄膀胱证。《素问·六节藏象论》说膀胱也为"至阴之类，通于土气"。《素问·灵兰秘典论》曰："膀胱者，州都之官，津液藏焉，气化则能出焉。"平胃散由陈皮、厚朴、苍术、甘草、生姜、大枣组成，其味苦甘温，功能燥湿建中。治疗少阳阳虚不化之脾湿证，是湿困脾胃证。请注意燥湿的关系，燥与湿都是局部的症候，此湿则彼燥，此燥则彼湿，如旱涝不均一样，此旱则彼涝，此涝则彼旱。

外感寒邪，是太阳阳虚不能卫外，故寒邪首伤太阳。内伤，首先是少阳火衰，寒起太阴。经曰："太阳之上，寒气主之。太阴之上，湿气主之。湿本水之气，故经曰太阳与太阴互为司天在泉。"《素问·阴阳别论》说："三阳（太阳）为病，发寒热，下为痈肿，及为痿厥腨㾓；其传为索泽，其传为颓疝""三阳三阴（太阴）发病，为偏枯痿易，四肢不举""三阳结谓之隔，三阴结谓之水（按：太阴脾主水）""三阴俱搏，二十日夜半死；三阳俱搏且鼓，三日死；三阴三阳俱搏，心腹满，发尽，不得隐曲，五日死"。

3. 太阴病欲解时

《伤寒论》第 275 条记载："太阴病，欲解时，从亥至丑上。"这是什么意思呢？所谓"从亥至丑上"，是指亥、子、丑。从日周期来说是亥子丑3个时辰，即晚上9时至次日凌晨3时。从年周期来说是亥子丑3个月，即阴历的10月（亥月）、11月（子月）、12月（丑月）。从月周期来说是晦朔月前后。为什么在此时间段太阴病就会好转呢？因为阴历的10月、11月、12月是冬三月，是一年中最寒冷的3个月，是阳气收藏于里的3个月，即阳气来复的时候。《周易乾凿度》卷上说："乾坤阴阳之主也。阳始于亥，形于丑……阴始于巳，形于未……是以乾位在亥，坤位在未，所以明阴阳之职，定君臣之位也。"，从亥至丑，是阳气由始生到成形的时候，阳气在里，而寒气将逐渐退去，其藏寒得治，太阴病欲解矣。反之，从巳至未上，阴气渐起，则太阴病会增剧。

冬三月是一年里最寒冷的时间，阳气收藏于下，故虫蛰藏于下。如果寒冷至极，地冻三尺，阳气不能潜藏，虫不能藏蛰，所谓"水寒不藏龙"，就会发生吐蛔的现象，出现上热下寒的乌梅丸证候。对于这种"水寒不藏龙"出现的上热下寒现象，医家称为"龙雷之火"，或曰真寒假热，这种说法是不妥当的。其实，寒盛阳衰之阳指的是相火，上热之热指的是君火，都是实实在在的临床证候，何假之有？理不明，言不实，误人子弟。

六、四象医学——太极与其他脏系的关系

《素问·玉机真脏论》说："五脏相通，皆有移次，五脏有病，则各传其所胜"，说明五脏系之间，无论生理还是病理，都是互相联系、互相影响的。因此治疗五脏系之病，不能只是心病治心、肝病治肝、肺病治肺、肾病治肾、脾病治脾，有时要从其之间关系着手治疗才能有效。如张元素说："治肝心肺肾有余不足或补或泻，健益脾胃之药为切。"因为"五脏者，皆禀气于胃，胃者五脏之本也"（《素问·玉机真

脏论》），"人以水谷为本"（《素问·平人气象论》）。

太极阴阳的升降出入错乱胜复，必然导致与四时相应的心、肝、肺、肾四脏系发病，治疗大法是调理太极阴阳的升降出入。李东垣并绘有"脏气法时升降浮沉补泻图"指导治疗。李氏引用《内经》"至而不至，所胜妄行，所生受病，所不胜乘之"作为提纲，阐发太极与四脏功能活动合于四时传变的规律，并从此 4 个方面加以详细叙述。

（一）太极与太阳心系的关系

1. 从心系治太极病

至而不至者，谓从后来者为虚邪，心与小肠来乘脾胃也。脾胃脉中见浮大而弦，其病或烦躁闷乱，或四肢发热，或口苦、舌干、咽干。饮食不节，劳役所伤，以致脾胃虚弱，乃血所生病。主口中津液不行，故口干咽干也。病人自以为渴，医者治以五苓散，谓止渴燥，而反加渴燥，乃重竭津液以至危亡。《经》云："虚则补其母。"当于心与小肠中以补脾胃之根蒂者，甘温之药为之主，以苦寒之药为之使，以酸味为之臣佐，以其"心苦缓，急食酸以收之"。心火旺，则肺金受邪，金虚，则以酸补之。次以甘温及甘寒之剂，于脾胃中泻心火之亢盛，是治其本也。（《脾胃论·脾胃胜衰论》）

此言少阳相火衰弱阳气不足不能升发，而心与小肠的君火亢盛，火胜不但反侮"所胜"之肾系发病，还会侵害其"所生"之脾胃受病，症见右关脾胃脉表现浮大而弦，且见烦躁、胸中闷乱、四肢发热、口苦、舌干、咽干等。这些都是因为阳气不足不升发而脾胃虚弱，不能化生血液涵养心火所生之病。主要表现为津液不行、唾液缺乏、口腔和咽喉干燥。这与脾胃虚弱之湿邪内阻所产生的口渴不同，若用治疗湿邪方剂的五苓散利小便治湿，则更损伤津液而加重病情。其正确治疗方法是从阳气不足、脾胃虚弱、心火亢盛三个方面，以提出综合治疗方案，方名曰

"补脾胃泻阴火升阳汤"，李氏还提出分而治之的用药方案。

脾胃不足，是火不能生土，而反抗拒，此至而不至，是为不及也。

白术（君）、人参、黄芪（臣）、芍药、甘草、桑白皮（佐）、黄连（使）。

诸风药，皆是风能胜湿也，及诸甘温药亦可。

心火亢盛，乘于脾胃之位，亦至而不至，是为不及也。

黄连（君）、黄柏、生地黄（臣）、芍药、石膏、知母、黄芩、甘草（佐）。（《脾胃论·脾胃胜衰论》）

这两种"至而不至"的发病机制：前者论相火衰微，不能生脾土，长夏湿土当旺，气应至而不至，少阳三焦阳气不足，脾湿过盛，脾胃气虚而发病。表现为昏冒、腹胀、少气、嗜睡、脉虚缓、舌质淡，当温补阳气，阳升湿化，脾胃健旺，生化之源不绝，机体复健矣；后者论心火亢盛，反而害脾胃之土而发病，表现为口燥、心烦、不食、便秘、脉洪大、舌质红，当泻心火以安脾胃。

李东垣还设"安养心神调治脾胃论"专篇文章，叙述养心可以安心火亢盛。他说："夫阴火之炽盛，由心生凝滞，七情不安故也"，故养心调心可以安抚心火亢盛。

2. 从太极治心病

《灵枢·本神》说："心藏神，脉舍神。"心主血脉，脾生血统血。如《灵枢·决气》说："中焦受气取汁，变化而赤，是谓血。"《脾胃论·脾胃盛衰论》说："夫脾胃不足，皆为血病。"《灵枢·本神》说："脾气虚则五脏不安。"《灵枢·平人绝谷》说："五脏安定，血脉和利，精神乃居。"《素问·六节藏象论》说："五味入口，藏于肠胃，味有所藏，以养五气，气和而生，津液相成，神乃自生。"《灵枢·平人绝谷》说："故神者，水谷之精气也。"《素问·玉机真藏论》说："五脏者，皆禀气于胃，胃者五脏之本也。"所以由心血不足引起的心病、神志病等，都可从脾胃论治，如归脾汤之类。这正是邓铁涛教授从"心脾相关"

论治心血管疾病的理论根据。

（二）太极与阳明肺系的关系

1. 从太极治肺病

所生受病者，言肺受土、火、木之邪，而清肃之气伤，或胸满、少气、短气者，肺主诸气，五脏之气皆不足，而阳道不行也。或咳嗽寒热者，湿热乘其内也。（《脾胃论·脾胃胜衰论》）

李氏认为肺发病有土、火、木之邪三个方面。"脾胃一虚，肺气先绝"，这是母令子虚的观点，是用生克制化的原理说明脾胃与肺的"相生"关系。"绝"是断绝生化之源的意思。"脾气散精上归于肺"是"土生金"的理论根据，所以少阳三焦阳气不足，脾胃不能生化，营卫气血不能上行滋养心肺：一是土不生金肺气虚弱；二是心火亢盛上灼肺金，下乘于脾土，伏于血分；三是少阳生发之气伏于坤土之中，肝木郁实。在治疗方面，李氏亦有所区别。

肺金受邪，由脾胃虚弱不能生肺，乃所生受病也。故咳嗽、气短、气上，皮毛不能御寒，精神少而渴，情惨惨而不乐，皆阳气不足，阴气有余，是体有余而用不足也。

人参（君），黄芪（臣），橘皮（臣），白术（佐），白芍药（佐），桂枝（佐），桑白皮（佐），甘草（诸酸之药皆可），木香、槟榔、五味子（佐此三味除客气），桔梗（引用）、青皮（以破滞气）。（《脾胃论·脾胃胜衰论》）

脾胃虚则怠惰嗜卧，四肢不收，时值秋燥令行，湿热少退，体重节痛，口干舌干，饮食无味，大便不调，小便频数，不欲食，食不消，兼见肺病，洒淅恶寒，惨惨不乐，面色恶而不和，乃阳气不伸故也。当升阳益气，名之曰升阳益胃汤。（《内外伤辨·肺之脾胃虚方》）

除升阳益胃汤之外，李氏还创制双和散、宽中进食丸、厚朴温中汤等随证用方。

六七月暑湿交蒸，暑热伤气，湿邪伤形。人在气交之中，感受湿热之邪，必然影响于肺。湿热壅肺，肺气不能清肃下行，断绝了肾水生化之源。上源绝，则肾阴亏虚，不能生髓主骨，而痿躄生矣。

六七月之间，湿令大行，子能令母实而热旺，湿热相合而刑庚大肠，故寒凉以救之，燥金受湿热之邪，绝寒水生化之源，源绝则肾亏，痿厥之病大作，腰以下痿软瘫痪不能动，行走不正，两足欹侧，以清燥汤主之。

《刺志论》云："气虚身热，得之伤暑。"热伤气故也。《痿论》云："有所远行劳倦，逢大热而渴，渴则阳气内伐，内伐则热舍于肾；肾者水脏也，今水不能胜火，则骨枯而髓虚，故足不任身，发为骨痿。"故《下经》曰："骨痿者，生于大热也。"此湿热成痿，令人骨乏无力，故治痿独取阳明。

时当长夏，湿热大胜，蒸蒸而炽。人感多四肢困倦，精神短少，懒于动作，胸满气促，肢节沉痛；或气高而喘，身热而烦，心下膨痞，小便黄而少，大便溏而频，或痢出黄糜，或如泔色；或渴或不渴，不思饮食，自汗体重；或汗少者，血先病而气不病也。其脉中得洪缓，若湿气相搏，必加之以迟，迟病虽互换少差，其天暑湿令则一也。宜以清燥之剂治之，名之曰清暑益气汤主之。（《内外伤辨·暑伤胃气论》）

李东垣治暑，特别注重湿胜的问题，湿热交蒸，治疗大法是"上下分消其湿热之气也"。（《脾胃论·长夏湿热胃困尤甚用清暑益气汤论》）李氏在分析了暑与湿、湿与燥、阴火与元气的矛盾关系后，针对不同的病机变化复立变法六则。一是心火乘脾，火邪阻遏阳气的升发，清暑益气中必须增加黄柏、当归用量，泻火益阴以助春生之阳气。二是脾胃自身不足，阳气不升，谷气下流，清暑益气汤中重用升麻、柴胡，使阳气上升行少阳春令，阳道得复。三是心火亢盛，乘脾土灼肺金，须重用黄芪、人参、炙甘草，泻火而补脾肺之间的元气。四是心火亢盛伤损营血，营血又得不到脾胃生化之源的补充，心失所养，烦闷不安，除用黄芪、人参、炙甘草升阳，当归和血之外，需少加黄连以助黄柏泻心火补肾水之力，使肾水旺而心火自降，以维护阴阳互根之理。五是权用朱砂安神丸镇固气浮心乱。若清浊相干，气乱于胸，则重用橘皮宣理滞气以助阳气升发。六是长夏湿旺，湿滞阻碍气机，运化失职，应增用二术、泽泻、炒曲分消湿邪，助益运化，复重用人参、五味子、麦冬之时令药，生脉泻火以助"秋损"之肺气。(参见《脾胃论》)

2. 从肺系治太极病

脾与肺是母子关系，脾土生肺金。如《素问·经脉别论》："饮入于胃……脾气散精，上归于肺""饮入于胃……脉气流经，经气归于肺"。又肺为人体之天，脾为人体之地，天气下降，地气上升，天地合气，化生气血，以滋养身体。如《灵枢·九针论》说："一者天也，天者阳也，五脏之应天者肺，肺者五脏六腑之盖也。"《素问·六节藏象论》说："天食人以五气，地食人以五味，五气入鼻，藏于心肺，上使五色修明，音声能彰；五味入口，藏于肠胃，味有所藏，以养五气，气和而生，津液相成，神乃自生。"水谷精气由脾上归于肺，就是地气上升于天，肺朝百脉，于是"毛脉合精""上焦开发，宣五谷味……若雾露之溉"，及"通调水道……水津四布"。

如果肺功能失常，即天气不降，不能宣发水谷精气，则脾气内郁湿困，这时候就应宣发肺气以解脾郁湿困，如越婢加术汤证。

又肺主燥气，脾主湿气，对于燥湿二气的辨认与治疗，请参阅石寿棠《医原》一书，该书对燥湿二气之辨甚雄，大可启我智慧也。

(三) 太极与厥阴肝系的关系

1. 从肝系治太极病

所胜妄行者，言心火旺，能令母实。母者，肝木也。肝木旺，则挟火势，无所畏惧而妄行也。故脾胃先受之，或身体沉重，走疰疼痛。盖湿热相搏，而风热郁而不得伸，附着于有形也。或多怒者，风热下陷于地中也。或目病而生内障者，脾裹血，胃主血，心主脉，脉者，血之府也。或云心主血；又云肝主血，肝之窍开于目也。或妄见、妄闻、起妄心、夜梦亡人，四肢满闭转筋，皆肝木太盛而为邪也。或生痿，或生痹，或生厥，或中风，或生恶疮，或作肾痿，或为上热下寒，为邪不一，皆风热不得生长，而木火过于有形中也。(《脾胃论·脾胃胜衰论》)

《六元正纪论》云：木郁则达之者，盖木性当动荡轩举，是其本体。今乃郁于地中无所施为，即是风失其性。人身有木郁之证者，当开通之，乃可用吐法以助风木，是木郁则达之之义也。

又说，木郁达之者，盖谓木初失其性郁于地中。今既开发行于天上，是发而不郁也，是木复其性也，有余也，有余则兼其所胜，脾土受邪，见之于木郁达之条下，不止此一验也。又厥阴司天，亦风木旺也；厥阴之胜，亦风木旺也。俱是脾胃受邪，见于上条，其说一同。(《脾胃论·脾胃虚不可妄用吐药论》)

盛食填塞于胸中，胸中为之窒塞，两手寸脉当主事，两尺脉不见，其理安在？胸中有食，故以吐出之。食者，物也。物者，坤土也，是足太阴之号也。胸中者，肺也，为物所填。肺者，手太阴金也，金主杀伐也，与坤土俱在于上，而旺于天。金能克木，故肝木生发之气伏于地下，非木郁而何？吐去上焦阴土之物，木得舒畅，则郁结去矣。(《内外伤辨·吐法宜用辨上部有脉下部无脉》)

天地之间，六合之内，惟水与火耳！火者阳也，升浮之象也，在天为体，在地为用；水者阴也，降沉之象也，在地为体，在天为殒杀收藏之用也。其气上下交，则以成八卦矣。以医书言之，则是升浮降沉，温凉寒热四时也，以应八卦。若天火在上，地水在下，则是天地不交，阴阳不相辅也，是万物之道，大《易》之理绝灭矣，故《经》

言独阳不生，独阴不长，天地阴阳何交会矣？故曰阳本根于阴，阴本报于阳，若不明根源，是不明道。故六阳之气生于地，则曰阳本根于阴。以人身言之，是六腑之气，生发长散于胃土之中也。既阳气鼓舞万象有形质之物于天，为浮散者也，物极必反，阳极变阴，既六阳升浮之力在天，其力尽，是阳道终矣，所以鼓舞六阴有形之阴水在天，在外也。上六无位，必归于下，此老阳变阴之象也，是五脏之源在于天者也。天者，人之肺以应之，故曰阴本源于阳，水出高源者是也。人之五脏，其源在肺，肺者背也，背在天也，故足太阳膀胱寒，生长，其源在申，故阴寒自此而降，以成秋收气寒之渐也。降至于地下，以成冬藏，伏诸六阳在九泉之下者也。故五脏之气生于天，以人身（言之），是五脏之气，收降藏沉之源出于肺气之上，其流下行，既阴气下行沉坠，万物有形质之物皆收藏于地，为降沉者也，物极必反，阴极变阳，既六阴降沉之力在地，其力既尽，是阴道终矣，是老阴变阳，乃初九五位，是一岁四时之气，终而复始，为上下者也，莫知其纪，如环无端。（《内外伤辨·重明木郁则达之之理》）

李东垣认为"所胜妄行"有两种情况：一是饮食过饱，胸中窒塞，坤土与肺金俱壅实而旺于天，金实而克肝木，导致肝木郁实。二是肝木夹心火，无所畏惧而妄行，导致肝木郁实。肝气郁结，首先脾胃受病。脾胃一病，绝其化源，百病生矣。前者以吐法为治则，药用瓜蒂散、栀子豉汤等方药；后者以疏达为治则，药用补脾胃泻阴火升阳汤等方药。

肝木妄行，胸胁痛、口苦、舌干、往来寒热而呕、多怒、四肢满闭、淋溲、便难、转筋、腹中急痛，此所不胜乘之也。

柴胡（君）、防风、芍药、肉桂（臣）、羌活、独活、泽泻、黄柏（佐）、升麻（使）、猪苓、藁本、川芎、细辛、蔓荆子、白芷、石膏、知母、滑石。（《脾胃论·脾胃胜衰论》）

李东垣并用天地阴阳互根之理，阐发肝木郁实的道理。

2. 从太极治肝病

《金匮要略·脏腑经络先后病脉证第一》说："见肝之病，知肝传脾，当先实脾"，这就是从脾胃治肝病。如肝血不足用八珍汤，肝气郁结用枳术丸，肝经湿热用茵陈五苓散等。

（四）太极与少阴肾系的关系

1. 从肾系治太极病

所不胜乘之者，水乘木之妄行，而反来侮土。故肾入心为汗，入肝为泣，入脾为涎，入肺为痰、为嗽、为涕、为嚏、为水出鼻也。一说，下元土盛克水，致督、任、冲三脉盛，火旺煎熬，令水沸腾而乘脾肺，故痰涎唾出于口也。下行为阴汗、为外肾冷、为足不任身、为脚下隐痛，或水附木势而上，为眼涩、为眵、为冷泪，此皆由肺金之虚而寡于畏也。

肾水反来侮土，所胜者，妄行也。作涎，及清涕、唾多、溺多而恶寒者是也。土火复之，及二脉为邪，则足不任身，足下痛不能践地，骨乏无力，喜睡，两丸冷，腹阴阴而痛，妄闻、妄见，腰、脊、背、胻皆痛。

干姜（君）、白术、川乌头（臣）、苍术、附子（炮制少许）、肉桂（去皮少许）、茯苓、猪苓（佐）、泽泻（使）。（《脾胃论·脾胃胜衰论》）

脾虚土不制水，反见肾水泛溢成灾。母令子实，肺金亦气实，反来侵侮脾土，因而心火和肝木都受邪气的影响，于是可见水盛阳衰、上盛下虚，上热如火及下寒如冰等证候。李东垣据证创制了沉香温胃丸以散寒复，制神圣复气汤治上热如火及下寒如冰。

凡脾胃之证，调治差误，或妄下之，末传寒中，复遇时寒，则四肢厥逆，而心胃绞痛，冷汗出。《举痛论》云："寒气客于五脏，厥逆上泄，阴气竭，阳气未入，故卒然痛死不知人，气复反则生矣。"夫六气之胜，皆能为病，惟寒毒最重，阴主杀故也。圣人以辛热散之，复其阳气，故曰寒邪客之，得炅则痛立止，此之谓也。

沉香温胃丸，治中焦气弱，脾胃受寒，饮食不美，气不调和。脏腑积冷，心腹疼痛，大便滑泄，腹中雷腹，霍乱吐泻，手足厥逆，便利无度。又治下焦阳虚，脐腹冷痛，及疗伤寒阴湿，形气沉困，自汗。

神圣复气汤，治复气乘冬，足太阳寒水，足少阴肾水之旺。子能令母实，手太阴肺实，反来侮土，火木受邪，腰背胸膈闭塞，疼痛，善嚏，口中涎，目中泣，鼻流浊涕不止，或息肉不闻香臭，咳嗽痰沫，上热如火，下寒如冰，头作阵痛，目中流火，视物䀮䀮，耳鸣耳聋，头并口鼻或恶风寒，喜日阳，夜卧不安，常觉痰塞，膈咽不通，口失味，两胁缩急而痛，牙齿动摇，不能嚼物，阴汗出，前阴冷，行步欹侧，起居艰难，掌中热，风痹麻木，小便数而昼多夜频，而欠，气短喘喝，少气不足以息，卒遗失无度。妇人白带，阴户中大痛，牵心而痛，鳖黑失色。男子控睾牵心腹，阴阳而痛，面如赭色。食少，大小便不调，心烦霍乱，逆气里急而腹痛，皮色白，后出余气，复不能努，或肠鸣，膝下筋急，肩胛大痛，此皆寒水来复，火土之雠也。(《内外伤辨·肾之脾胃虚方》)

2. 从太极治肾病

脾为土脏，肾为水脏，土能克水。脾主水湿，肾也主水，水湿下流则归肾，即李东垣常说的脾气下流也。或脾水不足不养肾阴。常用的方剂有四逆汤、真武汤、实脾散、举中汤、六味地黄丸、益胃汤等。

李东垣详细地论述了太极三焦和脾与心、肝、肺、肾四脏的病理关系，并对六腑的病理关系亦做了说明。

胃虚则胆及小肠温热生长之气俱不足，伏留于有形血脉之中，为热病，为中风，其为病不可胜纪。青、赤、黄、白、黑五腑皆滞。三焦者乃下焦元气生发之根蒂，为火乘之，是六腑之气俱衰也。(《脾胃论·胃虚脏腑经络皆无所受气而俱病论》)

其手太阳小肠热气不能交入膀胱经者，故十一经之盛气积于胸中，故其脉盛大。其膀胱逆行，盛之极，子能令母实。手阳明大肠经金，即其母也，故燥旺。其燥气挟子之势，故脉涩而大便不通。以此言脉盛大以涩者，手阳明大肠脉也。（《脾胃论·饮食劳倦所伤始为热中论》）

李东垣为了说明人体与自然界变化相适应的关系，还撰有"气运衰旺图说"一文。

天地互为体用四说，察病神机。

湿、胃、化；热、小肠、长；风、胆、生。

皆陷下、不足、先补则：黄芪、人参、甘草、当归身、柴胡、升麻。乃辛甘发散，以助春夏生长之用也。

土、脾、形；火、心、神；木、肝、血。

皆大盛，上乘生长之气，后泻则：甘草梢子之甘寒泻火，形于肺，逆于胸中，伤气者也。黄芩之苦寒，以泻胸中之热，喘气上奔者也。红花以破恶血，已用黄芩大补肾水，益肺之气，泻血中火燥者也。

寒、膀胱、藏气；燥、大肠、收气。

皆大旺，后泻则：黄芪之甘温，止自汗，实表虚，使不受寒邪。当归之辛温，能润燥，更加桃仁以通幽门闭塞，利其阴路，除大便之难燥者也。

水、肾、精；金、肺、气。

皆虚衰不足，先补则：黄柏之苦寒，除湿热为痿，乘于肾，救足膝无力，亦除阴汗、阴痿而益精。甘草梢子、黄芩补肺气，泄阴火之下行，肺苦气上逆，急食苦以泄之也。

此初受热中，常治之法也，非权也。

权者，临病制宜之谓也。

常道，病则反常矣。

春、夏，乃天之用也，是地之体也。

秋、冬，乃天之体也，是地之用也。

此天地之常道，既病，反常也。

春、夏天之用，人亦应之。

食罢，四肢矫健，精、气、神皆出，九窍通利是也。口鼻气息自不闻其音，语声清响如钟。

春、夏地主体，人亦应之。

食罢，皮肉、筋骨、血脉皆滑利，屈伸柔和，而骨刚力盛，用力不乏。(《脾胃论·气运衰旺图说》)

这是李东垣对其学说的总结性概论，内伤的治法，学习者应细心体悟。外感治法请参看《五运六气临床应用大观》一书。

《素问·六节藏象论》说："脾、胃、大肠、小肠、三焦、膀胱者，仓廪之本，营之居也，名曰器，能化糟粕，转味而入出者也；其华在唇四白，其充在肌，其味甘，其色黄，此至阴之类，通于土气。"此谓大肠、小肠、三焦、膀胱都属于脾土一类，脾胃病就会引起大肠、小肠、三焦、膀胱发病，而大肠与肺相合、小肠与心相合、三焦与心包络相合、膀胱与肾相合，所以大肠、小肠、三焦、膀胱发病，也会影响心、肺、心包络、肾。心、肺、心包络、肾发病，同样可以影响大肠、小肠、三焦、膀胱，脏腑之间可以相互影响而病，所以在治疗方面，可以从脏治腑病，也可以从腑治脏病。如《伤寒论》中的结胸证，邪结于胸中，胸内为心、肺、心包络，却用大陷胸汤（大黄六两、芒硝一升、甘遂一钱匕）、大陷胸丸（大黄半斤、葶苈子半斤、芒硝半斤、行人半升、甘遂一钱匕、白蜜二合）、小陷胸汤（黄连一两、半夏半升、瓜蒌实一枚）、三物白散（桔梗三分、巴豆一分、贝母三分）通腑治之。又如蓄血证之如狂是心神异常症状，却是血结小肠导致的，故也用桃核承气汤（桃仁、大黄、桂枝、炙甘草、芒硝）、抵当汤（水蛭、虻虫、桃仁、大黄）、抵当丸通腑治之。

《普济本事方》对《伤寒论》结胸证和蓄血证的机制有过清楚地描述，现列于下。

妇人伤寒血结胸膈，揉而痛不可抚近，海蛤散。

海蛤、滑石、炙甘草各一两，芒硝半两，右为末，每服二钱，鸡子清调下。

小肠通利，则胸膈血散。膻中血聚，则小肠壅。小肠壅，膻中血不流行，宜此方。

膻中即心包络募穴，又是气会三焦穴。李东垣称心包络为命门，道家称谓丹田。《难经》说："上焦者……其治在膻中。"从现代医学来说，膻中处于胸腺所在地，胸腺是人体重要的免疫器官，产生T淋巴细胞，起到免疫监视作用。因此，心、心包络与小肠、三焦共同影响气血，疏通经络，由此说明，冠心病、心脑血管病等诸多疑难杂症都可以从小肠、三焦论治。

刘力红在《思考中医——对自然与生命的时间解读》（伤寒论导论）中记载其师李阳波治一例血气胸，高热不退，呼吸困难，左肺压缩2/3，用玉竹120克，陈皮120克，白芷120克，大枣120克，共四味药，服药后大量腹泻，自觉症状迅速缓解，至第四天，体温恢复正常，治疗一周血气全部吸收，左肺复原。其实李阳波先生用的就是《伤寒论》和《普济本事方》中的方法。

张子和从《内经》和《伤寒论》悟出了此理，通下能通经活络，所以特别重视清理胃肠道，善用吐下法以治百病。朱丹溪则创"倒仓法"（见《格致余论》）以吐下清理胃肠道。今人胡万林就用芒硝攻下法成功治疗众多疑难病例，但要吸收他"妄下"的教训。孙秉严先生总结其34年癌病治疗经验，著成《治癌秘方》一书，其秘诀就是运用各种不同的下法。

众所周知，人体的营卫气血通过经脉隧道输送到全身各个地方，既是隧道就有出入口，入口在消化道，出口在皮毛。营卫气血虚弱或运行不畅原因可能有三：一是入口阻塞，二是出口闭塞，三是道路障碍。针对入口阻塞，张仲景常用柴胡、大黄、芒硝清理胃肠道，多用下法。张子和还用吐法。《神农本草经》记载："柴胡，味苦平。主治心腹肠胃中结气，饮食积聚，寒热邪气，推陈致新。久服轻身、明目、益精。大黄，味苦寒。主下瘀血，血闭，寒热，破癥瘕积聚，留饮宿食，荡涤肠胃，推陈致新，通利水谷，调中化食，安和五脏。芒硝，味咸苦寒。除寒热邪气，逐六腑积聚，结固留癖，能化七十二种石。"《名医别录》说，芒硝"主五脏积聚，久热胃闭，除邪气，破留血，腹中痰实结搏，通经脉，利大小便及月水，破五淋，推陈致新。"针对出口闭塞，张仲景和张子和常用汗法。针对经脉道路障碍，则用通经活络、涤痰逐饮法。

七、标本中气论

《内经》运气学说阐发了六气六经的标本中气关系，先列表（表4-4）说明于下。

表4-4　六气六经标本中气关系

六　经	本　气	中　气	标　气	所　从
厥阴	风	少阳	厥阴	从其中气
阳明	燥	太阴	阳明	从其中气
少阳	火	厥阴	少阳	从其本气
太阴	湿	阳明	太阴	从其本气
太阳	寒	少阴	太阳	从本从标
少阴	热	太阳	少阴	从本从标

从表4-4可以看出，太极两仪少阳和太阴是"从其本气"火与湿论治，而厥阴和阳明则"从其中气"。就是说厥阴、阳明的内伤杂病多来自于少阳、太阴，故也从火与湿论治。因为厥阴肝和阳明肺位于东西，为少阳、太阴阴阳水火升降之道路。所以内伤杂病的火与湿病，多从少阳、太阴、厥阴、阳明四经论治。而太阳和少阴则"从本从标"，这是为什么？因为心主太阳、主夏、位南，肾主少阴、主冬、位北，南北者阴阳之极致，夏至阳盛极而一阴生，冬至阴盛极而一阳生，是阴阳转换之所，即重阳必阴、重阴必阳、寒极必热、热极必寒，故太阳和少阴或从本或从标，也水火之征兆也。张子和就称万病从火湿论治。他说：少阳从本为相火，太阴从本湿上坐；厥阴从中火是家，阳明从中湿是我；太阳少阴标本从，阴阳二气相包裹；风从火断汗之宜，燥与湿兼下之可。万病能将火湿分，彻开轩岐无缝锁。

八、水火与燥湿

《周易·文言》说："同声相应，同气相求。水流湿，火就燥。云从龙，风从虎。圣人作而万物睹。本乎天者亲上，本乎地者亲下。各从其类也。"火盛则燥，水不润亦燥。水盛则湿，火衰亦湿。如是，水火变为燥湿。水寒火热，水火就是寒热，故《太一生水》一文论述了寒热与燥湿的关系，谓："大一生水，水反辅大一，是以成天。天反辅大一，是以成地。天地复相辅也，是以成神明。神明复相辅也，是以成阴阳。阴阳复相辅也，是以成四时。四时复相辅也，是以成仓（仓为冷字，下同）热。仓热复相辅也，是以成湿燥。湿燥复相辅也，成岁而止。故岁者，湿燥之所生也。湿燥者，仓热之所生也。仓热者，四时之所生也。四时者，阴阳之所生也。阴阳者，神明之所生也。神明者，天地之所生也。天地者，大一之所生也。"《鹖冠子·度万》亦说："天者，神也；地者，形也。地湿而火生焉，天燥而水生焉。法猛刑颇则神湿，神湿则天不生水；音故声倒则形燥，形燥则地不生火。水火不生，则阴阳无以成气，度量无以成制，五胜无以成势，万物无以成类，百业俱绝，万生皆困。济济混混，孰知其故。天人同文，地人同理，贤人肖殊能，故上圣不可乱也，下愚不可辨也"，故"在天地若阴阳者，杜燥湿以法义，与时迁焉"。所以治水火，要着眼于燥湿。若论燥湿，莫过于清代名医石寿棠。石寿棠所著《医原》一书，论述病因、辨证、治法、用药等问题，无不突出"燥湿"理论。石氏对于燥湿的系统论述和详细阐发，在中医文献中是独一无二的。他说："燥湿二气，为百病之纲领""天地之气，阴阳之气也；阴阳之气，燥湿之气也。乾金为天，天气主燥；坤土为地，地气主湿。乾得坤之阴爻成离，火就燥也；坤得乾之阳爻成坎，水流湿也。乾坤化为坎离，故燥湿为先天之体，水火为后天之用，水火即燥湿所变，而燥湿又因寒热而化也。水气寒，火气热。寒搏则燥生，热烁则燥成；热蒸则湿动，寒郁则湿凝：是寒热皆能化为燥湿也。"古希腊伟大科学家亚里士多德（公元前 384 年至公元前 322 年）也曾把水、火、土、气等自然物质归结为干、冷、湿、热四种性质，干为燥，冷为寒，即寒热与燥湿。

　　总之，病因方面，不论外感、内伤，总由燥、湿所化。治疗方面，外感不外使燥湿之邪有出路，内伤则随燥湿病变之所在脏腑而分别施治。至于用药，他说："古人论药性，多言气味，少言体质……病有燥湿，药有燥润。凡体质柔软，多汁多油者，皆润；体质干脆，无汁无油者，皆燥。然润有辛润、温润、平润、凉润、寒润之殊，燥有辛燥、温燥、热燥、平燥、凉燥、寒燥之异，又有微润、甚润、微燥、甚燥之不同。"对于具体药物，亦以燥湿为纲进行了分类，以便临床选用。

　　虽然火分君、相二火，然其发病又互相影响，人们统称之为火病。火有火就燥和火动生湿之说，火就燥则生燥火病，火动生湿则为湿火病，两者决然不同。何廉臣说："以治燥火之法治湿火，则湿愈遏，而热愈伏；势必为痞满，为呕呃，为形寒热不扬，为肠鸣泄泻，甚则蒙闭清窍、谵语神昏、自汗肢厥，或口噤不语，或手足拘挛。以治湿火之法治燥火，则以燥济燥，犹拨火使扬，势必为灼热、为消渴、为热盛昏狂、为风动痉厥，甚则鼻煽音哑、舌卷囊缩，阴竭阳越，内闭外脱。是以对症发药，必据湿火、燥火之现症为凭，分际自清，误治自少。"

少阳相火主人一身阳气，相火衰则太阴水湿偏盛。且相火衰，心火反而动，心火乘于脾土，即所谓"火动生湿"也，于是湿火之病生焉。湿火病，又有湿胜于火和火胜于湿之分。火胜于湿者，称之为湿火湿热，湿胜于火者，称之为湿温。

湿温病，多发于太阴脾，湿性重着走下，病位多在中下焦。湿热病，多发于少阳，就燥则多发于阳明肺胃，夹木则多发于厥阴肝。病位多在中上焦。

少阳相火盛则太阴水湿衰，而病燥火。燥火之为病，其始也，病位多在中上焦，病发肺脾胃；久病必及下焦少阴肾水；甚则引动肝风，或上扰心神。

湿也有寒热之化，热化，从湿火治之；寒化，用四逆辈。

关于湿火、燥火及寒湿的证治，请多参阅李东垣的医学著作。湿本为阴邪，所以寒湿为本，湿热为标。阳衰水聚之湿，治用苦温燥湿（如平胃散），或温阳利小便（如五苓散）。热蒸湿动之湿，治用苦寒燥湿（如龙胆泻肝汤），或甘寒利小便（如猪苓汤）。燥本阴邪，谓之次寒，所以凉燥为本，燥热为标。凉燥，治用辛温甘温以润之，如小青龙汤、杏苏散、麻子仁丸等。燥热，治用辛寒甘寒以润燥，如白虎汤、桑杏汤、清燥救肺汤、沙参麦门冬汤、养阴清肺汤、麦门冬汤、百合固金汤、增液汤等。

病因是水火失调，症状是寒热，病性是湿燥。所以中医太极医学的辨证，于八纲中只要抓住寒热两纲就可以了。表里、虚实离不开寒热，水火是阴阳之征兆，抓住了寒热两纲，就抓住了八纲的实质，即八纲的真东西。

关于诊法的要点，《素问·移精变气论》说："欲知其要，则色脉是矣。色以应日，脉以应月，常求其要，则其要也。"前文说过，乾为日为火为三焦，坤为月为水为脾，即三焦主色，脾主脉。因为脾主月主水主脉，所以脉（原脉为"脈"）从月从水。水即血，血即水，故李东垣说，脾病皆是血病。

《素问·阴阳应象大论》说："阴阳者，天地之道也，万物之纲纪，变化之父母，生杀之本始，神明之府也，治病必求于本。"然而阴阳的征兆是水火，所以"水火"才应该是"天地之道也，万物之纲纪，变化之父母，生杀之本始，神明之府也"，治病之本在于"水火"。张子和非常重视水火辨治，并设专篇"辨十二经水火分治法"以论之。

胆与三焦寻火治，肝和包络都无异；脾肺常将湿处求，胃与大肠同湿治；恶寒表热小膀温，恶热表寒心肾炽。

十二经，最端的，四经属火四经湿，四经有热有寒时，攻里解表细消息。

湿同寒，火同热，寒热到头无两说。

六经分来分热寒，寒热中停真浪舌，休治风时休治燥，治得火时风燥了。

当解表时莫攻里，当攻里时莫解表，表里如或两可攻，后先内外分多少。

敢谢轩岐万世恩，争奈醯鸡笑天小。

从六经来说，少阳为相火，太阴为坤水，少阳、太阴从水火辨治。阳明从中之太阴、厥阴从中之少阳，所以阳明、厥阴也从水火辨治。而太阳、少阴从本从表，也是从水火辨治。水为寒，火为热，因此，六经皆可从寒热辨证论治。所以治疗六经病可划分成两种：一是火热，以少阳、阳明、厥阴为主；二是水湿，以太阴、太阳、少阴为主。因为少阳厥阴同司相火，相火必克阳明肺金；太阴为坤水，少阴为坎水，寒水必伤太阳心火。

附：《医原·百病提纲论》（节选）

石寿棠著《医原》二卷，包括医论二十篇，多用太极八卦阐释医理，议论风发，分析入微，其中有《百病提纲论》一篇，条析燥湿二气，极为精湛，最为雄辩，兹摄其要点引述于下，以供参考。

1.寒热化燥湿

夫天地之气，阴阳之气也，阴阳之气，燥湿之气也。乾金为天，天气主燥，坤为地，地气主湿。乾得坤之阴爻成离，火就燥也；坤得乾之阳爻成坎，水流湿也。乾坤化为坎。离，故燥湿为先天之体，水火为后天之用，水火即燥湿所变，而燥湿又因寒热而化也。水气寒，火气热。寒搏则燥生，热烁则燥成，热蒸则湿动，寒郁则湿凝，是寒热皆能化为燥湿也（田合禄按：我们则以乾为火为天，坤为水为地，水火为先天之本，燥湿为后天之用，燥湿为水火之变）。

或曰：燥湿二气，何以寒热皆能化乎？曰：子欲知燥湿，曷观乾坤。乾象太极（田合禄按：纯阳不得为太极），首一画为阳，次二画为阴，乾金本阳含阴也，故乾为太阳，而非孤阳；坤之六画，即乾之偶而并者，坤土本阴承阳也，故坤为本阴，而非孤阴。乾坤卦象天地，请实征诸天地。宗动天，空洞无物，无物为纯阳；宗动天最高，高则转得紧，行得健，紧而健亦为纯阳。阳之精为日，日为真火，金位之下，火气承之，天属阳，燥亦属阳，固也。然宗动天以内之八重天，星为少阴，月为太阴，真阳之下，真阴承之，故曰阳含阴。所以天之燥气下降，必含阴气以降，燥热为本（因燥而热，故曰燥热，不曰热燥）寒燥为变也（因寒而燥，故曰寒燥，不曰燥寒）。阴之精为月，月为真水，水应月而生于地，地属阴，湿亦属阴，固也。然地居天中不动，地之阳气，即天之阳气，阴随乎阳，故曰阴承阳。所以地之湿气上升，必藉阳气乃升，寒湿为本（因寒而湿，故曰寒湿，不曰湿寒），湿热为变也（因湿而热，故曰湿热，不曰热湿）。

石氏用乾坤卦理说明燥湿二气为天地间寒热之气所化，"寒搏燥生，热烁燥成，热蒸湿动，寒郁湿凝"，故无论燥与湿，都有寒和热的区分。

2. 二至节与气燥湿

夫燥湿二气，各主一岁之半，冬至，阳气潜藏于地，地得阳气而湿暗动，故水泉动；交春，东风解冻，雷乃发声，东风与雷皆阳也；湿，阴也，阴随阳化，阳气渐出于地，而湿气渐生，故草木含液而萌动；交夏，温风至，阳气尽出于地，暑热蒸腾，而湿气最盛，故土润溽暑，大雨时行，天地之气，化刚为柔。夏至，阳气尽出于地，而一阴甫生，燥气尚未行令；交秋，凉风至，白露降，天地始肃，阳统阴降，而燥气始动；秋分以后，雷始收声，水始涸，故湿气始收，斯时露寒霜肃，阳统阴渐降，而燥气乃行，故草木黄落；交冬，天气上升，地气下降，天地否塞，阳统阴全降，而燥气最盛，阳气潜藏于地下，而外无所卫，故水始冰，地始冻，虹藏不见，天地之气化柔为刚。盖水旺于冬，实长于夏，火盛于夏，实藏于冬，阴阳互根，大化所以循环不穷也。观此可知，燥属阳中之阴，湿属阴中之阳，且未动属阴，动则属阳。《易》曰：吉凶悔吝生乎动。盖动则变，变则化，寒燥化为燥热，返其本也，寒湿化为湿热，因乎变也。人能体察燥湿二气之因寒因热所由生，而以之为纲，再察其化热未化热之变，与夫燥郁则不能行水而又夹湿，湿郁则不能布精而又化燥之理，而以之为目。纲举目张，一任病情万状，而权衡在握矣。

冬至以后，阳生阴长，即是阳气化湿；夏至以后，阳杀阴藏，即是阴气化燥。故湿为阴中之阳，燥为阳中之阴。"燥郁则不能行水而又夹湿，湿郁则不能布精而又化燥"，凡此病机，最具临床意义。

3. 燥湿的三因变易

且夫燥湿二气，为时行之气，又有非时之偏气。如久旱则燥气胜，干热干冷，则燥气亦胜；在春为风燥，在夏为暑燥，在秋为凉燥，在冬为寒燥。久雨则湿气胜，地气不收，溽暑阴冷，则湿气亦胜；在春为风湿，在夏与初秋为暑湿，在深秋与冬为寒湿。《经》曰："必先岁气，无伐天和。"俗谓外感为时气，时之为义，大矣哉！若以一定之成方，治无定之时邪，其不知时之甚者哉！然不独当因时也，尤当因地。西北地高，燥气胜；东南地卑，湿气胜。不独当因地也，尤当因人。六气伤人，因人而化。阴虚体质，最易化燥，燥固为燥，即湿亦化为燥；阳虚体质，最易化湿，湿固为温，即燥亦必夹湿。燥也，湿也，固外感百病所莫能外者也。

这段的主要论点是，燥湿二气每因时、因地、因人而各殊，临证不可不细察。

4. 燥湿赅六气

或曰：外感有风寒暑湿燥火之六气，子以燥湿二气赅之，可推其故而析言之欤？曰：在地成形，在天为气。六气，风居乎始，寒暑湿燥居乎中，火居乎终。风居乎始者，风固燥湿二气所由动也；寒暑居乎中者，寒暑固燥湿二气所由变也；火居乎终者，火又燥湿二气所由化也。请析言之！

风在卦为巽，二阳居一阴之上，外阳内阴，且阳倍于阴，故风为阳邪，风固善动数变而无定体者也。东方湿气动必雨，故曰湿风；西方燥气动必旱，故曰燥风；南方暑气动必热而湿，故曰暑风；北方寒气动必冷而燥，故曰寒风；东南之风，湿兼暑也；东北之风，湿兼寒也；西南之风，燥兼火也；西北之风，燥兼寒也。动之得中，人物因之以生；动之太过，人物感之而病。盖燥微则物畅其机，燥甚则物即干萎；湿微则物受其滋，湿甚则物被其腐。物如此，人可知矣。

寒固燥所由生，而火又燥所由成者也。《经》云："燥胜则干"，所以夏月炎暑司权，物见风日，则津汁渐干，人出汗多，则津液渐耗，火胜则燥固也；秋冬寒凉司令，在草木则枯萎，在露则结为霜，在雨则化为雪，在水则冻为冰，在人则手足皲裂，雨间皆寒燥之气所盘结也。冬在卦为坎，一阳居二阴之中，寒冰外凝，而燥火内济，故寒燥之病易化为燥热。《经》谓伤寒为热病，盖寒则燥，燥则热，理相因也。若冬月阳不潜藏，地湿不收，则寒又必夹湿，所以冬得秋病，如病疟、病痢、病温者，要皆兼乎湿邪耳！

至于暑，即湿热二气互酿为寒而化为燥者也。必须分别湿多热多，偏于湿者，化燥缓；偏于热者，化燥急。若纯热无湿，则又为中暍之暑燥矣。

若夫火，藏于金木水土中，而动之则出，又燥湿二气所归宿者也。故戛金取火，钻木取火，掘土取火（土之精凝结而为石，观取火于石，即可知取火于土之义），海为火谷，江湖水动处，亦皆有火，在人亦然。金火同宫，离为君火，故肺与心动为燥火，若湿与热蒸，又为湿火；肝为震之雷火、巽为风火，故肝动为燥火，若湿与热蒸，又为湿火；肾火为龙火，龙火，水中之火，水亏火旺，化为燥火，若湿与热蒸，又为湿火；脾属土，土为杂气，故脾火多湿火，湿火伤及脾阴，又化为燥火。燥也，湿也，终归火化也。此地二生火，所以成之者也。

以上主要是分析风、寒、暑、火，统由燥湿二气之动、之变、之化而生，故燥湿可赅风、寒、暑、火而言。

前言乾为少阳而主风，《说卦》则言巽为风，不背经旨乎？夫乾为纯阳，三焦为相火，故乾风为热风、干风，不能长养万物。坤阴往交乾阳，一索而得巽，二阳居一阴之上，故巽以乾为基，巽为乾之用，巽为阴卦性柔，巽代乾以行风令，是巽为和风，能长养万物者也。

5. 外伤燥湿病症

他如春温，寒化燥而夹湿者也；风温，风化燥也；温热、暑温，湿热交合为病，而偏于热者也；湿温，湿热交合为病，而偏于湿者也；瘟疫，病如役扰，乃浊土中湿热郁蒸之气，而化燥最速者也；伏暑，乃暑湿交合之邪，伏于膜原，待凉燥而后激发者也；疟疾，有暑湿合邪，伏于膜原，有风寒逼暑，入于营舍，亦皆待凉燥而后激发者也；霍乱，有伤于暑燥，有伤于寒燥，有伤于暑湿，有伤于寒湿，有燥夹湿，湿化燥，相因而为病者也。审是，燥湿二气，非风寒暑火所生而化，化而成之者哉？吾故举之以为提纲。

此段又简要列举伤于燥湿二气而发为风温、春温诸病，进一步阐发燥湿与风寒暑火的关系。

6. 燥湿治法

曰：敢问治法何如？曰：治外感燥湿之邪无他，使邪有出路而已，使邪早有出路而已。出路者何？肺胃肠膀胱是也。盖邪从外来，必从外去，毛窍是肺之合，口鼻是肺胃之窍，大肠膀胱为在里之表，又肺胃之门户，故邪从汗解为外解，邪从二便解亦为外解。燥属天气，天气为清邪，以气搏气，故首伤肺经气分。气无形质，其有形质者，乃胃肠中渣滓。燥邪由肺传里，得之以为依附，故又病胃肠。肺与大肠，同为燥金，肺胃为子母，故经谓阳明亦主燥金，以燥邪伤燥金，同气相求，理固然也。湿属地气，地气氤氲粘腻，为浊邪，然浊邪亦属是气，气从口鼻传入，故亦伤肺经气分。肺主一身气化，气为邪阻，不能行水，故湿无由化，浊邪归浊道，故必传胃肠，浊中清者，必传膀胱。

曰：药之何如？曰：汗者，人之津，汗之出者气所化，今气不化津而无汗者，乃气为邪所阻耳！邪阻则毛窍经络不开，即胃肠膀胱亦因之不开，法当轻开所阻肺气之邪，佐以流利胃肠气机，兼通膀胱气化。燥邪，辛润以开之；湿邪，辛淡以开之；燥兼寒者，辛温润以开之；燥兼热者，辛凉轻剂以开之；湿兼寒者，辛温淡以开之；湿兼热者，辛凉淡以开之；燥化热者，辛凉重剂以开之；湿化热者，辛苦通降以开之；燥为湿郁者，辛润之中参苦辛淡以化湿，湿为燥郁者，辛淡之中参辛润以解燥；燥扰神明者，辛凉轻虚以开之；湿昏神智者，苦辛清淡以开之。总之，肺经气分邪一开通，则汗自解矣。其有纳谷后即病者，气为邪搏，不及腐化，须兼宣松和化，不使之结，后虽传里，小通之即行矣。其有感邪之重且浊者，必然传里，传里即须攻下，若肺气未开而里证又急，又必于宣通肺气之中，加以通润胃肠之品。肺主天气，天气通，地气乃行耳！燥邪大肠多有结粪，必咸以软之，润以通之；湿邪大便多似败酱，必缓其药力以推荡之，或用丸药以磨化之。燥伤津液者，滑润之品增液以通之；湿阻气机者，辛苦之味开化以行之。要之，邪伤天气，治以开豁，天气开而毛窍经络之清邪自开，即胃肠膀胱之浊邪，无所搏束，亦与之俱开，汗得解而二便解，如上窍开而下窍自通也。若上窍未开，而强通下窍，则气为上焦之邪所阻，不能传送下行，譬如搏足之鸟，而欲飞腾，其可得乎？邪传地道，治以通利，地气通，而胃肠膀胱之浊邪自通，即毛窍经络之清邪，孤悬无依，亦与之俱通，二便解而汗亦通，如下窍通而上窍自开也。若下窍不通，而强开上窍，则而欲众流顺轨，其又可得乎？审若是，天道与地道，一以贯之之道也，岂有二哉？

曰：其有人虚证实者，当何如？曰：人虚证实，不过加以托邪之法，护正之方，究当以祛邪为主，邪早退一日，正即早安一日，《经》故曰"有故无殒"。否则养痈成患，后虽欲治，不可得而治。吾故曰：治外邪之法无他，使邪有出路而已，使邪早有出路而已矣。

或又曰：邪无形质，依渣滓以为形质，然则病人不与之食可乎？

曰：非也。邪之所凑，其气必虚，能食而不与之食，则胃气愈虚，譬如空城御敌，贼必直入而无所防，不独邪入于胃已也，胃无谷气，则生化之源绝，五脏皆为虚器，邪且无所不入矣。曰：然则强与之食可乎？而亦非也。不能食而强与之食，则邪气愈遏，是赍盗粮也。总之，食与不食，当视病者之能与不能，强食固不可，禁食尤不可，但当清淡养胃，不可浓浊护邪。谚有之曰：饿不死的伤寒，谓知饥为有胃气，乃是不死之伤寒也。吾淮鞠通先生尝谆言之，奈何病家犹强食，医家犹禁食，而竟昧乎大中至正之理也哉！

任应秋："以燥湿二气均为外邪，故无论为燥为湿，在表在里，均以使其外解为原则。在表者汗之开之，外解也，在里者，利之开之，亦外解也。只是分辨其兼夹与兼化之不同，而用不同的外解方法而已。"(《中医各家学说》)

肺主呼吸，故通天气而立一身之气。然其主宰者，却是三焦。三焦为肺肾之帅，统机体呼吸三关，始为肺呼吸，终为组织呼吸（即三焦通腠理），中行血脉。肾为胃肠之关，开窍二阴，其合三焦膀胱，外应毫毛腠理。虽言开肺气，实乃三焦布气，腠理开通矣。

7. 内伤燥湿

曰：外感百病，不外燥湿二气，吾闻诸子矣。敢问内伤何如？曰：内伤千变万化，而推致病之由，亦祗此燥湿两端，大道原不外一阴一阳也。彼古今医籍，分门别类，名色愈多，治法愈歧，徒足炫一时之耳目，反令后学无所指归，总由未能探本穷原，以察天地阴阳之理焉耳！请析言之。外感者，实也，虽虚而必先实；内伤者，虚也，虽实而必先虚。阳气虚，则蒸运无力而成内湿；阴血虚，则荣养无资而成内燥；思虑过度则气结，气结则枢转不灵而成内湿；气结则血亦结，血结则营运不周而成内燥。且也阴阳互根，气血同源，阳虚甚者阴亦必虚，釜无薪火，安望蒸变乎精微？气虚甚者血亦必虚，车无辘轳，安望汲引以灌溉？往往始也病湿，继则湿又化燥。阴虚甚者阳亦必虚，灯残油涸，焉能大发其辉光？血虚甚者气亦必虚，水浅舟停，焉能一往而奔放？往往始也病燥，继则燥又夹湿。盖化湿犹自外来（虚湿虽从内生，然毕竟是水饮所化，犹不足中之有余病也），化燥则从内涸矣。故因燥化湿者，仍当以治燥为本，而治湿兼之，由湿化燥者，即当以治燥为本，而治湿兼之。此治法标本先后之大要也。

曰：脏腑轻重何如？曰：凡因天气致病者为外感，外感先病人之天气；凡因人致病者为内伤，内伤先病人之地气。故内燥起于肺胃肾，胃为重，肾为尤重，盖肺为敷布精液之源，胃为生化精液之本，肾又为敷布生化之根底。内湿起于肺脾肾，脾为重，肾为尤重，盖肺为通调水津之源，脾为散输水津之本，肾又为通调散输之枢纽。若是者，脾也，胃也，肾也，固肺所藉以生，藉以化者也。天气不下降，由于地气不上腾，顾可不分轻重也哉？总之，病有燥湿，药有燥润，病有纯杂，方有变通。《经》曰："知其要者，一言而终，不知其要，流散无穷。"其斯之谓与！

任应秋说："内伤之湿，或由气结而枢转不灵，或由阳虚而蒸化无力。内伤之燥，或由血虚而营养无资，或由血结而营运不周。燥多责之于胃肾，湿多责之于肺脾肾。但肺之敷布精液，胃之生化精液，肺之通调水津，脾之散输水津，皆以肾为根底和枢纽。故内伤的燥与湿，于肾特为重要。"

三焦相火合于肾，相火亢盛伤肾阴则燥，相火不足不能化肾水则湿。故无论病燥病湿，皆三焦之变化也。总因前人不明三焦腑，而权责之于肾耳。今我以三焦和脾为太极，三焦主相火，脾主水，燥湿皆水火之变耳，于三焦脾特为重要，不责于肾，故张仲景常用米汤和水饮顾护脾胃。

九、血病及心血管疾病

《脾胃论·脾胃胜衰论》说："夫脾胃不足，皆为血病。是阳气不足，阴气有余，故九窍不通。诸阳气根于阴血中，阴血受火邪则阴盛，阴盛则上乘阳分，而阳道不行，无生发升腾之气也。夫阳气走空窍者也，阴气附形质者也。如阴气附于上，阳气升于天，则各安其分也。"又说："脾胃不足之源，乃阳气不足，阴气有余。"又说："心与小肠来乘脾胃也，脾胃脉中见浮大而弦，其病或烦躁闷乱，或四肢发热，或口苦、舌干、咽干。"饮食不节，劳役所伤，以致脾胃虚弱，乃血所生病。阳气不足，指少阳相火衰。阴气有余，指心火伏于阴血之中，阴血火盛。阴盛则上乘阳分，指阴火上乘心肺、宗气。心火伏于阴血之中，故曰"皆为血病"。由此看来，这才是循环系统和血液病变的根源。你知否?

血病有寒有热。《素问·至真要大论》"寒淫所胜"，则"民病血变于中，发为痈疡，厥心痛，呕血，血泄，衄衊，善悲，时眩仆，胸腹满，受热肘挛，腋肿，心澹澹大动，胸胁胃脘不安，面赤目黄，善噫，嗌干，甚则色炲，渴而欲饮，病本于心"。"火淫所胜"或"热淫所胜"，则民病疮疡、咳唾血、衄衊、血泄、血溢等。

《灵枢·决气》说："中焦受气取汁，变化而赤，是谓血。"中焦由少阳和太阴所主。而少阳三焦、心包络主气和循环系统，太阴脾胃主血和消化系统，一主火，一主水，所以治疗血液病、心血管疾病和消化系统疾病，要心脾同治。如泻心汤就是心脾同治的方剂。由此得出益火壮水治疗络病的两大方法：即益火温阳通络加化痰祛瘀法和壮水养阴通络加化痰祛瘀法。

十、神志病

《脾胃论·脾胃胜衰论》说："夫脾胃不足，皆为血病"，而血藏神。脾胃以病，血不藏神，则神志病矣。所以脾胃是主神志的重要脏腑。《灵枢·本神》说，"脾气虚"则"五脏不安"。《灵枢·平人绝谷》说：

"五脏安定，血脉和利，精神乃居。"《素问·宣明五气》说："并于脾则畏。"《素问·逆调论》说："胃不和则卧不安。"卧不安就是神志烦躁。《灵枢·大惑论》说多寐是"肠胃大则卫气留久"，善忘是"肠胃实而心肺虚"，多寐、善忘即神志病。《证治汇补》说："五脏之精，悉运于脾，脾旺则心肾相交，凡土虚脾病而心肾不交，阴阳不归，可见惊悸、不得卧、卧不得宁。"因此，临床上治疗神志病多从调理脾胃下手。又因为脾胃病而影响到其他脏腑，所以由其他脏腑引起的神志异常，也往往兼治脾胃，如《脾胃论》说："其治肝心肺，肾有余不足，或补或泻，唯益脾胃之药为切。"

《伤寒论》论精神异常多与脾胃有关，以成都中医学院主编《伤寒论讲义》（1964 年上海科学技术出版社）条文序号为准，如论"烦"的病机有第 200 条脾胃气滞，第 266 条胃不和，第 174 条肠胃热盛扰乱神明，第 240 条胃中燥屎浊气攻心，第 208 条津伤胃燥，以及第 397 条脾虚不能消谷而致日暮微烦等。再如癫狂，多是肠胃蓄血所致。樊海在《陕西中医》1986 年第 7 期撰文认为，第 239 条中"喜忘"并非是健忘，而是妄闻、妄见、妄言，为癫狂病的主要症状。至于失眠、嗜睡、神志不清、郑声、谵语、惊悸等，《伤寒论》也均认为多与脾胃有关。

从经络上来说心脾也相关联，如《灵枢·经脉》说足太阴脾之脉，"其支者，复从胃别上膈，注心中"，《素问·刺热论》说："脾热病者……烦心。"胃之经络亦与心相连通，如《灵枢·平人气象论》说："胃之大络，名曰虚里，贯膈络肺，出于左乳下，其动应衣，脉宗气也。"《灵枢·四时气》治惊恐"取三里以下胃气逆"；《千金方》卷三十"冲阳、丰隆主狂妄行，登高而歌，弃衣而走"。

现今临床研究中，人们也越来越多地注意神志异常与脾胃的关系，尤其是精神分裂症和脑卒中引起的精神障碍。如藏明仁在《山东中医杂志》1986 年第 1 期撰文认为，痰是精神分裂症的重要致病因素，而痰的形成与脾胃有密切关系。黄柄山等在《吉林中医药》1986 年第 2 期撰文，观察 393 例脑卒中患者，认为其表现的嗜睡、神迷、恶心呕吐、痰涎喉鸣等，主要是脾胃失运生痰所致。

精神活动是大脑的功能，脑既是内分泌系统的主宰者，又是激素的作用目标之一。从现代医学研究资料看，近年来有学者提出脑肠肽的概念。如朱玉文在《生理科学进展》1982 年第 1 期撰文认为，生物活性肽类在神经系统和消化道中呈双重分布的现象，发现许多原来认为只存在于神经系统中的肽类也存在于消化道中，而原来认为只存在于消化道中的肽类，也在神经系统中被发现，如内源性吗啡样物质、胆囊收缩素等，这些肽类具有激素与神经递质的双重作用。武元光广在《国外医学中药分册》1985 年第 3 期撰文认为，脑肠肽的发现提示神经系统与胃肠道之间在起源与功能上有更为密切的关系，在消化道与脑之间可能存在着未知的庞大的联络网，两者可能存在着反馈关系。高贤钧在《中西医结合杂志》1984 年第 3 期撰文推测，胃－肠－胰内分泌系统，通过脑肠肽影响脑肠轴，很有可能是中医学中脾胃与高级神经活动有关的物质基础。钟飞在《中医药研究》1991 年第 4 期撰写《中医"五神藏"现代机理浅析》的文中也有同样的认识。2000 年 9 月 27 日的《参考消息》载伦敦大学戴维·温格特教授的《人有两个脑》一文，认为成千上亿的神经元细胞除了主要聚集在大脑外，还大量聚集在肠胃，于是他提出了"神经元胃肠学科"，认为胃肠有可能成为人体的第二大脑。

我认为，神志病还与少阳三焦相火有关系。因为李东垣说脾胃病，皆是阳气不足，即相火之衰。虽然心主神明，但相火代君行令，故与三焦和心包络有密切关系。且《难经》曰三焦为"守邪之神"，所以神志病，与脾胃和三焦都有关系，当从气、血、痰、瘀论治。《素问·六节藏象论》说："五味入口，藏于肠胃，味有所藏，以养五气，气和而生，津液相成，神乃自生。"《灵枢·平人绝谷》说："故神者，水谷之精气也。"乾天食人以五气，坤地食人以五味，即三焦相火与脾水蒸腾腐化水谷而生神，故神志病与两者有密切关系。

神藏于血而主于心脑，可知血与脑有密切关系，所以脑部有病，人们常说是脑供血不足。如此看来，这类脑病当从少阳太阴论治。我们认为，关键是少阳的作用。乾不但为少阳，也为头脑，我在前文说过脑为命门，与此少阳太阴之太极有密切关系。由此可推论出，少阳与神经活动有密切关系，故能代心君行事。

李东垣内伤学说有两个重要内容：一是心脾相关联，即心火乘于脾土为病，与神志相关联；二是脾肾相关联，即脾湿下流于肾为病。

十一、水注九窍

《灵枢·邪客》说："地有九州，人有九窍。"《素问·阴阳应象大论》说："天气通于肺，地气通于嗌，风气通于肝，雷气通于心，谷气通于脾，雨气通于肾。六经为川，肠胃为海，九窍为水注之气。"既然水注九窍，而脾主水，则九窍有病必与脾胃有关。所以《素问·玉机真藏论》说："脾太过，则令人四肢不举；其不及，则令人九窍不通，名曰重强。"《素问·通评虚实论》说："头痛耳鸣，九窍不利，肠胃之所生也。"《素问·生气通天论》说："阳不胜其阴，则五脏气争，九窍不通。"《难经·三十七难》说："五脏不和，则九窍不通。"

《脾胃论·脾胃盛衰论》说："夫脾胃不足，皆是血病，是阳气不足，阴气有余，故九窍不通。诸阳气根于阴血中，阴血受火邪则阴盛，阴盛则上乘阳分，而阳道不行，无生发升腾之气也。夫阳气走空窍者也，阴气附形质者也。如阴气附于上，阳气升于天，则各安其分也。"《脾胃虚则九窍不通论》说："肺本收下，又主五气，气绝而下流，与脾土叠于下焦，故曰重强。胃气既病则下溜，经云湿从下受之，脾为至阴，本乎

327

地也。有形之土，下填九窍之源，使不能上通于天，故曰五脏不和，则九窍不通。胃者行清气而上，即地之阳气也。积阳成天，曰清阳出上窍，曰清阳实四肢，曰清阳发腠理者也。脾胃既为阴火所乘，谷气闭塞而下流，即清气不升，九窍为之不利。胃之一腑病，则十二经元气皆不足也。气少则津液不行，津液不行则血亏。故筋骨皮肉血脉皆弱，是气血俱羸弱矣。"因此，九窍有病，李东垣多从脾胃论治。由此而论鼻炎，不可只知用辛夷、苍耳子治之矣！

十二、治病大法

经曰：治病必求其本，本于阴阳。阴阳者，一太极也，故凡治病，无论外感、内伤，均当以太极为本。只有明于太极，养阳养阴，以培其根，神乃自生。太极阴阳，水火为其征兆，一升一降，为气机之枢纽。而水主于太阴脾，火主于少阳三焦，少阳太阴，人身之天地，内伤、外感之主宰，阴阳表里之根本，升降气机之枢纽，虚实补泻之关键也。为医而不重少阳太阴，是弃本逐末，不知学医心法，即不知医理者也，何能救人于病难痛苦之中？

外感病从表里（太阳、厥阴主表阳，阳明、少阴主里阴，寒伤阳，热伤阴）横向分寒热之病性。纵向三焦分病势之浅深，病在上焦尚轻，传入中下焦则逐渐加重。内伤病起于太极少阳太极，热则上及心肺，寒则下及肝肾。关于外感的三部六经说，请参看《中医外感三部六经说》和《五运六气临床应用大观》，如何抓六经病，这里只举太阳病予以说明。

我们的观点是，心主太阳，且心主火、主血脉。《内经》曰："太阳之上，寒气主之"，寒是水气，寒必伤阳。因此，寒伤太阳会发生如下一系列病症。

（一）寒证

寒邪所致麻黄汤证。

（二）阳虚证

寒必伤阳，故会发生不同程度的阳虚证。如桂枝加桂汤证、桂枝甘草汤证、桂枝甘草加龙骨牡蛎汤证、四逆汤证、茯苓四逆汤证、干姜附子汤证、甘草干姜汤证等。

（三）水证

寒邪伤阳，则水失气化而聚为水气，如小青龙汤证、苓桂甘枣汤证、苓桂术甘汤证、桂枝去桂加苓术汤证、真武汤证等。还有水气结胸的大陷胸汤证、小陷胸汤证、三物白散证、十枣汤证等。

（四）火证

寒邪外束，心火必被内郁，阳气怫郁在表，有桂枝麻黄各半汤证、桂枝二麻黄一汤证、桂枝二越婢一汤证、麻杏石甘汤证等。心火内郁胸膈，有栀子豉汤类证。心火乘土，有葛根芩连汤证。

（五）血证

寒伤心系（心、小肠、血脉等），心主血脉，故会发生血脉病变（蓄血证、血结胸等），有桃核承气汤证、抵挡汤证、抵挡丸证等。《普济本事方》补有海蛤散。

（六）阴阳两虚证

寒伤阳，火伤阴，所以会有阴阳两虚证，如桂枝汤证、小建中汤证、炙甘草汤证等。

（七）痞证

寒邪外束会导致火气不降、水气不升的痞证，有火气不降在上的火痞证，如 5 个泻心汤证；有水气不升在下的水痞证，如五苓散证。

以上就是太阳病的 7 个主要病证，条理性强，很好记，看来《伤寒论》并不难学。

水火有有余与不足。水有余则火不足，当益火之原以消阴翳；水不足则火有余，当壮水之主以制阳光。

如何抓住此治病大法呢？其要是审察病机，勿失气宜，或曰谨候气宜，勿失病机。病机、气宜，是在五运六气中提出来的，说明病机、气宜与五运六气有密切关系，详情请参看拙著《中医运气学解秘》一书。如何抓住该病机和气宜呢？《素问·六节藏象论》说："不知年之所加，气之盛衰，虚实之所起，不可以为工。"其中"年之所加，气之盛衰，虚实之所起"有两层意思：一是患者出生时间的"年之所加，气之盛衰，虚实之所起"，这决定了人一生的基本体质情况；二是看病就诊时间的"年之所加，气之盛衰，虚实之所起"，这决定了就诊时间对患者体质的影响。外感病以太阳和阳明为第一战场，逐邪为第一要务。内伤病以少阳和太阴为第一战场，扶正建立太极中气为第一要务。

《内经》有病机十九条，其气有六，我们将它概括为阳热和阴寒两类。

例一：腋下疮疡

2005 年阴历二月曾治一男子成某，23 岁，癸酉年（1983 年）阴历八月出生，一派寒燥之象，必有心火内郁。患者左腋窝生一疮痈，化脓溃烂，色暗而硬，有 5 厘米大，不思食，大便干，舌苔白，舌质淡，舌前半部中有裂纹及杨梅点，脉沉。身侧属太阴少阳，腋窝下属心经，故从太阴脾寒为本，心火为标论治，用阳和汤加白芷、连翘、金银花、紫花地丁，服 15 剂治愈。阳和汤温阳祛寒，重用熟地 60 克大补阴血，用连翘、金银花、紫花地丁治心火。

例二：对口疮及过敏

2004 年阴历十一月治一男子李某，51 岁，甲午年（1954 年）阴历八月出生，此年湿土之运太过，加之八月主客气都是太阴湿土，此人湿气太盛，热气内郁。患者对大米、芝麻等过敏 10 多年，一抓就起斑块，晚上身痒加重，有时起紫疙瘩，春天重，咳，舌质淡红，苔白腻，中有一条裂纹，右手脉上鱼际，项后并生一疮痈，溃烂流脓。看病 10 来年不见效，经人介绍来就诊。用阳和汤及紫花地丁、蒲公英、羌活、荆芥、苍术、白鲜皮、白蒺藜、蝉衣、浮萍、乌梅等加减，服月余而愈。

例三：鼻衄

程某，男，50 岁，鼻衄两周，眼流泪，全身关节痛，腰腹凉，舌质淡，苔白腻，脉缓。用阳和汤及干姜、党参、白术、艾叶、侧柏叶、地榆炭、黄芩等加减，服 5 剂愈。

以上三例患者的病症虽然不同，但其病机之本都是脾家寒气太盛，阳气不足，故都用阳和汤为主方，温阳散寒而愈。

十三、疗效

是否能把病治好，有多种因素影响，我们把它概括为以下 4 个方面。

（一）辨证对否

辨证是认识疾病的第一步，不管用什么方法辨证，最后必须得出一个正确的病，才能对症治疗。如果辨证不正确，怎么能治好病呢！本是寒证，却辨为热证，或本是热证，却辨为寒证，本是寒热错杂证，却只看到了热的一面或寒的一面，这样怎么能治好病？辨证不清，动手便错。

（二）用药对否

辨证对了，用药及用量也必须对，才能有疗效。如《伤寒论》《金匮要略》中的小承气汤、厚朴三物汤、厚朴大黄汤，三方皆由厚朴、大黄、枳实三味药物组成。而小承气汤以大黄四两为君药，枳实三枚为臣药，厚朴二两为左使药，此方以泻热通便为主，兼能行气除满。厚朴三物汤则以厚朴八两为君药，枳实五枚为臣药，大黄四两为左使药，此方以消胀行气为主，兼以泻热通便。厚朴大黄汤则以厚朴一尺、大黄六两为君药，枳实四枚为臣使药，此方泻痰除饮，主治支饮胸满。再如桂枝麻黄各半汤与桂枝二麻黄一汤，两方也是用药相同而用量不同，则主治就有区别。可知组方用药要有严谨的法度，主次要分明，才能达到预期的疗效。

（三）注意服法

能否正确掌握服用中药的方法，也是影响中药疗效的重要环节，历代医家对此都非常重视。下面举《伤寒论》中的服药方法来进行说明。

第一，服药方式。张仲景《伤寒论》中各方剂型和作用的部位不同，给药的方式与途径也不同。汤剂服药方式均以饮服为主，以利肠道吸收。但亦有两方例外，即苦酒汤和半夏汤，其服药方法是"少少咽之"，使药效持续作用于咽部，治疗咽部疾患。散剂均以"和服"法，以米汤、水或沸汤等和服。如五苓散以米汤和服，烧裈散以水和服。丸剂五方，麻子仁丸、乌梅丸以饮送服，理中丸以沸汤温服，抵挡丸以水煮丸后连滓服，大陷胸丸以丸与甘遂末、白蜜、水混合煎取服之。

而猪胆汁方，"和少许法醋，以灌谷道中"；蜜煎方，则"以内谷道中，以手急抱，欲大便时乃去之"；此二方均以导法给药。

第二，服药时间。服药的时间根据病情来决定，某些疾病只有正确地掌握服药时间才能确保疗效。

平旦服，如十枣汤，平旦阳气渐旺，又是空腹使药直达病所，利于逐水饮。

日服，指白天服药。

日夜服，指白天、夜里均服。

食前服，指在饭前服。一般病在心腹下者，是先服药后进食，如桃核承气汤之"先食温服"。

食后服，指在饭后服。一般病在胸膈上者，是先食后服药。

第三，温服和冷服。《伤寒论》多用温服法，如桂枝汤"适寒温，服一升"。

第四，服药次数。服药次数的多少由病情的轻重缓急来决定。

顿服法，为日服一次的方法，多药性猛烈，并一次性地将药服完。《伤寒论》顿服法有五方，如半夏干姜汤、干姜附子汤等。

日二服，《伤寒论》有 29 方，如大黄黄连泻心汤、甘草汤、桔梗汤等。

日三服，《伤寒论》有 62 方，一般分早、中、晚三次服完，如五苓散等。但也有"半日服尽"三服者，如麻黄连翘赤小豆汤；亦有根据病情"不必尽剂"，如桂枝汤，"若一服汗出病瘥，停后服，不必尽剂"。以遍身漐漐似有汗者为佳，若汗出多者，"以温粉扑之"。

日四服或四次以上者，《伤寒论》仅有 4 方，柴胡加龙骨牡蛎汤日四服，当归四逆加吴茱萸生姜汤日五服，黄连汤昼三夜二服，猪胆汤则"温分六服"，理中丸"日三四，夜二服"。

第五，服药剂量。服药剂量也影响着疾病疗效。如桂枝汤服"一

升"，四逆散服"方寸匕"，麻子仁丸"饮服十丸"等。乌梅丸先服十
丸后，可稍加至二十丸；麻子仁丸先服十丸，再"渐加，以知为度"；
十枣汤"强人服一钱匕，羸者减之"；瓜蒂散服后不吐者，其量可少少
加之。

（四）注意禁忌

服药不注意禁忌也是影响疗效的原因之一，禁忌有医生和患者之分。

1. 医生禁忌

如桂枝汤的禁忌，《伤寒论》第 16 条："桂枝本为解肌，若其人脉
浮紧，发热汗不出者，不可与之也，常须识此，勿令误也。"第 17 条：
"若酒客病，不可与桂枝汤，得之则呕，以酒客不喜甘故也。"第 19 条：
"凡服桂枝汤吐者，其后必吐脓血也。"麻黄汤的禁忌，《伤寒论》第 49
条："脉浮数者，法当汗出而愈，若下之，身重心悸者，不可发汗，当
自汗出乃解。所以然者，尺中脉微，此里虚，须表里实，津液自和，
便自汗出愈。"第 50 条："脉浮紧者，法当身疼痛，宜以汗解之，假
令尺中迟者，不可发汗，何以知然，以荣气不足，血少故也。"第 83
条："咽喉干燥者，不可发汗。"第 84 条："淋家不可发汗，汗出必便
血。"第 85 条："疮家虽身疼痛，不可发汗，汗出则痉。"第 86 条："衄
家不可发汗，汗出必额上陷脉急紧，直视不能眴，不得眠。"第 87 条：
"亡血家，不可发汗，发汗则寒慄而振。"第 88 条："汗家重发汗，必恍
惚心乱，小便已阴疼。"第 89 条："病人有寒，复发汗，胃中冷，必
吐蛔。"

栀子豉汤的禁忌，《伤寒论》第 81 条："凡用栀子豉汤，病人旧微
溏者，不可与服之。"

小柴胡汤的禁忌，《伤寒论》第 98 条："得病六七日，脉迟浮弱，
恶风寒，手足温，医二三下之，不能食，而胁下满痛，面目及身黄，

颈项强，小便难者，与柴胡汤，后必下重。本渴饮水而呕者，柴胡不中与也，食谷者哕。"

2. 病人禁忌

如《伤寒论》桂枝汤方后载，禁生冷、黏滑、肉面、五辛、酒酪、臭恶等。《脾胃论》曰："远欲""省言箴"。

李东垣《脾胃论》设专篇"用药宜禁忌论"，他说："凡治病服药，必知时禁、经禁、病禁、药禁"，可知禁忌与疗效有密切关系。

参考文献

[1] 邓球柏. 周易的智慧 [M]. 石家庄：河北人民出版社，1991.

[2] 张其成. 易学大辞典 [M]. 北京：华夏出版社，1992.

[3] 杨维增，何洁冰. 周易基础 [M]. 广州：花城出版社，1996.

[4] 杨成寅. 太极哲学 [M]. 上海：学林出版社，2003.

[5] 王大有，王双有. 太极辨证法·图说太极宇宙 [M]. 北京：人民美术出版社，1998.

[6] 裘吉生. 珍本医书集成 [M]. 上海：上海科学技术出版社，1986.

[7] 田合禄，田蔚. 中医运气学解秘 [M]. 太原：山西科学技术出版社，2002.

[8] 田合禄，田峰. 周易真原：中国古老的天学科学体系 [M]. 太原：山西科学技术出版社，2004.

[9] 田合禄，田峰. 周易与日月崇拜 [M]. 北京：光明日报出版社，2004.

[10] 郑军. 太极太玄体系 [M]. 北京：中国社会科学出版社，1992.

[11] 庞朴. 一分为三论 [M]. 上海：上海古籍出版社，2003.

[12] 邹学熹. 易学十讲 [M]. 成都：四川科学技术出版社，1989.

[13] 李申. 易图考 [M]. 北京：北京大学出版社，2001.

[14] 陈久金. 阴阳五行八卦起源新说 [J]. 自然科学史研究，1986（2）：97–112.

[15] 何新. 爱情与英雄 [M]. 成都：四川人民出版社，1992.

[16] 江林昌. 夏商周文明新探 [M]. 杭州：浙江人民出版社，2001.

[17] 李顺保. 伤寒论版本大全 [M]. 北京：学苑出版社，2000.

[18] 韶华，宝忠双. 中华文明与美洲古代文明亲缘关系图证（2）：太极万象 [J]. 寻根，1998（2）：42–43.

[19] 王存臻，严春友. 宇宙全息统一论 [M]. 济南：山东人民出版社，1995.

[20] 朱灿生. 太极图来源于月亮运动统计规律的探讨 [J]. 自然杂志，1983（4）：249–248.

[21] 朱灿生. 太极（阴、阳）：科学灯塔初揭 [J]. 南京大学学报（自然科学版），1985（3）：441–458.

[22] 傅立勤. 干支纪年与五运六气的天文背景 [J]. 中国医药学报，1986（1）：31–34.

[23] 李浚川，萧汉明 . 医易会通精义 [M]. 北京：人民卫生出版社，1991.

[24] 龙伯坚 . 黄帝内经概论 [M]. 上海：上海科学技术出版社，1980.

[25] 侯本慧 . 市场螺旋周期分析与应用 [M]. 北京：航空工业出版社，1998.

[26] 黄栢中 . 螺旋规律 [M]. 北京：地震出版社，2004.

[27] 王全年，管春荣，李秀美 . 走近中医 [M]. 北京：中医古籍出版社，2004.

[28] 郭俊义，刘英 .《易经》应用大观 [M]. 南昌：江西高校出版社，1997.

[29] 焦蔚芳 . 太极图与 DNA[J]. 世界科学，1997（11）：24–27.

[30] 何新 . 诸神的起源 [M]. 北京：光明日报出版社，1996.

[31] 张其成 . 易医文化与应用 [M]. 北京：华夏出版社，1995.

[32] 廖育群 . 岐黄医道 [M]. 沈阳：辽宁教育出版社，1991.

[33] 萧汉明 . 医《易》会通之我见：兼与李申兄商榷 [J]. 周易研究，1994（4）：60–67+59.

[34] 张其成 . 易学与中医 [M]. 北京：中国书店，2001.

[35] 浙江省气功科学研究会，《气功》杂志编辑部 . 中国气功四大经典讲解 [M]. 杭州：浙江古籍出版社，1988.

[36] 赵定理 . 古今趣味天文学 [M]. 成都：四川人民出版社，2001.

[37] 裘庆元 . 秘本医学丛书 [M]. 上海：上海书店，2000.

[38] 高树中 . 中医脐疗大全 [M]. 济南：济南出版社，1992.

[39] 田合禄 . 中医内伤火病学 [M]. 太原：山西科学技术出版社，1993.

[40] 孟庆云 .《周易》与《伤寒论》[J]. 中医研究，1995（2）：9–12.

[41] 陈桂苍 . 医易相通话伤寒 [J]. 国医论坛，1996（5）：10–11.

[42] 王梅竹 . 试从《周易》三阴三阳概念浅析《伤寒论》六经辨证体系的形成 [J]. 黑龙江中医药，1987（5）：14–15.

[43] 刘联群 .《伤寒论》六经原理新探 [J]. 河南中医，1990，10（5）：2–5.

[44] 田合禄 . 中医外感三部六经说 [M]. 太原：山西科学教育出版社，1990.

[45] 黎子耀 . 易经解谜：周易黎氏学 [M]. 西安：陕西人民出版社，2000.

[46] 艾兰 . 水之道与德之端 [M]. 张海晏，译 . 上海：上海人民出版社，2002.

[47] 周学海 . 读医随笔 [M]. 南京：江苏科学技术出版社，1983.

[48] 寇华胜 . 中医升降学 [M]. 南昌：江西科学技术出版社，1990.

[49] 陈撄宁 . 黄庭经讲义 [M]. 北京：中国医药科技出版社，1989.

[50] 周楣声 . 黄庭经医疏 [M]. 合肥：安徽科学技术出版社，1991.

[51] 杜琮，张超中 [M]. 黄庭经注译 [M]. 北京：中国社会科学出版社，2004.

[52] 李培生 . 高等中医院校教学参考丛书：伤寒论 [M]. 北京：人民卫生出版社，1987.

[53] 中医研究院编. 蒲辅周医疗经验 [M]. 北京：人民卫生出版社，1976.

[54] 张琴松，侯虎生，林寿楠. 小柴胡汤有利尿作用 [J]. 福建中医药，1964（5）：45.

[55] 王挚峰. 运用小柴胡汤的经验体会 [J]. 新中医，1973（1）：16-18.

[56] 宗福邦. 故训汇纂 [M]. 北京：商务印书馆，2003.

[57] 万友生. 热病学 [M]. 重庆：重庆出版社，1990.

[58] 张其成. 金丹养生的秘密——《太乙金华宗旨》语译评介 [M]. 北京：华夏出版社，2005.

[59] 张文江. 中国传统气功学词典 [M]. 太原：山西人民出版社，1989.

[60] 王洪图. 黄帝内经研究大成 [M]. 北京：北京出版社，1997.

[61] 梁华龙. 伤寒论研究 [M]. 北京：科学出版社，2005.

[62] 江林昌. 楚辞与上古历史文化研究 [M]. 济南：齐鲁书社，2002.

[63] 李零. 中国方术续考 [M]. 上海：东方出版社，2000.

[64] 曲丽芳. 从《金匮要略》腠理探三焦系统形质功能 [J]. 中国医药学报，2002（03）：149-151.

[65] 丁光迪. 金元医学评析 [M]. 南京：江苏科学技术出版社，1987.

[66] 钱超尘，温长路. 张仲景研究集成 [M]. 北京：中医古籍出版社，2004.

[67] 王振复. 周易的美学智慧 [M]. 长沙：湖南出版社，1991.

[68] 郭霭春. 黄帝内经素问校注语译 [M]. 天津：天津科学技术出版社，1981.

[69] 唐学游，唐罡. 郁证论 [M]. 太原：山西科学技术出版社，1997.

[70] 汤一新，安浚. 中医脾阴学说研究 [M]. 北京：科学技术文献出版社，1992.

[71] 田合禄. 八卦与河图洛书破译 [M]. 太原：山西人民出版社，1991.

[72] 杨伯峻. 论语译注 [M]. 上海：中华书局，1980.

[73] 章诗同. 荀子简注 [M]. 上海人民出版社，1974.

[74] 纪立金. 中医脾脏论 [M]. 北京：中医古籍出版社，2003.

[75] 李可. 李可老中医急危重症疑难病经验专辑 [M]. 太原：山西科学技术出版社，2004.

[76] 陆拯. 脾胃明理论 [M]. 北京：中医古籍出版社，1991.

[77] 索延昌. 新脾胃论 [M]. 太原：山西科学技术出版社，1992.

[78] 吴焕林. 心脾相关论与心血管疾病 [M]. 北京：人民卫生出版社，2004.

[79] 刘力红. 思考中医 [M]. 南宁：广西师范大学出版社，2004.

[80] 孙秉严. 治癌秘方 [M]. 北京：华龄出版社，1992.

[81] 叶韩镯.《伤寒论》服药法探讨 [J]. 河南中医药学刊，2001（4）：9-10.